Barbara Simonsohn

Papaya

Heilen mit der Zauberfrucht

Ein ganzheitliches Gesundheitsbuch

WINDPFERD

Die in diesem Buch vorgestellten Informationen und Übungen sind sorgfältig recherchiert und wurden nach bestem Wissen und Gewissen weitergegeben. Dennoch übernehmen Autor und Verlag keinerlei Haftung für Schäden irgendeiner Art, die direkt oder indirekt aus der Anwendung oder Verwendung der Angaben in diesem Buch entstehen. Die Informationen in diesem Buch sind für Interessierte und zur Weiterbildung gedacht.

Windpferd Taschenbuch
85654

6. Auflage 2015

Vollständige Taschenbuchausgabe
der im Windpferd Verlag erschienenen Erstausgabe

WINDPFERD TB ist ein Imprint der
Windpferd Verlagsgesellschaft mbH

Umschlaggestaltung: Kuhn Communication Design, Amden (CH),
unter Verwendung einer Illustration von Sutterstock
Lektorat: Birgit Baader und Silke Kleemann
Fotos im Innenteil: Dr. Garve: S. 6, 150; Grossmann: S. 101;
Hodapp: S. 30, 32, 42, 68, 75, 93, 172; Noten im Anhang: Prost
Gesetzt aus der Adobe Garamond
Druck: PHOENIX PRINT GmbH, Würzburg

FSC
www.fsc.org
MIX
Papier aus verantwortungsvollen Quellen
FSC® C095359

Printed in Germany · ISBN 978-3-89385-654-1
www.windpferd.de

Simonsohn
Papaya

Widmung

Dieses Buch widme ich Ludwig Mantow,
meinem Opa,
einem Beispiel an heiterer Gelassenheit,
Gesundheit und Lebensfreude!

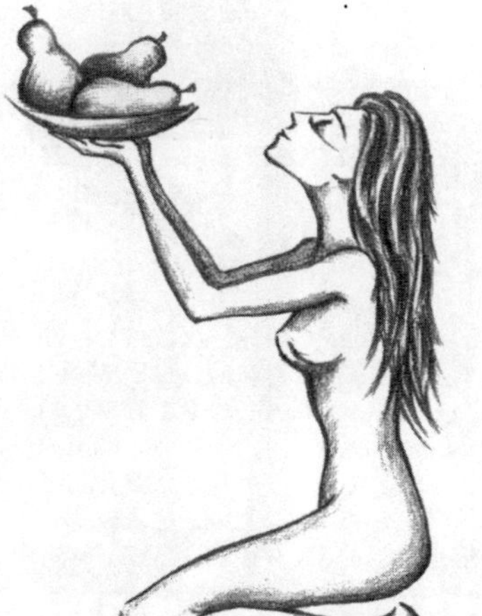

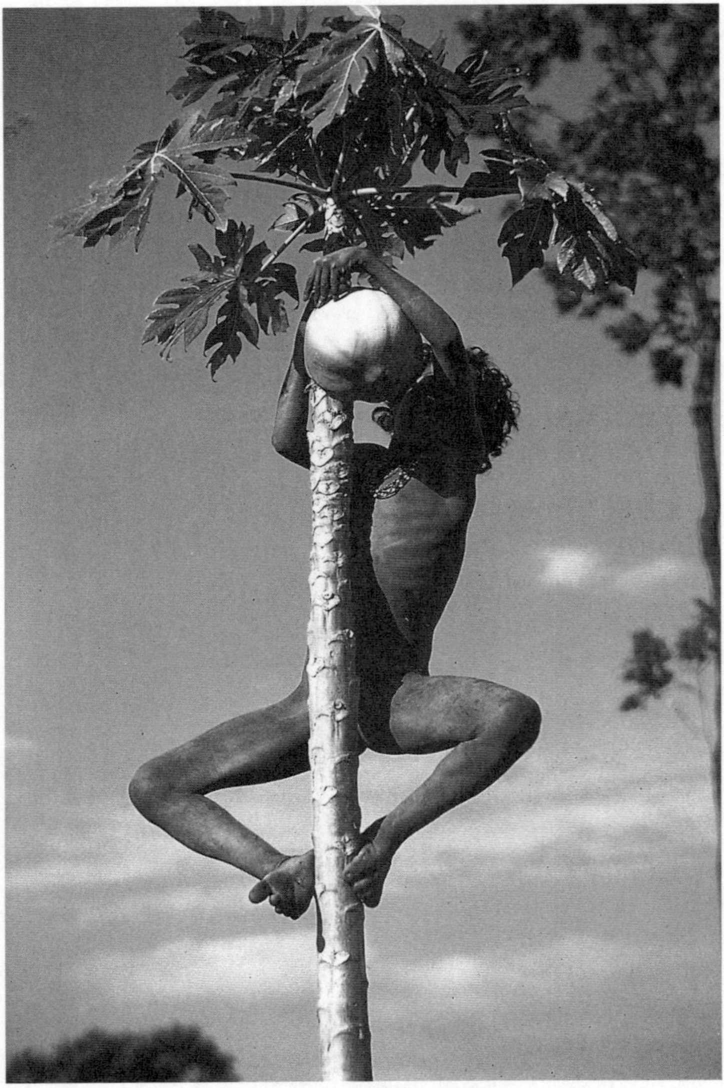

Inhalt

Papaya-Hymne

A Papaya a day
A Papaya a day
Keeps the doctor away.

Take two or three
And you will see
You feel healthy and fine,
And you will start to shine!

Life gets happy as could be,
Life gets happy as could be!

Eine Papaya am Tag
Eine Papaya am Tag
dir den Arzt erspart.

Nimm zwei oder drei,
und du merkst dabei:
Du fühlst dich fit und gesund!
Steck sie dir in den Mund,

und dein Leben wird bunt,
und dein Leben wird bunt!

Die Noten zur Papaya-Hymne finden Sie im Anhang.

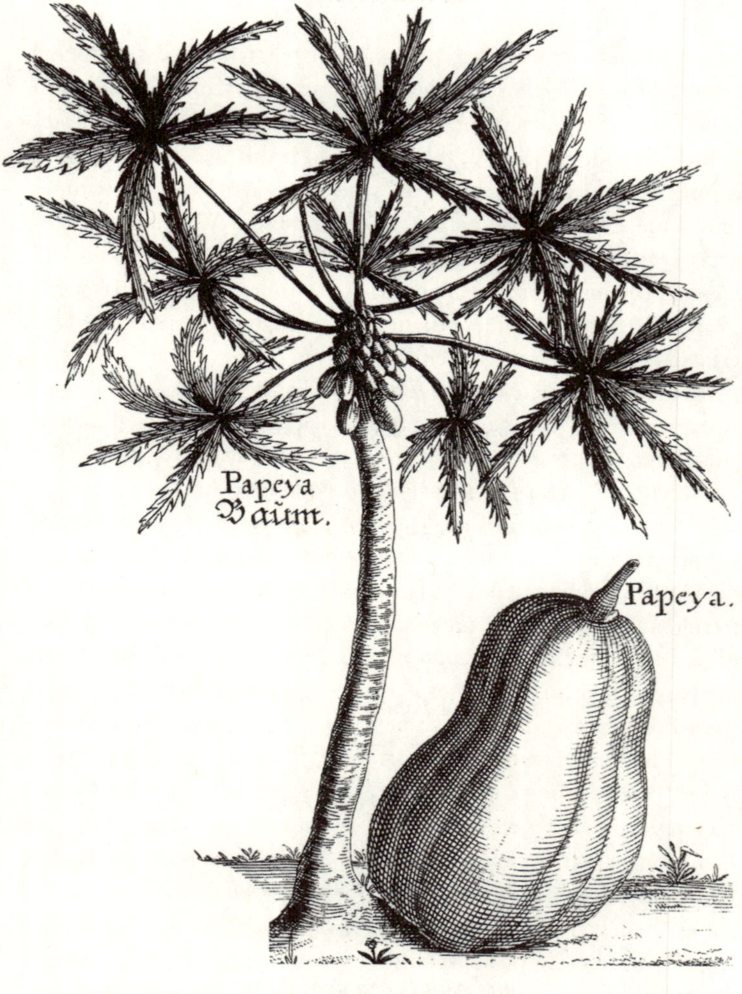

Darstellung eines Papayabaumes mit Frucht aus dem 17. Jahrhundert

Einleitung

Schon immer mochte ich gern Papaya, neben Mangos ist sie meine Lieblingsfrucht. Dass sie nicht nur wunderbar schmeckt, sondern voller gesundheitlicher Vorzüge steckt, wusste ich, seit ich Chester Frenchs Büchlein „Papaya, the Melon of Health" gelesen hatte. Der Autor hat sein ganzes Leben der Erforschung der Papaya gewidmet und seine Erkenntnisse bereits 1972 in diesem Werk zusammengefasst. Als Mensch mit wissenschaftlich geprägtem Denken war ich am Anfang skeptisch. „Papaya, die Wunderfrucht der Tropen", „Baum der Gesundheit", „Frucht für ein langes Leben" – das klang fast zu schön, um wahr zu sein.

Meine Recherchen haben nicht nur die Erkenntnisse von French vollauf bestätigt, sondern mir noch viele weitere Einsatzbereiche aufgezeigt. Wenn man sich überlegt, dass Papaya-Enzyme als Bio-Katalysatoren an so gut wie allen körperlichen Prozessen beteiligt sind, überrascht dieses universelle Wirkspektrum nicht. Offenbar gehört die Papaya zu den „Adaptogenen", das sind Heilpflanzen, die alle physiologischen und damit auch seelischen Funktionen optimieren. Nur etwa eine von achttausend Heilpflanzen verfügt über diese Eigenschaften, wie auch die Schisandra-Beere, Ginseng oder die Noni-Frucht. Die Schwärmereien von French und anderen „Papaya-Begeisterten" haben sich bewahrheitet. Diese Menschen sind keine Phantasten, sondern Realisten.

Die Papaya scheint ein Geschenk des Himmels. Gerade in unserer stressgeplagten Zeit mit wenig Bewegung und viel denaturierter Nahrung gelingt es der Papaya, vielen unserer daraus erwachsenden Gesundheitsprobleme und Krankheiten vorzubeugen und sie sogar zu heilen. Papayas entpuppen sich tatsächlich als „Frucht der Engel", wie sie die Begleiter von Kolumbus nannten. Ob Übergewicht, Bluthochdruck, Arterienverkalkung, Übersäuerung, Hautprobleme, Entzündungen, Krampfadern, Herpes, Verstopfung, Allergien, eine entgleiste Darmflora, Infektionen jeder Art – alle diese unterschiedlichen Beschwerden und Krankheitsbilder kann die Papaya verbessern, ohne die Symptome zu unterdrücken. Sie setzt mit ihren vielen Vitalstoffen direkt an den Ursachen an und bringt das Immunsystem und andere körpereigene Regulationssysteme wieder dazu, aus eigener Kraft harmonisch zu arbeiten. Außerdem hilft sie vorbeugend, Krankheiten und verfrühte Alterungserscheinungen gar nicht entstehen zu lassen. Sogar in schweren Fällen wie bei Krebs und Aids gibt die Papaya berechtigten Anlass zu Hoffnung als alleinige und unterstützende Heilmethode.

Die Wunderkraft der Papaya war in ihren Herkunftsländern den Menschen seit Urzeiten vertraut. Diese Frucht ist als „Swiss Army Knife" der Naturheilkunde in der Vielfältigkeit der Anwendungen ein allen bekanntes Heilmittel, und das ohne Nebenwirkung, außer einer: strahlende Gesundheit. Sie harmonisiert Körper, Seele und Geist. Wir werden mit ihr froher, selbstbewusster, schöner, und kommen leichter mit unserem Höheren Selbst oder unserer göttlichen Natur in Kontakt. Damit sind Papayas ein kleiner, willkommener Baustein für die „große Zeitenwende", eine Zeit der notwendigen Transformation, die für 2012 prophezeit wird. Papayas helfen, uns auf allen Ebenen von Überflüssigem zu lösen und offen für Neues zu werden.

Seit die Ursprungsfassung meines Papayabuches 1998 erschienen ist, sind viele wissenschaftliche Studien dazugekommen, welche die gesundheitlichen Wirkungen bestätigen. Allein in der Internet-Plattform „PubMed" finden sich 659 (Stand: Januar 2011) wissenschaftliche Studien darüber, wie das Papaya-Enzym Papain Krebs vorbeugen und erfolgreich besiegen kann. Luc Montagnier, Entdecker des HIV-Virus, propagiert ein fermentiertes Papayaprodukt zur Stärkung des Immunsystems und zur Verlangsamung von Alterungsprozessen und sammelt bei HIV-Patienten große Erfolge. Halima Neumann, die sich mit grüner Papaya von Magen- und Gebärmutterkrebs heilte, bietet Papayakuren auf La Palma an. An welche Grenzen die schulmedizinische Krebstherapie stößt, habe ich in diesem Buch beleuchtet. Wer nicht so weit fliegen möchte, kann die Heilkraft der grünen Papaya auch in einem Biohotel im Berchtesgadener Land erfahren. Kuren mit Tropenfrüchten werden auch in Südtirol und in einem Schloss in der Nähe von Paris durchgeführt. Papayaprodukte werden im Internet angeboten, in der Apotheke, im Reformhaus, im Bioladen und im Versand. „Papaya" ist ein Trend geworden: zum Abnehmen, als Heilmittel, als Kosmetikum und zur Gesundheitsprophylaxe und für mehr Lebensenergie.

Besonders fermentierte Papayaprodukte haben sich als spektakulär wirksames Antioxidans zur Stärkung des Immunsystems erwiesen, von dem besonders Krebskranke und HIV-Positive profitieren, aber natürlich auch jeder andere. Das Angebot an diesen fermentierten Papaya-Extrakten aus Australien hat sich bei uns seit Erscheinen meines ersten Papayabuches 1998 erweitert, so dass heute jeder davon profitieren kann. Dieses Buch ist eine Einladung an Sie, meine lieben Leser, diese Wunderfrucht auszuprobieren. Bewahren Sie sich Ihre Offenheit für Neues, das Wunder des Wunderns!

Barbara Simonsohn, Februar 2011

Was ist Gesundheit?

„Gesundheit ist nicht alles,
aber ohne Gesundheit ist alles nichts."

(Arthur Schopenhauer)

„Gesundheit gibt es nicht im Handel,
sie wird erkämpft durch Lebenswandel!"

(Henry Ford)

Gesundheit ist etwas Kostbares und das Zauberwort unserer Zeit. Wer möchte nicht gesund, fit und leistungsfähig sein? Nur als Gesunder kann man sein Leben in vollen Zügen wirklich genießen und meistern. Kein Wunder, dass Gesundheit bei Befragungen der Bevölkerung immer zu den Hauptwünschen gehört.

Gesundheit ist mehr als die Abwesenheit von Krankheit, genauso wie Frieden mehr ist als die Abwesenheit von Krieg. Die Weltgesundheitsorganisation WHO definiert Gesundheit als „vollständiges Wohlbefinden auf allen Ebenen". Sie bezieht auch die soziale Ebene mit ein. Nach ihren Einschätzungen sind danach nur zwei Prozent der Weltbevölkerung wirklich gesund. Ein verschwindend geringer Teil also.

Wir sollten nicht der Versuchung erliegen, uns als gesund zu bezeichnen, nur weil wir nicht krank sind. Gesund sein bedeutet, morgens aufzuwachen und Lust zu haben, die ganze Welt zu umarmen! Ständig voller Lebensfreude, Neugier und Energieüberschuss sein, um nach einem erfüllten, glücklichen Leben einfach einzuschlafen. Wir haben uns schon fast daran gewöhnt, dass Menschen an Krankheiten sterben, anstatt an Altersschwäche. „Normal" heißt aber nicht „natürlich". Diesen Unterschied sollten wir immer deutlicher wahrnehmen und uns am „Natürlichen", nicht am mittlerweile „Normalen", „Krankhaften" orientieren!

Dr. Norman W. Walker, mein großes Vorbild, schlief mit 116 Jahren friedlich ein. Bis zuletzt fuhr er Fahrrad und schrieb sein letztes von zahlreichen Büchern mit 113 Jahren.

Die Weltgesundheitsorganisation präsentierte mit ihrem Weltgesundheitsreport 1997 eine Dokumentation über „eine weltweite Tragödie des Leidens“. Für die meisten Staaten rechnet die WHO mit einer Verdoppelung der Krebserkrankungen bis zum Jahr 2022! Die starke Zunahme chronischer Krankheiten in der Dritten Welt ist der WHO zufolge vor allem auf die Übernahme ungesunder westlicher Lebensweisen zurückzuführen. Dazu zählen unausgewogene Ernährung mit Trend zu Fertiggerichten und Junkfood, mangelnde Bewegung sowie Tabak- und Alkoholkonsum. Die WHO-Experten gehen davon aus, dass sich auch in den Schwellenländern die Zahl der Krebs- und Kreislauftoten stetig erhöhen wird. Zwar wird die Lebenserwartung weiter steigen, aber die Lebensqualität dramatisch sinken. Und ist nicht die Gesundheitserwartung wichtiger als die Lebenserwartung?

Viele Menschen sind nicht mehr gesund, wenn sie sich auch so bezeichnen. Leistungsschwäche, Konzentrationsmangel, Antriebsschwäche, Erschöpfung, Kopfschmerzen, depressive Verstimmungen, Schlafstörungen, häufige Erkältungen und Allergien sind Zeichen dafür, dass wir nicht mehr wirklich gesund sind. Sind wir gesund, wenn wir immer oder immer wieder auf Medikamente und andere medizinische Hilfe angewiesen sind?

Die Wahrheit ist unbequem: Gesundheit können wir uns nicht kaufen, und jeder muss seine eigene selbst aktiv in die Hand nehmen. Jeden Augenblick unseres Lebens entscheiden wir uns für Gesundheit und Leben oder Krankheit und Siechtum: bei der Auswahl unserer Nahrungsmittel, der Entscheidung, wie viel wir uns bewegen, ob wir rauchen oder Alkohol trinken, wann und wie viel wir schlafen, und ob wir uns Pausen zur Regeneration und zum Stressabbau gönnen.

Dieses Buch soll eine Hilfe sein, uns aus den Zwängen unseres Gesundheitssystems zu befreien und Verantwortung für unser eigenes Wohlbefinden zu übernehmen. Die richtige Ernährung spielt dabei eine sehr wichtige Rolle. Mehr als 50 Prozent der zum Tode führenden Erkrankungen sind auf den Faktor „Ernährung“ zurückzuführen! Zu viel und das Falsche essen ist langfristig betrachtet lebensgefährlich. Genauso wie wir genau darauf achten, unser Auto mit dem richtigen Benzin zu versorgen und regelmäßig Ölwechsel vorzunehmen, sollten wir auch unseren eigenen „Herz-Motor" oder unsere „Leber-Fabrik" mit hochwertigem Treibstoff versorgen und ab und zu eine Verschnaufpause einlegen und die Schlackenausscheidung fördern, damit der Körper nicht anfängt „zu stottern" und irgendwann „plötzlich" stillsteht.

Schönheit und Gesundheit hängen zusammen, das hat schon Franz Xaver Mayr erkannt (vgl. sein erschreckend aktuelles Buch, Literaturverzeichnis). Wenn wir mithilfe einer natürlichen Lebensweise gesünder werden, werden wir auch schöner. Unsere Haut wird reiner, die Muskeln straffer, und wir strahlen Lebensfreude aus. Wirkliche Gesundheit ist Energieüberschuss und lässt uns anziehend auf andere wirken.

Wir sind eine Körper-Seele-Geist-Einheit. Wenn wir negative Gefühle in uns hineinfressen, uns über jede Kleinigkeit aufregen und unsere Persönlichkeitsentwicklung vernachlässigen, wird uns auch die gesündeste Ernährung nicht ganz gesund werden lassen. Wie wir auch unsere Seele richtig ernähren, effektiv Stress abbauen und uns jederzeit tief entspannen können, habe ich in meinen Büchern über Reiki und in „Die Fünf Tibeter für Kinder" ausführlich beschrieben und gebe dieses Wissen auch in Seminaren weiter. Andererseits: Wenn wir auf der körperlichen Ebene vollkommen verschlackt und übersäuert sind, sind wir auch psychisch „sauer" oder depressiv und nicht durchlässig genug für spirituelle Erfahrungen. Wo ich bei Menschen mit Reiki nicht weiterkam, bewirkten eine Azidosebehandlung und langfristige Ernährungsumstellung oft Wunder. Es geht nicht um ein „Entweder-oder-Denken", sondern darum, eine ganzheitliche Sicht- und Behandlungsweise im Sinne von „Sowohl-als-auch" zu entwickeln!

Lassen wir uns nicht zur Illusion verführen, statt Obst und Gemüse im Urzustand nur Pillen zu essen. Viele „Schätze" in frischem Obst und Gemüse wie bioaktive Substanzen, Enzyme und Vitamine sind noch gar nicht erforscht, und ihr optimales Zusammenspiel wirft noch Rätsel auf. Unsere Möglichkeiten, uns durch richtige Ernährung vor Krankheiten zu schützen, sind noch längst nicht ausgeschöpft. Auch Papayaenzyme sind keine Reparaturwerkzeuge einer ungesunden Lebensweise. Wir können nicht rauchen, viel Fett essen, uns wenig bewegen, exzessiv Alkohol trinken und Antioxidantien, bioaktive Substanzen und Enzyme in Pillenform schlucken und dann das große Gesundheitswunder erwarten.

Wenn wir uns wirksam vor oxidativem Stress und chronischen Krankheiten schützen wollen, kommen wir an einer gesünderen Lebensweise nicht vorbei. Ich lebe seit meinem 25. Lebensjahr vegetarisch, mit viel Rohkost, und fühle mich dabei fit, gesund und leistungsstark. In den mehr als 25 Jahren, die ich inzwischen vollberuflich und fast jedes Wochenende als Seminarleiterin und Reikilehrerin arbeite, habe ich noch nicht einen Vortrag oder Seminar wegen Krankheit ausfallen lassen müssen. Meine beiden Kinder habe ich 18 Monate bzw. zweieinhalb Jahre lang gestillt. Ich brauche sehr wenig Schlaf (sechs Stunden) und bin sehr belastbar, kreativ und leistungsfähig. Gewichtsprobleme gehören der Vergangenheit an: Ich halte mühelos mein Idealgewicht von 54 Kilo bei 1,70 Meter Körpergröße.

Bei einer betont pflanzlichen Ernährung mit einem hohen Rohkostanteil nehmen wir weniger Kalorien, weniger krebserregende Stoffe und weniger Fett zu uns. Außerdem nehmen wir die Vitalstoffe auf, die wir brauchen. Damit schützen wir uns umfassend vor Stoffwechselerkrankungen und erfüllen mühelos die Forderungen des amerikanischen Landwirtschafts- und Gesundheitsministeriums, zur Gesundheitsvorsorge und Krebsprophylaxe täglich mindestens fünf Anteile frisches Gemüse und zwei bis vier Anteile frisches Obst zu essen.

Die Papaya ist, das werden Sie nach der Lektüre dieses Buches bestätigen können, eine „Wunderpflanze“, weil sie umfassend in unser Stoffwechselgeschehen eingreifen, unseren Darm gesunden und sogar die Körperzellen verjüngen kann. Viele ihrer Geheimnisse und Gaben warten noch darauf, entdeckt und genutzt zu werden! Die Papaya bietet sich daher als eine große Hilfe in der Zeit der Umstellung zu einer insgesamt natürlicheren, gesünderen Lebensweise an. Sie erleichtert und beschleunigt diese Umstellung.

Für mich ist die Papaya ein exotischer Bote aus einem Klima, in der die Wiege der Menschheit stand, und wir können uns mit ihr ein kleines Stückchen vom Paradies zurück auf den Teller holen.

Meine Gesundheit nehme ich in meine Hände!

„Die Menschen erbitten sich Gesundheit von den Göttern,
dass sie selbst darauf Einfluss nehmen können,
wissen sie nicht."

(Heraklit, ca. 550 bis 480 vor Christus)

„Wollt ihr jemand überzeugen,
dass er schlecht lebt, müsst ihr recht leben;
überzeugt ihn aber nicht mit Worten.
Die Menschen glauben nur an das, was sie sehen."

(Thoreau)

Es ist wichtig, dass wir für unsere körperlich-seelisch-geistige Gesundheit selbst die Verantwortung übernehmen. Wie oft erlebe ich, dass Menschen statt wie früher zum Arzt zu gehen, zum Heilpraktiker, Reikilehrer oder Geistheiler gehen, in der Erwartungshaltung, derjenige würde sie schon wieder gesund machen.

Ein Mann mit Lungenemphysem, der keuchend kaum noch die Treppe ins Hochparterre geschafft hatte und stark nach Zigarettenrauch roch, ließ sich nach der ersten Reikibehandlung nicht wieder blicken: Ich hatte es gewagt, ihm zu sagen, er müsse das Rauchen aufgeben, sonst könne er nicht geheilt werden. Die Konsum- und Pillenmentalität hat um sich gegriffen, auch in der sogenannten „Alternativmedizin". Wenn ein Arzt oder Heilpraktiker seinem Patienten eine radikale (*Radix* heißt „Wurzel") Änderung seiner Lebens- und Ernährungsweise empfiehlt, erntet er meist ein langes Gesicht, vielleicht auch Widerstand, und oft ist er diesen Patienten los.

Im alten China wurden Ärzte dafür bezahlt, ihre Patienten gesund zu erhalten. Wenn ein Arzt zu viele Kranke hatte, wurde er verwarnt, und wenn sich diese Situation nicht änderte, musste er sich einen anderen Bezirk suchen. Schlimmstenfalls durfte er seinen Beruf nicht mehr ausüben. Unseren Ärzten und Heilpraktikern geht es um so besser, je mehr Patienten (*patiere* heißt auf Lateinisch „leiden“) sie haben! Wir können uns ehrlich prüfen: Erwarten wir, dass unsere Gesundheit gesichert ist, wenn wir nur schön brav unsere Krankenkassenbeiträge bezahlen? Es gibt ja neuerdings auch Krankenkassen, die Naturheilmedizin in ihren Leistungen miteinbeziehen (zum Beispiel die Innungskasse Hamburg). Durch dieses Angebot erwartet die Krankenkasse ein Mitgliederplus um 60 Prozent! Ist das die Lösung? Statt Schulmedizin nehmen wir in Zukunft reichlich die Angebote der Naturheilmedizin in Anspruch.

Da ich mich sehr gesund ernähre – viel Rohkost, auch aus dem eigenen Garten, Wildkräuter, Keime, frisch gepresste Säfte, kein tierisches Eiweiß, – täglich Sport treibe, einmal im Jahr für etwa zehn Tage faste und eine Meditationstechnik (das „authentische Reiki“) praktiziere, die Stress abbaut, mich tief entspannt und meine Gefühle harmonisiert, fühle ich mich „auf der sicheren Seite“: Ich tue alles, was ich kann, zur Aufrechterhaltung meiner Gesundheit.

Seit 1984 gebe ich mindestens jedes zweite Wochenende Seminare und halte Vorträge, und ich habe nicht eine Veranstaltung wegen Krankheit ausfallen lassen müssen. Ich meditiere seit fast 30 Jahren und lebe seit rund 30 Jahren vegetarisch! Etwaige Heilungs- und Reinigungskrisen habe ich hinter mir. Es gibt aber, was Gesundheit anbelangt, immer noch Möglichkeiten der Steigerung, auch für mich. Wichtig ist, dass wir offenbleiben für wirkliches Lernen und uns darum bemühen, das Gelernte mehr und mehr in die Tat umzusetzen, ohne perfekt sein zu müssen.

Das stärkt immens unser Selbstbewusstsein, und wir trauen uns immer mehr Neues zu! So habe ich angefangen, durch Hügelbeetbau das meiste Gemüse biologisch und frisch aus dem eigenen Garten zu ernten und einen kleinen Obsthain anzulegen (in Zukunft hoffentlich mit reicher Ernte von frostresistenten Bergpapayas!), wirklich jeden Tag zu joggen, neue Wildkräuter wie die schmackhaften Brennnesselsamen zu entdecken und sie mit exotischen Früchten wie Papaya zu essen. Ich habe die Kraft von Gerstengrassaft und AFA-Algen für Körper und Seele entdeckt, und möchte diese Aufbau- und Nervennahrung nicht mehr missen. Seit einiger Zeit praktiziere ich „Kieser-Training“ zur Erhaltung und Entwicklung meiner Muskeln.

„Und jedem Anfang wohnt ein Zauber inne." Seien Sie geduldig mit sich, aber fangen Sie – am besten noch heute – an, Ihre Gesundheit selbst in die eigenen Hände zu nehmen! Beginnen Sie mit einer Papaya zum Frühstück, einem Spaziergang und dem langsamen Reduzieren von Suchtmitteln wie Kaffee und Zucker. Vielleicht hören Sie sich eine Entspannungskassette an oder meditieren. Das Schöne am Thema Gesundheit: Es ist egal, wo wir anfangen, wir werden immer davon profitieren! Da wir eine Körper-Seele-Geist-Einheit sind, hat alles, was wir auf einer Ebene für uns tun, auch einen positiven Effekt auf alle anderen. Wer viel Obst isst, entwickelt mehr Lebensfreude, und wenn Sie meditieren, finden Sie zurück in Ihr Säure-Basen-Gleichgewicht. Wie heißt es so schön in der Bibel: „Wenn du Gott einen Schritt entgegengehst, kommt er dir zehn entgegengerannt!"

Anregungen, wie dieser erste Schritt aussehen könnte, haben Sie durch dieses Buch in Hülle und Fülle. Wenn wir uns der Natur oder dem Göttlichen zuwenden, werden sie und es uns tragen, immer mehr. Nur: Den ersten Schritt müssen (oder dürfen) wir selbst tun. Viel Freude dabei!

Warum Tropenfrüchte?

Manchmal fragen mich Menschen, warum ich den Verzehr von Tropenfrüchten empfehle. Soll man nicht das essen, was in der Nähe wächst? Doch: Unsere Vorfahren stammen aus Süd- und Ostafrika, dort sind die ältesten Humidenfunde gemacht worden. In einer großen Völkerwanderung vermutlich zwischen 125 000 und 70 000 Jahre vor Christi Geburt verteilten sich die Urzeit-Menschen über Kleinasien nach Europa und Asien. Wir sind an Tropenfrüchte genetisch besser angepasst als an unser sogenanntes „heimisches" Obst, das zum großen Teil, außer Waldbeeren, erst um 6000 Jahre vor Christus aus Persien importiert und später von den Griechen und Römern veredelt und verbreitet wurde. Es gab früher nur Holzäpfel bei uns, keine richtigen, und auch keine Birnen, Kirschen und Pflaumen. Dies ist auch der Grund, warum die meisten – sogar Babys – exotische Früchte wie Papaya, Mango und Banane heimischem Obst vorziehen.

Tropenfrüchte schmecken uns, so Guy-Claude Burger, Begründer der Instincto-Therapie, deshalb besser, weil wir ihre Inhaltsstoffe brauchen, die unserer genetischen Ausstattung einfach besser entsprechen. Unser Instinkt, der genetisch programmiert ist, zieht Tropenfrüchte den mittlerweile heimischen Früchten der gemäßigten Zonen meist vor. In grauer Vorzeit, in Afrika, hat sich unser Gen-Bestand herausgebildet. Wer eine optimale Gesundheit anstrebt oder sich von Krankheiten heilen will, kommt in meinen Augen an Tropenfrüchten wie Papayas nicht vorbei. Guy-Claude Burger: „Es wäre schade, sich exotische Früchte zu versagen, denn wenn unser Organismus an diese besser angepasst ist, dann werden sie sich im Hinblick auf unsere Gesundheit ganz besonders segensreich auswirken. Für unsere tägliche Ernährung mögen einheimische Früchte ausreichen. Hat man dagegen ein therapeutisches Ziel im Auge, so tut man gut daran, eine möglichst breite Palette zu bieten." Burger heilte sich mit Tropenfrüchten von Krebs, nachdem er von der Schulmedizin bereits aufgegeben war. In seinem Instincto-Zentrum in Montramé bei Paris kann jeder heute Tropenfrucht-Kuren machen (auch mit deutschsprachiger Betreuung).

Als meine Tochter Freya einen Tag alt war, testete ich ihren Instinkt. Ich hielt ihr einen Apfel direkt vor die Nase. Nichts passierte. Dann hielt ich ihr eine aufgeschnittene Mango hin. Und sie öffnete sofort ihren kleinen Mund und machte Saugbewegungen! Ich zermuste ein Stück Mango und verabreichte sie ihr mit einem Eierlöffel. Begeistert verzehrte sie es. Ein paar Tage später machte ich die gleiche Erfahrung mit einem Stück Papaya. Noch während ich meine Tochter stillte, bekam sie daher fein zerdrückte Tropenfrüchte und entwickelte sich mit dieser Bei- und Breikost prächtig.

Franz Konz, Autor des Gesundheits-Wälzers „Der große Gesundheits-Konz", rät seinen Lesern: „Die Früchte der Tropen sind die uns bestimmten eigentlichen Urfrüchte! Wir sind auf sie genetisch geprägt. Deshalb machen sie uns so sicher und schnell gesund." Denn: von Tropenfrüchten haben wir Menschen Millionen Jahre lang zum großen Teil gelebt. „In ihnen sind alle wertvollen Lebensstoffe, nebst den uns noch unbekannten, enthalten, auf die wir codiert sind. Weil uns wahrscheinlich die Tropen als unsere eigentliche Heimat von der Schöpfung bestimmt wurden."[1]

Tropenfrüchte sind in der Regel viel weniger züchterisch bearbeitet als heimisches Obst. Unsere Obstsorten sind durch menschliche Auslese gewonnene Kulturprodukte, deren genetisches und gesundheitliches Potenzial durch die Züchtung zwangsläufig geschwächt wurde. Bei Tropenfrüchten wurden hingegen noch kaum ausgeklügelte Züchtungen durchgeführt, weil deren Wohlgeschmack schon immer weitaus größer war als z. B. der unserer wilden (Holz-)Äpfel, Birnen, Vogelkirschen usw. Exotische Früchte stehen daher noch voll in ihrer Urkraft da, während die Züchtungen nicht mehr die Harmonie in der Komposition ihrer Lebensstoffe und Bioenergie in sich tragen. Tropenfrüchte sind also eine ursprüngliche Nahrung für uns Menschen, wenn sie aus Bio-Anbau oder – noch besser – Wildwuchs stammen. Mit Tropenfrüchten erobern wir uns ein Stück vom „verlorenen Paradies" zurück.

Wir sind an Exoten nicht nur hervorragend angepasst, sie enthalten auch ein Mehrfaches an Enyzmen oder Bio-Katalysatoren im Vergleich zu unseren sogenannten „heimischen" Obstsorten, weil sie sich in warmen Temperaturen wirksam vor vielen Fressfeinden durch eiweißspaltende Enzyme schützen müssen. Viele Krankheiten wie Bauchspeicheldrüsenentzündung, Entzündungen überhaupt, Verdauungsprobleme, Diabetes und Krebs werden mit einem Enzymmangel in Verbindung gebracht. Je älter wir werden, desto weniger Enzyme bildet der Körper. Stress ist ein Vitalstoffräuber, und so profitiert heute jeder bei uns von mehr Enzymen, am besten in Form von Tropenfrüchten, weil diese die Co-Enyzme zur besseren Verwertung in Form von Mineralien gleich mitliefern. Tropenfrüchte enthalten weitere wertvolle Phytochemikalien wie Bioflavonoide und konkurrenzlos viele Antioxidantien, die Gehirn und Körper vor dem Angriff Freier Radikaler und damit vor Degeneration, verfrühter Alterung und Krankheit schützen (siehe auch das Interview mit Dr. Leonhard Hochenegg). Wer Vitalität, strahlende Gesundheit, ein langes Leben, ein gutes Gedächtnis und ein ausgeglichenes Gemüt haben will, kommt in meinen Augen an Tropenfrüchten nicht vorbei.

Mein Papaya-Schlüsselerlebnis

Ich hatte eine 24-stündige Flugreise hinter mir: von Hamburg nach Maui, Hawaii, über Vancouver. Den ersten Tag war ich müde aufgrund der Anstrengungen und der Zeitverschiebung. Ich schlief und döste den halben Tag. Am nächsten Morgen fühlte ich mich immer noch schlapp und lustlos: Die reizvolle Umgebung lockte mich nicht, und außerdem funktionierte meine Verdauung nicht wie gewohnt. Mit meinem damaligen Verlobten ging ich in einen Naturkostladen in Paia, um einzukaufen. Mir fielen Dosen mit getrockneten Papayasamen auf. „Komisch", dachte ich, „hier wachsen doch so viele Papayas. Warum werfen die Menschen auf Hawaii die Kerne weg, um sie dann später teuer im ‚Health Food Store' als Verdauungshilfe zu kaufen?"

Wir erstanden einige reife Papayas, und mein Verlobter war fast schockiert, als ich zu Hause eine Frucht „mit Stumpf und Stiel", von oben nach unten, mit Haut und Kernen, aß. „So isst man die Papaya doch nicht", rief er naserümpfend und kopfschüttelnd. „Warum denn nicht?" entgegnete ich, weil auch die scharfen Kerne zusammen mit dem süßen Fruchtfleisch angenehm würzig schmeckten.

Unmittelbar nach dem Essen der Papaya fühlte ich mich körperlich und seelisch besser. Ich war wieder gut gelaunt und unternehmungslustig! Keine halbe Stunde später funktionierte auch meine Verdauung wieder bestens.

Damals wusste ich noch nicht, dass die Papaya eine stark Basen bildende Wirkung hat und als „Stimmungsaufheller" dienen kann (siehe Kapitel *Hilfe bei Azidose (Übersäuerung)).* Ich war einfach überrascht über ihre prompte Wirkung als Verdauungshilfe (siehe Kapitel *Papaya als Verdauungshilfe).*

Seit diesem „Schlüsselerlebnis" aß ich, wenn möglich, eine Papaya zum Frühstück, und behielt diese gute Gewohnheit auch in Deutschland bei. Erst viel später las ich über die gesundheitlichen Vorzüge dieser exotischen Frucht und hörte Sätze wie „A Papaya a day, keeps the doctor away" oder „Papaya, die Gesundheitsmelone". Als ich über die Entdeckung der Papaya las, wurde mir klar, dass es Jahrhunderte gedauert hatte, bis Wissenschaftler sich für diese Frucht interessierten und die fast sensationelle Wirkung der

Papaya auf die geplagten Mägen der spanischen Eroberer erklären konnten.

Viele „Wunder", die diese Frucht bereithält, sind noch nicht entdeckt, und wir können uns auf manch positive Überraschung gefasst machen. So sind längst nicht alle Enzyme und sonstigen Inhaltsstoffe mit ihren Wirkungsweisen erforscht. Manchmal brauchen wir viele Anstöße, um von einer Sache begeistert zu sein.

Dieses Buch soll als Anregung für Sie dienen, mit dieser „Wunderfrucht der Tropen" Ihre eigenen positiven Erfahrungen zu machen. Es gibt Gott sei Dank nicht nur schlechte, sondern auch gute Gewohnheiten. Vielleicht wird die Papaya auch für Sie bald aus Ihrer täglichen Nahrungspalette nicht mehr wegzudenken sein. Das Schöne an der Papaya: Sie ist nicht nur sehr gesund, sondern schmeckt auch noch köstlich!

In diesem Sinne möchte Ihnen dieses Buch Appetit auf diese „Frucht der Engel" machen und Ihnen damit einen kleinen Teil vom tropischen „Paradies" ins Haus holen.

Die Entdeckung und Verbreitung der Papaya

Die Papayapflanze stammt aus den Tropen der westlichen Hemisphäre. Ihre Heimat liegt in Südmexiko und Zentralamerika. Die Papaya wurde zuerst in den Berichten über die Eroberung Mexikos durch Hernán Cortéz (später spanischer Konquistador in Mexiko) im Jahre 1519 erwähnt.

Cortéz vernichtete nach freundlichem Empfang das Aztekenreich mithilfe der Tlaxcalteken, einem der wenigen von den Azteken noch unabhängigen Stämme, zwischen 1519 und 1521. Die Hauptstadt Tenochtitlán (heute ein Stadtteil von Mexiko-Stadt) wurde am 13. August 1521 erobert und zerstört.

Er hatte leichtes Spiel, denn das Datum der Ankunft der Spanier stimmte mit alten Weissagungen überein, nach denen der verehrte toltekische Kulturheros Quetzalcoatl einstmals weißhäutig und bärtig aus dem Osten wiederkehren sollte, um den aztekischen Thron einzunehmen. Diese Prophezeiung wurde den Azteken zum Verhängnis. Das kriegerische Volk sah seine Welt von Unheil bedroht und zum Untergang bestimmt. Angst erfüllte die Gemüter vor der prophezeiten Wiederkehr des Priesterkönigs, der im Osten erscheinen und dem Regiment der blutigen Götter, die Menschenopfer von grausigen Ausmaßen verlangten, ein Ende bereiten sollte.

Der Aztekenkönig Moctezuma glaubte, die Spanier seien die geweissagten neuen Herren aus dem Osten, und er müsse ihnen seine Herrschaft abtreten. Der als Gott empfangene Cortéz bemächtigte sich Moctezumas II. ohne Kampf. Später zogen die Spanier unter Cortéz weiter südlich zur Halbinsel Yucatán, um die Mayas zu bekriegen. Diese hatten sich zuvor in kleine Stadtstaaten zersplittert, die sich gegenseitig bekämpften und dabei ihre eigene hohe Kultur zerstörten. Cortéz vernichtete die Mayas in Kämpfen zwischen 1527 bis 1546 nach jahrelangem erbittertem Widerstand auf der Halbinsel Yucatán.

Über die ganze Expedition gibt es genaue Unterlagen, da Bischof Jimenéz, der Cortéz begleitete, über sie berichtete. Bischof Jimenéz schreibt: „Wir wurden beim Landen am Strand von den Aztekenhäuptlingen begrüßt, und offensichtlich waren sie tief beeindruckt bei dem Gedanken an eine Gottheit mit rotem Haar, blauen Augen und heller Haut. Unsere ganze Mannschaft wurde mit vielen Gängen von Speisen der örtlichen Küche fürstlich bewirtet, bis unsere Soldaten Probleme mit Völlerei bekamen. Als das die Häuptlinge sahen, riefen sie nach ihren Dienern, um etwas hereinzubringen, das offenbar eine Melone mit goldenem Fleisch und weicher Haut und dabei so groß wie der Kopf eines Mannes war. Sie selbst aßen diese Frucht und bedrängten uns, es ihnen gleichzutun. Im gleichen Augenblick verschwanden unsere Verdauungsprobleme, als ob wir nur wenig gegessen hätten."[2]

Die Spanier waren darüber so verwundert, dass sie sich die „Wunderpflanze" zeigen ließen, die solche Früchte hervorbrachte. Als sie nach dem Namen fragten, verstanden sie *Ababai*. Sie machten daraus im Spanischen den Namen *Papaya*. Erst einige Jahrhunderte später, Ende des 19. Jahrhunderts, begannen zuerst deutsche Forscher, die Wirkungen der Papaya wissenschaftlich zu untersuchen.

Es gibt Berichte, wonach die Papaya zuerst von Marco Polo (*1254, †1324) im Orient entdeckt worden sein soll, und weiter, dass Vasco da Gama (*1469, †1524) darüber schrieb. Diese Aussagen sind falsch, da die Papaya den Orient nicht so früh erreicht haben konnte. Es ist zu vermuten, dass diese frühen Eroberer die Durianfrucht meinten. Sie ist mit der Papaya verwandt, enthält ebenfalls ein Eiweiß abbauendes Enzym und ist in Malaysia heimisch.

Kolumbus soll die Papayafrucht bald nach der Entdeckung Amerikas kennengelernt haben. Seine Begleiter nannten sie „Frucht der Engel“. Die Indianer im tropischen Amerika schätzten sie so sehr, dass sie nach jeder Mahlzeit eine Portion Papaya zu sich nahmen. Ein Mann aus der Mannschaft des Kolumbus soll dem damaligen Papst von seiner Erfahrung berichtet haben, dass Übelkeit nach dem Genuss schwerer, üppiger Speisen wie auch alkoholischer Getränke schnell durch das Essen einer Papaya beseitigt wird.

Eine andere Geschichte erzählt von der Verbreitung der Papaya. Kapitän J. Cook nahm bei seiner dritten Reise auf der Suche nach einer nördlichen Durchfahrt vom Pazifik zum Atlantik (1776–1779) Samen der Papaya von Zentralamerika mit. Schließlich landete er an der Kona Coast von „Big Island“ und lieferte sich ein Scharmützel mit den Eingeborenen, den Kanakas. In dieser Auseinandersetzung wurde er am 14. Februar 1779 von Einheimischen erschlagen. Sein Schiff blieb längere Zeit im Hafen, und es entwickelten sich soziale Beziehungen zwischen den Soldaten und den Ureinwohnern. Während dieses Aufenthaltes wurden die Samen gepflanzt und verbreiteten sich von Hawaii aus über alle pazifischen Inseln.

Anfang des sechzehnten Jahrhunderts hatten spanische Soldaten die Samen zu den Philippinen gebracht, von wo sie sich in den Orient und weiter zu den Ostindischen Inseln verbreiteten. Moslems brachten sie von Sri Lanka, früher Ceylon, nach Ostafrika, von wo sie Anfang dieses Jahrhunderts bis nach Zaire, früher Kongo, kamen.

Vom Herkunftsland Mexiko wurden Papayas auch nach Kuba und Jamaika gebracht. Heute findet man sie in allen subtropischen und tropischen Gegenden zwischen zwanzig Längengraden Nord und zwanzig Längengraden Süd. Bemerkenswerterweise sind Papayakulturen gegenwärtig außerhalb Lateinamerikas viel stärker verbreitet als auf dem Ursprungskontinent.

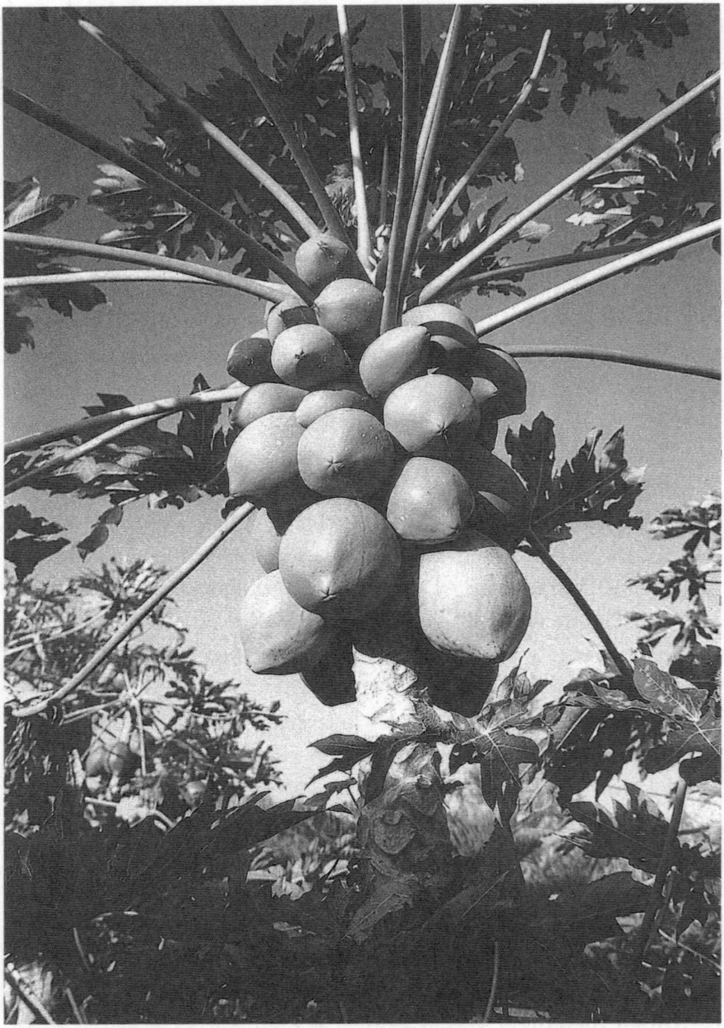

Weiblicher Papayabaum mit Früchten und Blüten (oben)

Angebaut werden Papayas heute hauptsächlich zur Papaingewinnung, dem Papayaenzym aus dem Milchsaft der unreifen Frucht. Der Bedarf an Papain ist auf der ganzen Welt steigend und beträgt allein in den USA und in Europa jährlich mehr als 300 Tonnen.

Die Papaya, ein botanisches Wunder

„Die Papaya ist ein gärtnerisches Wunder.“

(Sharon Tylor Herbst, „The Food Lovers Companion“)

„Können Melonen klettern?“, so überschrieb die Berner Woche einen Artikel zur Papaya (Berner Woche Nr. 36/1997). Die deutsche Bezeichnung lautet zwar auch „Melonenbaum“. Tatsächlich ist die Papaya (botanischer Name: *Carica-Papaya*) allerdings nicht mit der Melone verwandt, sondern mit der Feige (*Carica* heißt auf lateinisch „Feige“) und den Passionsblumengewächsen (lateinisch: *Passifloraceae*).

Ursprünglich als Wildpflanze in den feuchten Niederungs- und Küstenwäldern Mittelamerikas und Brasiliens heimisch wurde die Papaya von Spaniern und Portugiesen über die ganzen Tropen und Subtropen verbreitet. In etwa 50 Sorten wird die Pflanze mittlerweile weltweit kultiviert, in Europa, auch im Mittelmeerraum und auf den Kanarischen Inseln. Echte Wildarten kommen auf dem amerikanischen Kontinent von Mexiko im Norden bis in die subtropischen Täler Chiles im Süden vor. In Paraguay wird Papaya als Fruchtbaum niemals angepflanzt, sondern wächst wild überall. Die Bewohner beschränken sich darauf, die überzähligen Pflanzen herauszureißen.

Die bekanntesten Arten sind *Castanhal Para* aus Brasilien, *Sunrise* und *Sunset* aus Hawaii, *Hortus Gold* aus Südafrika, *Betty* aus Florida und *Graham* aus Mexiko. Die wichtigste Sorte im Welthandel ist die in Hawaii gezüchtete *Solo*, die kleine, etwa ein Pfund schwere Früchte fast ohne Kerne hervorbringt.

Wer das seltene Glück hat, eine große Papaya auf dem europäischen Markt zu sehen, sollte zugreifen: Ihr Geschmack ist köstlich aromatisch, und sie wird aufgrund ihrer Druckempfindlichkeit kaum importiert.

Am besten schmecken Papayas mit tieforangefarbenem Fruchtfleisch. Eine sehr schmackhafte Sorte ist beispielsweise *Bahia* aus Brasilien, die vielleicht ähnlich erfolgreich wie *Solo* werden könnte. Sie wiegt etwa zwei Pfund. Das lachsfarbene Fruchtfleisch schmeckt vorzüglich (Kenner sagen, wie Himbeere und Aprikose gleichzeitig). Der hervorragende Geschmack rührt von dem relativ hohen Anteil an Fruchtsäure her. Sie fehlt oft bei anderen Sorten und macht die *Bahia* im Vergleich besonders fruchtig und erfrischend. Mit der süßen Sorte *Golden Papaya* versucht Brasilien weitere Marktanteile zu erobern.

Die Papaya kann man als ein „blütenbiologisches Wunder" betrachten. Am Ende eines drei bis sieben Meter hohen, unverzweigten Stammes steht beim Melonenbaum ein Schopf großer, handförmig geteilter Blätter. Sie geben dem Baum – eigentlich handelt es sich botanisch gesehen um eine Staude – von Weitem das Aussehen einer Palme. Wenn die Blätter abfallen, hinterlassen sie auf-

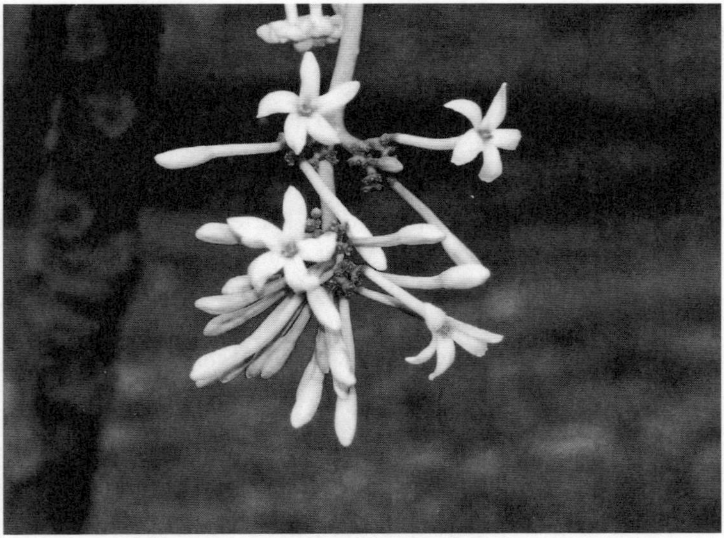

Blüten des Papayabaums

fällige Narben am Stamm. Aus den Blattachselknospen wachsen gelbweiße Blüten von zwei bis vier Zentimeter Länge hervor, die angenehm süß nach Maiglöckchen duften. Die Papaya ist in der Regel zweihäusig, das heißt, männliche und weibliche Blüten befinden sich nicht auf derselben Pflanze. Daher lässt man in einer Kultur von etwa 25 weiblichen Pflanzen eine männliche stehen, um so einen reichen Fruchtansatz sicherzustellen.

Die weiblichen Blüten sind größer als die männlichen und besitzen einen fünfzahnigen Kelch und eine fünfblättrige Blumenkrone ohne Staubgefäße. Die Männlichen dagegen tragen zehn Staubgefäße sowie eine fünfspaltige, trichterförmige Blumenkrone in reich verzweigten Rispen. Die Bestäubung geschieht in der Nacht durch Kolibris – „Honigvögel" – oder Schmetterlinge.

Da verschiedene Tropenvögel Papayafrüchte verzehren und dabei den Samen verstreuen, kann die Pflanze in den Urwäldern verwildern. Sie „schläft" oft jahrelang im Boden, bis eine Lichtung entsteht, und plötzlich sieht man überall Papayas wachsen.

Gelegentlich treten auch Zwitterblüten auf. Blütenbiologisch stellt die Papaya auch deshalb eine Besonderheit dar, weil bei ihr Geschlechtsumwandlungen vorkommen. Die wechselnden Geschlechtsverhältnisse der Gattung „Carica" sind bis heute nicht befriedigend erklärt. Die Indianer versuchen, diese Umwandlung mit Hilfe von mystischen Gegenständen wie Eisennägeln oder Kupferringen zu beeinflussen, die sie in den Stamm schlagen. Der Autor Chester French beobachtete, dass die Pflanze um so mehr der erwünschten weiblichen Gattung hervorbrachte, desto tiefgründiger der Boden war.

Nach der Bestäubung reifen am Stamm traubenartig bis zu sechs Kilo schwere, gelbe, ovale oder birnenförmige „Riesenbeeren", die an Melonen erinnern. Botanisch gesehen handelt es sich nämlich um Beeren. Die Früchte sind etwa 30 Zentimeter lang und 15 Zentimeter dick und laufen nach unten spitz zu. Die größten Früchte sind die bis zu 100 Zentimeter langen *Lechosas* aus Venezuela, deren Inneres hohl ist. Die Form der Frucht erinnert an die vollen Brüste einer Frau. Die Kubaner benannten die Papaya aufgrund der äußeren Ähnlichkeit mit einer Bombe *Fruta de Bomba*.

Das gelborange, weiche, süß-saftige Fruchtfleisch von butterartiger Konsistenz (aber fettfrei!) wird von einer festen Haut umgeben, die bei der unreifen Frucht grün und bei der reifen gelb ist. Es umschließt Hunderte von pfeffergroßen, lackschwarzen Samen, die nach Kresse riechen und aufgrund des in ihnen enthaltenen Senföls scharf schmecken. Der Duft der Frucht erinnert an eine Moschusmelone. Das Fruchtfleisch ist weitgehend säurefrei und von köstlichem Wohlgeschmack. Einige Papayafans siedeln den Geschmack zwischen Himbeere, Erdbeere und Honigmelone an, er ist aber einzigartig.

Die Papayapflanze wächst in den Anbauländern sehr schnell – sie wird bis zu 10 Meter hoch – und trägt schon nach neun bis zwölf Monaten Früchte. Wegen des rasanten Wachstums und ihrer Fruchtbarkeit wird sie auch als „gärtnerisches Wunder" betrachtet. Nach etwa drei Jahren ist der Stamm bereits etwa 30 Zentimeter dick und oben mit reichlich Früchten behangen. Die Staude ist von Milchröhren durchzogen, aus denen bei Verletzung ein weißer Milchsaft hervorquillt. Sie besitzt eine Lebensdauer von etwa zehn Jahren. Da nach dem zweiten Fruchtjahr die Produktion abnimmt, wird die Pflanze im kommerziellen Anbau oft bereits nach dem dritten Jahr durch eine neue ersetzt.

Die Papaya gehört zu den häufigsten Obstbäumen der Tropen und Subtropen. Zusammen mit Bananen und Maniok dient sie häufig der Eigenversorgung von Kleinbauern und wird auch als Schweinefutter genutzt. In Plantagen werden Hektarerträge von etwa 50 Tonnen pro Jahr erzielt. Durch Anritzen der unreifen Früchte in den frühen Morgenstunden wird der Rohstoff für Papain, ein eiweißspaltendes Enzym gewonnen. Die Frucht ist nach dem „Abmelken" weiterhin für den Verzehr geeignet, wegen der Narben in der Haut aber nicht mehr für den Export. Weltweit wird Papaya hauptsächlich für die Papainproduktion angebaut und erst in zweiter Linie als Essobst. Die Nachfrage nach Papayas in Ländern wie den USA, Japan und Europa nimmt allerdings stark zu.

Die Papaya liebt Vulkanböden. Sie braucht Windschutz und mäßig feuchten Boden, ist ansonsten aber recht anspruchslos. Jorge Grossmann, Papaya-Experte auf La Palma, erklärt: „Der Melonenbaum schützt sich weitgehend selbst vor Schädlingen und eignet sich demnach sehr gut für Bioanbau." In Monokulturen im konventionellen Landbau ohne Humuswirtschaft kann die Papaya allerdings von Viren und anderen Schädlingen befallen werden (vgl.

Kapitel *Bio? Logisch!)*. An der Universität Honolulu in Hawaii hat man daher eine virusresistente Papaya durch Genmanipulation entwickelt, eine der ersten transgenen Nutzpflanzen überhaupt.

Da es in Deutschland keine Kennzeichnungspflicht für genmanipulierte Pflanzen gibt, verzichte ich aufgrund dieser Informationen (aus dem Internet unter dem Stichwort „Papaya") auf Papayas, die aus den USA kommen, und hoffe, dass genmanipulierte Früchte nicht auch zu einem Exportschlager in anderen Papayaländern werden. Eine Alternative zu genmanipulierten Pflanzen wäre die Einzüchtung von virusresistenten Wildarten wie *Carica stipulata* und *Carica pubescens* und die Umstellung auf biologischen Landbau, der krankheitsresistentere Pflanzen hervorbringt (vgl. Kapitel *Bio? Logisch!)*.

Die Papaya wird mittlerweile weltweit in frostfreien Gegenden angebaut. Es gibt auch Biofarmen in Belize, Hawaii, Sri Lanka, Thailand und auf den Kanarischen Inseln, die biologisch angebaute Früchte ohne Kunstdünger, Pestizide, Fungizide und Insektizide nach Deutschland exportieren. Aufgrund der geringen Nachfrage nach exotischen Biofrüchten sind die Preise noch recht hoch. Ich hoffe, dass dieses Buch einen Beitrag leistet, die Nachfrage nach Bio-Papayas anzuregen, sodass man sie auch auf unseren Wochenmärkten findet, und Bioobst auch aus Übersee allmählich nicht die Ausnahme bleibt, sondern die Regel wird! Biologisch gezogenes Obst und Gemüse haben für uns einen wesentlich höheren Gesundheits- und therapeutischen Wert als konventionell erzeugte Produkte und werden zum Beispiel in der Krebstherapie verwendet (siehe Kapitel *Krebs – Ursachen und Auswege* und *Bio? Logisch!)*.

Durch die weitere Verbreitung der kälteresistenten Bergpapaya aus den Anden könnte sich die Papaya auch die gemäßigten Klimazonen erobern und in unseren Gärten heimisch werden.

Die Namen der Papaya

Linneaus, ein berühmter schwedischer Biologe, gab der Papaya im Jahre 1753 den lateinischen Namen *Carica Papaya. Ababai* oder *Mabai* heißt auf karibisch Melonenbaum. Die mexikanischen Indianer nannten die Papaya *Ambapaya.*

In Kuba ist die Frucht wegen ihrer Form als *Fruta de Bomba* bekannt. Die Briten tauften sie, als sie ihr das erste Mal auf den Westindischen Inseln begegneten, *Melon Tree* oder *Papaw*. Der zweite Name ist auch in Neuseeland und Australien üblich. Ein gleichnamiger dreilappiger Flaschenbaum mit gutschmeckenden Baumfrüchten, der aber botanisch nicht mit der Papaya verwandt ist, wächst in den Südstaaten der USA (sein botanischer Name ist *Asimina triloba* oder *Annona triloba L.* Es handelt sich um eine Ananasfrucht).

In Puerto Rico nennt man die Papaya *Lechosa*, weil sie unreif einen weißen, milchigen Saft absondert. In französischsprachigen Ländern wird der Name *Papaya*, *Papayier* oder *Arbre de Mélon* gebraucht. In Brasilien sagt man *Mamai*, *Mamao*, *Mamaveria* oder *Mam(a)oeira*, mancherorts auch *Mamaya* und in Portugal *Mamao*, weil die Früchte an die Brüste einer Frau erinnern. Im deutschsprachigen Raum wurde die Papaya früher als *Papai*, *Papaya*, *Papaiabaum* oder *Melonenbaum* bezeichnet. Der Name *Papaya* hat sich dann durchgesetzt.

Hier einige weitere Namen in verschiedenen Ländern: *Du Du* in Vietnam; *Malakor*, *Ma-la-ko* oder *Ma Kuai Thet* in Thailand; *Gedang* oder *Kates* in Indonesien; auf den Philippinen *Papaya*, *Kapaya* oder *Lapaya*; auf Burma *Thimbaw*; in Kambodscha *Ihong* oder *Doeum Lahong;* in Laos *Houng*. Die Kahunas auf Hawaii nennen die Papaya *Mikana*, die Hindi in Indien *Papitá* und die indischen Tamilen *Pappali*. In Ostindien wird die Papaya *Papayo* genannt und in China *Fan-yayzu*. Dort kommt sie vor allem auf der Insel Haynan häufig vor.

Bio? Logisch!

„Gesunder Boden, gesunde Pflanze, gesunder Mensch!"
„Die Bodenfruchtbarkeit ist die Basis allen Lebens."

(Hans Peter Rusch)

Alle Fachleute, die sich grundlegend mit dem Thema der menschlichen Ernährung beschäftigt haben, kommen zu dem Schluss: Die ideale Pflanzennahrung kommt aus biologischem Anbau. In den

Industriegärtnereien und in der industrialisierten Landwirtschaft wird mit Pestiziden, Fungiziden und Insektiziden gespritzt und das Wachstum der Pflanzen mit Kunstdünger künstlich „gepuscht". Es wird allgemein beklagt, dass unsere Böden immer mehr ausgelaugt werden und unsere Lebensmittel daher immer weniger der erforderlichen Mineralstoffe aufweisen. Ein hervorragendes Buch darüber, warum nur ein Boden mit intaktem Bodenlebewesen gesunde Pflanzen hervorbringen kann, und diese wiederum zur Gesundheit des Menschen beitragen, ist das grundlegende Werk von Hans Peter Rusch, „Bodenfruchtbarkeit. Eine Studie biologischen Denkens".

Die Parallelen von unfruchtbarem, „totem" Boden und unfruchtbaren Pflanzen und Tieren sind nicht von der Hand zu weisen. Die biologische Leistung des Bodens ist die Voraussetzung für die Existenz höheren Lebens. Pflanzenkrankheiten und „Schädlinge" sind ein Kriterium fehlender Gesundheit, genauso wie bei uns das Auftauchen immer neuer Viren. Rusch betrachtet Krankheiten und Schädlinge als „Regulativ der Urnatur". Ein gesunder Boden ist in der Lage, Viruskrankheiten zu heilen, genauso wie ein gesunder menschlicher Organismus.

Es gibt eine Parallele zwischen „Ödemen" und unseren aufgedunsenen Treibhausfrüchten. Im humusreichen Boden besteht ein perfektes Säure-Basen-Gleichgewicht, ein kranker Boden ist übersäuert. Der Pflanzenschutz entspricht unserer Chemotherapie. Die äußere Krankheit ist vielleicht verschwunden, das Symptom ist weg, aber der Organismus gibt den Versuch auf, sich selbst zu heilen. Es gibt heute Saaten, die keinen lebendigen Boden mehr vertragen und für die biologische Landwirtschaft unbrauchbar sind, genauso wie viele Menschen die gesunde Rohkost am Anfang nicht vertragen. Im biologischen Landbau kennt man keine Bodenmüdigkeit, die Parallele beim Menschen ist vegetative Dystonie.

Rusch geht so weit zu sagen, dass „*ein* gesunder Apfel für den Menschen wichtiger sei als viele vergiftete"[3]. Max Gerson dachte diesen Zusammenhang zwischen dem Gesundheitszustand der Pflanzen und dem der Menschen konsequent weiter. Er betrachtete den Boden und alles, was darin wächst, als unseren äußeren Stoffwechsel. Wie Rusch nahm er den Begriff „Mutterboden" wörtlich: „Wir können den Boden mit einer Mutter vergleichen, die ihr Kind stillt."[4] Auch er stellt fest, dass „die meisten Krankheitserreger in einem gesunden Boden, der normalerweise reich an antibiotischen Substanzen ist, nicht lange überleben"[5]. Da Gerson erkannt hatte, dass wir gut für den Boden sorgen müssen, damit er gesunde Pflanzen hervorbringen kann, ernährte er seine Krebspatienten - viele davon „austherapiert" - mit biologisch gezogenem Obst und Gemüse. „Wenn wir Lebensmittel auf diese Weise anbauen, müssen wir sie als lebendige Substanzen essen, möglichst frisch und sofort zubereitet: Denn Leben zeugt Leben. Nahrung aus biologischem Anbau ist offenbar die Lösung des Krebsproblems."[6]

Versuchen Sie deshalb, so viel biologisch angebautes Obst und Gemüse wie möglich zu kaufen, und fangen Sie an, es selbst anzubauen. Beginnen Sie, biologisch zu denken, und machen Sie sich das Wunder klar, dass in einem Gramm Erde mehr Lebewesen leben als Menschen auf der Erde. „Würde man alle modernen Methoden der klassifizierenden Bakteriologie anwenden, so wäre – ohne Übertreibung – die Untersuchung einer einzigen Bodenprobe mehr als eine Lebensaufgabe."[7] Auf dem Wochenmarkt, im Bioladen oder im Versand gibt es auch schon biologisch angebaute Papayas. „Wer erkannt hat, dass jeder künstliche Eingriff in den biologischen Substanzkreislauf zum Schaden der Substanz selbst geschieht, der darf nichts anderes fordern als den Verzicht darauf."[8]

Jeder kann bei sich anfangen: Ich habe ein Stück Rasen für ein Hügelbeet geopfert, einen Obsthain und einen Komposthaufen angelegt und füttere das Bodenlebewesen mit Grasschnitt und Unkraut. Lasst uns zu Geburtshelfern eines neuen „Zeitalters des Lebendigen" werden: „Und überall sind es Kräfte, denen es um das Lebendige geht, um das ganze, volle Wesen der Dinge, nicht bloß um den messbaren, zählbaren, wägbaren Teil."[9] Bitte lesen Sie auch zu diesem Thema mein Buch „Warum Bio? Gesunde Pflanze, gesunder Mensch" (Goldmann 2002).

Papayaanbau zu Hause

Wer ein Gewächshaus hat, das im Winter beheizbar ist, kann einfach die Samen von Früchten nehmen, die man im Laden oder auf dem Markt kauft. Nach drei bis sechs Wochen zeigen sich die ersten Pflänzchen. Wer kein Gewächshaus hat, sollte sich eine robuste und nicht so kälteempfindliche Sorte als Samen oder Staude besorgen: Die *Carica Pentagona* oder die *Carica Goudotiana*, eine Bergpapaya, die aus Kolumbien kommt und in den Anden in bis zu 2800 Meter Höhe wächst (siehe Internetadressen und Bezugsquellen).

Ich habe mir eine *Carica Pentagona* (*Babaco*) als Kübelpflanze bestellt, die etwa 90 Zentimeter hoch ist. Diese eng mit der bekannten Papaya verwandte Staude wird in Australien und Neuseeland angebaut. Sie beginnt zurzeit, Europa „zu erobern", weil sie angenehm nach Ananas, Erdbeere und Zitrone schmeckt und ihre Früchte im Gegensatz zur *Carica Papaya* keine Kerne enthalten und komplett verzehrbar sind, ohne jeden Abfall. Eine Gärtnerin auf La Palma meinte allerdings, ihr Geschmack reiche nicht an den der Papaya heran, sie schmecke mehr nach Gemüse. Meine *Babaco* steht an der Südseite meines Hauses und hat im Mai schon Blüten. Wenn die Früchte nicht groß genug werden, kann man die Blätter und den Staudenstiel für Papayatee verwenden.

Ich habe meine robusten Bergpapayas mehrmals erfolgreich drinnen überwintert. Harald Tietze, Sachbuchautor mit Wohnsitz Australien, erzählte mir, dass Papayas dort auch in bergigen Gegenden, in denen es im Winter schneit, angebaut werden. Die Vegetationszeit ist allerdings zu kurz, um Früchte zu tragen. Dort verwendet man nur die Blätter für Tee. Den Winter überleben die Papayas mit dem Schutz einer Plastiktüte.

Für Besitzer von Kleingewächshäusern ist das Buch „Das Kleingewächshaus – Technik und Nutzung" von Eva Schumann und Gerhard Milicka (Ulmer Verlag) hilfreich. Die Autoren weisen darauf hin, dass die Kultur tropischer Früchte als „Liebhaberei" angesehen werden sollte. Wer Kostenersparnis gegenüber dem Obstkauf erwartet, wird angesichts der hohen Heizkosten und unsicherer Erträge wahrscheinlich enttäuscht werden. Dennoch handelt es sich um ein spannendes und erfüllendes Hobby, und Papayas aus eigenem (Bio-) Anbau schmecken sicherlich viel besser als gekaufte. Sehr gute Tipps für den Anbau auch ohne Gewächshaus oder Wintergarten finden sich bei Peter Klock, „Früchte, Gemüse und Gewürze aus dem Süden, Selber ziehen in Haus und Garten" (BLV 1990). Der Autor hat einen Samen-Versandhandel und Gewächshäuser in Hamburg (siehe Internetadressen und Bezugsquellen) und ist Alleinimporteur der kolumbianischen Bergpapaya. Nach seinen Erfahrungen dauert es bei uns zwei bis vier Jahre, bis wir auch in unserem Klima Früchte ernten können. Im optimalen Klima ihrer Heimatländer blühen und fruchten die Pflanzen bereits nach neun Monaten.

Wichtig ist, dass man beispielsweise bei der Gewächshausplanung bedenkt, dass Papayas etwa sechs Meter hoch werden können und bis zur ersten Blüte schon zwei bis vier Meter hoch sind. Die überall im Laden erhältliche Papayasorte *Carica Papaya* mag im Winter am liebsten Temperaturen von 12 bis 18 Grad. Der Winterstandort sollte hell und nicht zu kühl (niedrigste Temperatur etwa 10 Grad) sein; die Papaya darf im Winter weniger gegossen werden, der Ballenbereich sollte nur leicht feucht sein. Das Gießwasser sollte man vorher anwärmen. Auch im Winter kann alle vier Wochen schwach gedüngt werden. Die *Carica Papaya* wächst auch auf den Kanarischen Inseln nur in Höhenlagen bis zu 200 Metern, weil sie kälteempfindlich ist. Ich habe einer Freundin auf La Palma daher Samen der kälteresistenten Andenpapaya geschickt und habe meine Andenpapayas erfolgreich im Treppenhaus und in unserer Gemeinschafts-Waschküche überwintert. Wer einen Wintergarten hat, ist fein raus. Peter Klock von „Südflora Baumschulen" berichtet, dass viele seiner Kunden Bergpapayas erfolgreich im Wohnzimmer überwintern. Die Früchte schmecken exquisit auch als Kompott oder Marmelade zubereitet.

Papayas gedeihen gut in Einheits- oder Blumenerde und mögen Chester D. French zufolge und auch nach meinen Ratgeberbüchern keine „nassen Füße" (Staunässe). Die fleischigen Wurzeln der Papaya würden bei zu viel Nässe leicht faulen. Die Erde sollte daher durchlässig und lufthaltig sein. Man kann Einheitserde mit zehn bis zwanzig Prozent Sand versetzen. Allerdings empfiehlt Harald Tietze, lieber keinen Sand in die Erde zu mischen. „Papaya liebt mehr Kompost. Blumentöpfe für kleine Papayapflanzen brauchen nur ungefähr 20 Zentimeter tief sein, für große Zimmerpflanzen (bis zu 2,4 Meter groß) wäre es ideal, einen 60 Zentimeter tiefen Behälter zu haben, den man ruhig in ein Wasserbassin mit einem Wasserstand von fünf bis zehn Zentimetern stellen kann, ohne der

Pflanze zu schaden." (Harald Tietze in einem Brief an mich vom 1.7.1997).

Ich habe seinen Rat beherzigt, und seit meine *Babaco* und meine Bergpapaya „nasse Füße" haben, scheint es ihnen gut zu gehen: Sie bekommen keine gelben Blätter mehr. Das sollte jeder für sich ausprobieren. Die Papaya kommt aus einem feuchtheißen Klima. Die gereinigten oder gekauften Samen keimen am besten in Anzuchterde (erhältlich im Gartencenter) bei 25 bis 30 Grad Bodentemperatur nach drei bis vier Wochen. Ich habe gute Erfahrungen mit einem kleinen Zimmergewächshaus gemacht, das ich tagsüber mit Schieber öffne und in der Nacht schließe. Ideal ist ein Platz an der Fensterbank ohne direkte Sonneneinstrahlung. Als Gießwasser sollte man weiches oder Regenwasser nehmen, das Zimmertemperatur hat.

Wer ein Zimmergewächshaus zum Anziehen benutzt, muss die Pflänzchen vor dem Auspflanzen etwa zwei Wochen abhärten: Jeden Tag die Lüftungsklappen weiter öffnen bzw. den Deckel des Gewächshauses langsam entfernen, um die Setzlinge an die ungewohnt trockene Luft zu gewöhnen. Bei meiner ersten Papayaplantage habe ich dies nicht gemacht. Die Pflanzen sind bei schönem Sommerwetter draußen buchstäblich vertrocknet, weil sie ihre durch die hohe Luftfeuchtigkeit weit geöffneten Poren nicht so schnell schließen konnten.

Im Sommer kann man seinen Papaya-Kübelpflanzen einen sonnigen, warmen, windgeschützten Platz im Freien, zum Beispiel an der Südseite des Hauses, geben.

In der Regel sind Papayas zweigeschlechtlich. Daher braucht man mindestens zwei Pflanzen, um Früchte zu bekommen. Die Blüten bestäubt man am besten mit dem Pinsel. Wenn die Pflanzen draußen stehen, verrichten Wind und Insekten diese Arbeit. Bei zwittrigen Gewächsen bilden sich die Früchte ohne Zutun.

Gedüngt werden können die Pflanzen in der Wachstumsphase wöchentlich mit einer 0,2-prozentigen Konzentration von organischem Flüssigdünger oder, wenn sie in den Boden ausgepflanzt sind, auch mit Kompost oder organischem Dünger. Es sollte regelmäßig gegossen werden.

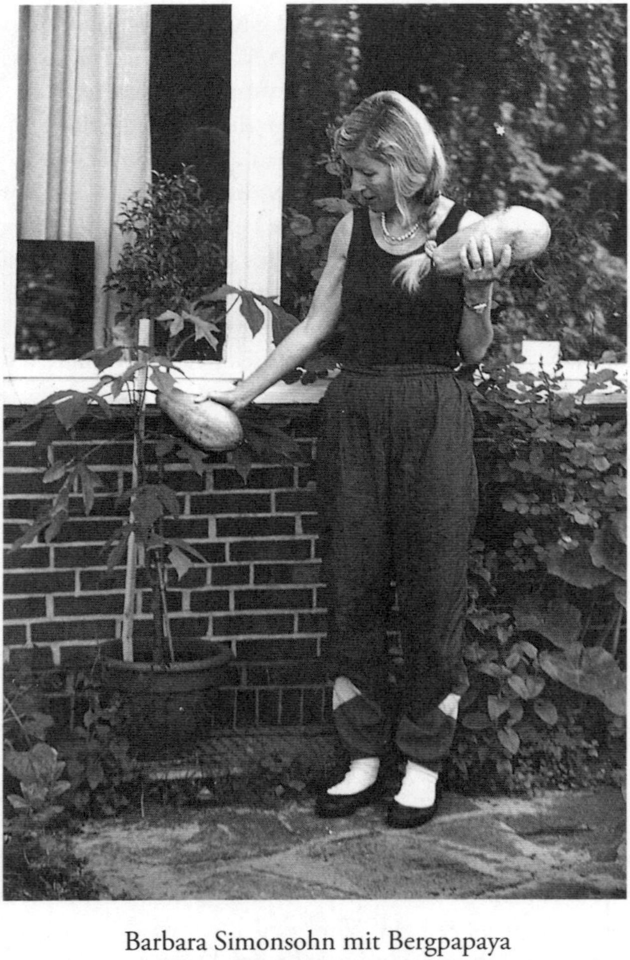

Barbara Simonsohn mit Bergpapaya
und Papayafrüchten in Hamburg

Die Inhaltsstoffe der Papaya

„A Papaya a day keeps the doctor away"

(„The Maui News", vom 23.11.1992)

Die Kubaner nennen die Papaya *Fruta de Bomba*. Diese Frucht ist tatsächlich eine „Bombe", was ihre Vitalstoffe anbetrifft, die Vitamine, Mineralien, Spurenelemente und Enzyme! Dabei sind sicherlich noch nicht einmal alle Enzyme und sonstigen Wirkstoffe der Papaya erforscht. Viele Autoren sprechen von Tausenden von Enzymen, Biokatalysatoren, die noch nicht entdeckt sind. Die ausführlichste Darstellung über die Inhaltsstoffe der Papaya habe ich im Aufsatz „The Chemistry and Biochemistry of Papaya" von Professor Chung-Shih Tang, dem Papayaexperten an der Universität von Honolulu, gefunden (siehe Literaturverzeichnis, Forschungsberichte). Tang stellt angesichts der vielfältigen Anwendungsmöglichkeiten der Papaya fest, dass es eine „Wissenslücke im therapeutischen Wert der Papayapflanze gibt" und noch viel mehr biologische Bestandteile als Papain therapeutisch wirksam sein müssen. Als Beispiele führt er Carpain und Pseudocarpain an, zwei Alkaloide, die in allen grünen Teilen und den Samen der Pflanze zu finden sind. Sie werden schon seit längerem als Herzmittel und neuerdings als Antikrebsmittel erforscht und experimentell eingesetzt (vgl. auch Kapitel über Krebs).

Alle orangefarbigen, gelben und roten exotischen Früchte enthalten viel Betakarotin, Vitamin C, Flavone und Ballaststoffe wie Pektine sowie ätherische Öle, Bitter- und Gerbstoffe, die unser „Innenleben" von Schadstoffen säubern und auch Keime vernichten. Diese Früchte stehen daher ganz oben auf der Hitliste der US-Krebsinformationsbroschüren. Sie bringen unseren Stoffwechsel auf Trab, regen darüber hinaus auch Nerven, Gehirn und Geist an und wirken nachweislich antidepressiv. Das in der Papaya reichlich vorhandene Provitamin A verhütet Krebs, stärkt das Immunsystem und beugt Herzkrankheiten vor.

Von den exotischen Früchten Grapefruit, Papaya, Klementine, Avocado, Orange, Kiwi, Banane und Zitrone enthält die Papaya die meisten Karotinoide: 3,44 Milligramm pro 100 Gramm essbare Frucht. Die Hauptkarotinoide sind Lycopin und ß-Cruptoxanthin. Rotfleischige Papayas enthalten im Vergleich mit gelbfleischigen Früchten nur etwa die Hälfte Karotinoide.

Ingeborg Münzing-Rulf – Autorin des Buches „Kursbuch gesunde Ernährung" – lobt die Papaya besonders. Man sollte sie schon zum Frühstück essen, weil „sie die Verdauung anregt, und Papayas überreich an Provitamin A, Vitamin C, Kalium, Kalzium und an Substanzen, die tonisierend wirken, sind."[10] Die Nährwertangaben der Papaya schwanken bei den verschiedenen Autoren. Hier eine Nährwertanalyse aus einem Buch von Dr. Michal T. Murray, einem Vertreter der „Natürlichen Gesundheitslehre" (siehe auch *Literaturverzeichnis):*

Inhaltsstoffe einer Papaya	**ca. 500 Gramm**	
Vitamine:		
Provitamin A	ca.	2,80 mg
Vitamin C	ca.	420,00 mg
Vitamin B1 (Thiamin)	ca.	0,15 mg
Vitamin B2 (Riboflavin)	ca.	0,20 mg
Vitamin B3 (Niacin)	ca.	1,75 mg
Vitamin B6	ca.	0,15 mg
Vitamin E	ca.	3,50 mg
Vitamin H (Botin)	ca.	0,10 mg
Mineralien:		
Kalium	ca.	1300,0 mg
Kalzium	ca.	120,0 mg
Eisen	ca.	2,0 mg
Magnesium	ca.	200,0 mg
Phosphor	ca.	80,0 mg
Natrium	ca.	14,0 mg
Eiweiß	ca.	2,0 g
Kohlenhydrate	ca.	10,0 g
Fett	ca.	4,0 g

Damit ist die Papaya enorm reich an Antioxidantien wie Karotin oder Provitamin A (mehr als in Karotten), die als Zellschutz gegen freie Radikale wirken – an Vitamin C enthält sie mehr als Kiwis oder Karotten! – und Flavonoiden. Antioxidantien schützen uns vor der Degeneration unserer Zellen und damit verbundenen Krankheiten wie Krebs. Flavonoide regulieren die Durchlässigkeit der Blutkapillaren. Außerdem enthält die Papaya reichlich Mineralien, vor allem Kalium, Magnesium und Kalzium in natürlicher, organischer Form. Mittlerweile ist bewiesen, dass das Kalzium in Obst und Gemüse vom Körper wesentlich besser verwertet wird als in anorganischer Form oder in Milchprodukten. Papayas sind daher besonders Frauen als Osteoporoseprophylaxe zu empfehlen. Der Selengehalt schwankt je 100 Gramm essbarer Fruchtmasse zwischen 0,8 und 2,8 mg.

Der Gesamtzuckergehalt reifer Früchte liegt bei 70-100 Gramm pro Kilogramm Frischgewicht, davon entfallen ca. 50 Prozent auf Saccharose, ca. 30 Prozent auf Glucose und ca. 20 Prozent auf Fructose. Der Säuregehalt von Papaya ist gering, was sie besonders für Magenkranke bekömmlich macht.

Die Bergpapaya, die in Kolumbien und Ecuador beheimatet ist und in Höhenlagen von 2400 bis 2800 Metern gut gedeiht, hat einen relativ niedrigen Zuckergehalt: 0,99 Prozent Glucose, 0,33 Prozent Fructose und 1,01 Prozent Saccharose. Sie weist aber ein einzigartiges, angenehmes, starkes Aroma auf.

Ich möchte hier aufgrund der reichlich vorhandenen Literatur zu diesem Thema nur eine kurze Übersicht über die wichtigsten (in der Papaya vorkommenden) Inhaltsstoffe geben:

Bezeichnung, Eigenschaften, bisher bekannte Bedeutung	Mangelerscheinungen
Vitamin C – wasserlöslich, stärkt das Immunsystem, kräftigt das Bindegewebe, tötet kariesbildende Bakterien, Krebsprophylaxe, lindert Schmerzen bei Hexenschuss, kräftigt die Muskulatur	Zahnfleischbluten, Skorbut, Erkältungen, Übergewicht, Haarausfall, Konzentrationsmangel, Schlafstörung, Krampfadern, Hämorrhoiden, Sehschwäche, verzögerte Wundheilung, Herzschwäche, Depressionen, Blutergüsse
Vitamin A – fettlöslich, dient zum Aufbau des Sehpurpurs, schützt vor Umweltbelastungen (Luftverschmutzung) und Bakterien, Neubildung der Hautzellen, Krebsprophylaxe (Zellschutzvitamin)	Nachtblindheit, Verhornung von Haut und Schleimhäuten, Wachstumsstörungen
Vitamin B1 (Thiamin) – wasserlöslich, stärkt vor allem den Herzmuskel, die Darm- und Skelettmuskulatur	Atemnot, Müdigkeit, Muskelschmerzen, Beriberi
Vitamin B2 (Riboflavin) – wasserlöslich, erhält die Schutzschicht um die Nervenzellen, schützt Linse und Hornhaut des Auges vor Oxidationsschäden	Konzentrationsschwäche, Augen-, Haut-, Darm- und Leberkrankheit, Hautjucken, eingerissene Mundwinkel
Vitamin B3 (Niacin) – Zellneubildung, Reparatur geschädigter Erbinformationen, Funktionstüchtigkeit des Nervensystems und des Magen-Darm-Traktes, erhält Sauerstoffkapazität des Blutes	Schlafstörung, Kopfschmerzen, Verdauungsbeschwerden, Vergesslichkeit, Übelkeit
Vitamin B6 (Pyridoxin) – wasserlöslich, beteiligt beim Eiweiß- und Fettstoffwechsel, bei der Hormonbildung und der Zellteilung, stimuliert körpereigene Abwehr	Mattheit, Infektionsanfälligkeit, Haut- und Nervenkrankheiten, Fehlbildungen bei Kindern

Vitamin E – fettlöslich, entzündungshemmend, auch wirksam bei äußerlicher Anwendung, optimale Wirkung in Verbindung mit Vitamin C	Allergien, frühzeitiges Altern des Gewebes, Müdigkeit, Unfruchtbarkeit, schlechte Wundheilung
Kalium – lebenswichtig für Herzfunktion, Eiweiß- und Kohlenhydratstoffwechsel, Aktivierung verschiedener Enzyme	Herzmuskelschwäche, Appetitlosigkeit, Verstopfung, Übelkeit, Atemnot
Kalzium – für Knochen und Zähne, Blutgerinnung, Erregbarkeit von Nerven und Muskeln	Osteoporose, Knochenbrüche, Rachitis, Krampfanfälle, Nierenschwäche
Magnesium – Knochen- und Zahnaufbau, Funktion von Nerven und Muskeln, senkt Blutfettwerte	Muskelzuckungen, Krämpfe, Erbrechen, Herzjagen, Taubheitsgefühl
Phosphor – reguliert Säure-Basen-Haushalt, wichtig für Zähne und Knochen	Muskelschwäche, Knochenleiden, Wachstumsschwäche
Natrium – Zellfunktion, reguliert Wasser- und Säure-Basen-Haushalt	Antriebsschwäche, Übelkeit, Appetitmangel, niedriger Blutdruck, Muskelkrämpfe
Eisen – wichtig für Sauerstoffversorgung des Blutes	Blut- und Pigmentarmut, Müdigkeit, Rillen in Fingernägeln, brüchiges Haar

Enzyme – Die Zauberstoffe für Lebensfreude, Jungsein, Heilung und Schönheit

Ohne Enzyme ist kein Leben möglich. Enzyme sind lebensnotwendige Wirkstoffe für Pflanzen, Tiere und Menschen. Alle Lebensprozesse sind eine geordnete und integrierte Folge von enzymatischen Reaktionen. Enzyme werden als „Biokatalysatoren“ bezeichnet, das heißt, sie aktivieren und beschleunigen Lebensvorgänge wie Atmung, Zellteilung oder Verdauung. Dabei hat jedes Enzym eine ganz besondere Aufgabe und kann in einer Minute bis zu 36 Millionen Mal tätig werden. Jeder Vorgang, der im Körper von einem Enzym „angefeuert" wird, läuft durchschnittlich eine Million Mal häufiger ab.

Das Wort Enzym kommt aus dem Griechischen: *Zumé* heißt „Hefe". Das erste Enzym wurde 1897 von Eduard Buschner in der Bierhefe entdeckt, und er nannte es *Zymase*. Für diese Entdeckung erhielt er später den Nobelpreis. Mittlerweile sind ungefähr 4000 Enzyme näher erforscht worden, Wissenschaftler gehen aber von etwa 40 000 Enzymen aus, die an allen Lebensprozessen auf der Erde beteiligt sind.

Jedes unerhitzte pflanzliche oder tierische Nahrungsmittel ist voller Enzyme, die für die vollständige Verdauung nötig sind, zum Beispiel für das Aufschließen der Pflanzenfasern. Durch Kochen werden diese Enzyme zerstört, wodurch die Fett- und Eiweißverdauung beeinträchtigt werden. Durch denaturiertes „Fastfood" und Konserven- und Fertignahrung laufen wir Gefahr, unsere körpereigenen Enzymreserven frühzeitig aufzubrauchen.

Dr. Edward Howell macht uns auf die Wichtigkeit eines ausreichenden Enzymvorrates aufmerksam: „Es existiert ein für jedes Wesen festgelegtes Potenzial an Enzymen. Dieses Potenzial vermindert sich im Laufe der Zeit je nach Umgebung und Lebensweise. Ein Mensch, der sich enzymlos ernährt, übt Raubbau an seiner körpereigenen Enzymreserve, die eine ausreichende Absonderung von Bauchspeicheldrüsen- und Verdauungssäften gewährleistet. Daraus resultieren eine Verkürzung des Lebens, Krankheiten, eine geringere Widerstandsfähigkeit gegenüber Stress. Indem man rohe Nahrungsmittel zu sich nimmt, die ihre Enzyme bewahren, können wir krankhafte Zustände bremsen."[11] Dr. Edward Howell weist darauf hin, dass von allen Kreaturen auf diesem Planeten allein der Mensch und die Haustiere sich so ernähren, dass ihnen Enzyme, Vitamine und Mineralien fehlen.

Wilde Tiere kennen kein Übergewicht, keinen Krebs und kaum andere Krankheiten. Er bezeichnet die menschliche Rasse als „halb krank": „Im biologischen Sinn gibt es unter den Menschen, die sich konventionell ernähren, keine vollständig gesunden."[12] Zur Schonung der Bauchspeicheldrüse, die den enzymhaltigen Pankreassaft absondert, empfiehlt er daher besonders die Rohkosternährung: Um genug Enzyme aus der Nahrung zu erhalten, müssen wir sie unerhitzt zu uns nehmen, da Wärme von mehr als 50 Grad Celsius die wertvollen Enzyme zerstört. Unsere weitgehend enzymfreie Nahrung enthält auch nicht mehr die „Bausteine", aus denen der Körper Enzyme herstellen könnte.

Als sogenannte Koenzyme, also Hilfskräfte der Enzyme, dienen Vitamine, Mineralstoffe und Spurenelemente. Auch die Aufnahme einer ausreichend großen Menge von Koenzymen ist durch die Verarmung unserer Böden und unsere moderne Ernährung mit reichlich nährstoffarmem Fastfood, aber wenig Frischkost, in Gefahr. So sind ein Magnesium- und Selen-, aber auch ein Eisen- und Vitamin-C-Mangel heutzutage weit verbreitet. Rauchen, Medikamente, Alkohol, Umweltgifte und Dauerstress sind Vitalstoffräuber und drosseln die Enzymaktivität in unserem Körper.

Im Alter nimmt die körpereigene Enzymproduktion ab: bei der Bauchspeicheldrüse beispielsweise um 60 Prozent. Als Folgen davon stellen sich Verdauungsstörungen und eine Schwächung des Immunsystems ein. Spätestens mit vierzig Jahren leiden die meisten Menschen unter einem Enzymmangel.

Enzyme in der Papaya

Die Papaya enthält – in der unreifen wesentlich mehr als in der reifen Frucht – verschiedene Enzyme: das Eiweiß verdauende Enzym Papain, Chymopapain und Papayalysozym. Die dünnschalige Papaya braucht diese Enzyme in ihrer Reifezeit zur Abwehr von Insekten. „Ohne diese Killerenzyme wäre die Papaya im subtropischen Dschungelkampf nicht überlebensfähig."[13] Die Papaya hält sich Schädlinge nicht mit einer harten Haut wie die Ananas vom Leib, sondern kämpft mit chemischen Waffen von innen heraus. Papayaenzyme sind „Naturdrogen" und dabei völlig unschädlich.

Genforscher haben den zentralen Stellenwert unseres Eiweißstoffwechsels erkannt: Alles, was unsere körperliche und geistige bzw. emotionale Gesundheit beeinflusst, geschieht durch Eiweiß.

Vitamine, Fettsäuren, Spurenelemente und all die anderen Nährstoffe dienen lediglich als Hilfsmittel des Eiweißstoffwechsels. Bei vielen Menschen ist aber gerade dieser lebenswichtige Stoffwechsel gestört: Schon an Magensäure fehlt es vielen, und bei fast allen läuft ab dem 35. Lebensjahr die Produktion der Bauchspeicheldrüse an eiweißspaltenden Enzymen nur noch auf Sparflamme. Die Ursachen dieses Enzymmangels sind Stress, mangelnde Bewegung und vor allem eine falsche Ernährung mit zu viel tierischem Eiweiß, Süßem und zu wenig frischem Obst und Gemüse.

Enzyme sind hitzeempfindlich und werden durch Kochen, Backen und Braten zerstört, sodass wir den Enzymspeicher des Körpers frühzeitig entleeren. Die Folgen davon sind unter anderem eine schlechte Eiweißverwertung. Unverdautes Eiweiß fault im Darm, die Darmflora entartet, Darmgifte gehen ins Blut, Zellen und Drüsen werden nicht mehr mit den notwendigen Nährstoffen versorgt, und unsere Immunkraft wird herabgesetzt (vgl. auch die Kapitel *Darmgesundheit* und *Papaya als Verdauungshilfe).*

Dr. Geesing spricht von einer „Immunopause“ jenseits des 35. Lebensjahres: Wir sollten unseren Enzymspeicher um diese Zeit herum wieder auffüllen, um nicht Opfer von chronischen Krankheiten zu werden und Infektionen gegenüber gewappnet zu sein.

Unter der Überschrift „Heilen mit Papaya“ führen die Autoren Klaus Oberbeil und Dr. med. Christiane Lentz folgende Heilwirkungen der Papaya auf:

- Verbesserung des Eiweißstatus in allen Körperzellen
- Vitalisierung, Stärkung und Aufbau
- Heilung von Eiweißmangelkrankheiten
- Aktivierung der Muskelbildung, Kräftigung von Herz und Kreislauf
- Aktivierung der Hormone, mehr Libido und Lebensfreude
- Stärkung des Immunsystems und der Schleimhäute

Ärzte raten daher auch zu „Papayakuren“. Papaya vitalisiert die Zellen und wirkt auf sie wie der lang ersehnte Regen auf ein ausgetrocknetes Stück Land. Diese Belebung können Sie schon nach wenigen Tagen spüren: Sie brauchen weniger Schlaf, fühlen sich geistig wacher und insgesamt besser gelaunt und fitter – und das schon am frühen Morgen!

Professor Chung-Shih Tang von der Universität Honolulu, Hawaii, stellte fest, dass das breite Anwendungsspektrum der Papaya in der Volksmedizin darauf schließen lasse, dass neben den Enzymen noch weitere bioaktive Stoffe in der Pflanze vorhanden sein müssen. Er sieht einen großen Wissensmangel im Hinblick auf aktive chemische Bestandteile der Papaya. Wie Papaya-Enzyme die Verteidigungsmechanismen unseres Immunsystems gegenüber Krebs und Alterungsprozessen unterstützen sowie Krebszellen zerstören, lesen Sie im Kapitel *Krebs – Ursachen und Auswege.*

Enzyme zur Heilung

Vor zweitausend Jahren heilte man mit dem Auflegen von Feigenbrei, wie Bibelzitate belegen. Schon damals war man sich demnach der Heilkraft von Enzymen, in diesem Fall des Ficins der Feige, bewusst. „Und Jesaja sprach: Bringt ein Pflaster von Feigen! Und da sie das brachte, legte sie es auf die Drüse; und er ward gesund." (2. Buch der Könige, Vers 20) Das Feigenpflaster hat nach Ebstein (1901) auch bei uns eine Rolle gespielt, in einfacherer Form: „Die Feige wird in Milch aufgeweicht und auf entzündete Stellen der Mundschleimhaut aufgelegt."[14]

Nach Hoppfe (1975) enthalten die grünen Früchte des Feigenbaumes (*Ficus Carica L.*), mit der *Carica Papaya* verwandt, einen scharf schmeckenden Milchsaft mit Albumin, Mineralsalzen, dem Ferment Cradin, Enzymen und einer alkaloidähnlichen Verbindung, die wachstumshemmend bei Sarkomen (bösartige Geschwulst des Binde- und Stützgewebes) wirkt. Auch in anderen tropischen Früchten finden sich eiweißspaltende Enzyme, sogenannte „Proteasen": in der Kiwi das Actinidin, in der Ananas das Bromelain, und in der Papaya das noch wirksamere Enzym Papain sowie Chymopapain und Caricain (das letztere wird in Europa bisher nicht medizinisch verwendet).

Der Anteil der Enzyme im Rohpapain beträgt: Chymopapain 30 Gramm, Papain 5 Gramm, Caricain 26 Gramm, Glycylendopeptidase 28 Gramm. Frische Ananas, Kiwi und Papaya helfen daher beim Abnehmen, weil sie den Stoffwechsel anregen, den Abtransport von Schlackenstoffen aus dem Körper forcieren und Eiweiß schneller abbauen. Verbrennung und Verdauung funktionieren dadurch besser. Das wussten schon die Indianer Mittelamerikas (vgl. Kapitel *Die Entdeckung und Verbreitung der Papaya* und *Die Papaya in der Ethnomedizin der Naturvölker)*, die nach schwer verdaulichen Mahlzeiten Papayastücke verzehrten, um die Verdauung zu erleichtern.

Enzympräparate

Um 1900 fanden im Westen erste medizinische Versuche statt, mit Enzymen zu heilen. Am Anfang spritzte man pflanzliche und tierische Enzyme und beschränkte sich dabei bis Mitte des zwanzigsten Jahrhunderts vor allem auf angeborene Enzymdefekte, manchmal aber auch bei Krebstumoren (vgl. Kapitel *Papain in der Enzymtherapie bei Krebs)*. Seit Anfang der sechziger Jahre sind Enzympräparate auch für die Selbstmedikation in Reformhäusern und Apotheken meist rezeptfrei erhältlich. Enzympräparate haben keine Nebenwirkungen, und eine Überdosis ist nicht möglich, da zu viel eingenommene Enzyme mit dem Stuhl ausgeschieden werden.

Die amerikanische Gesundheitsbehörde (FDA) stufte die „Systemische Enzymtherapie" als „GRAS" (= „generally recognized as safe") ein. Sie stellte sie damit hinsichtlich ihrer Sicherheit mit Lebensmitteln gleich.

Wenn man Enzympräparate kauft, sollte man darauf achten, dass sie mit einem Schutzmantel ausgestattet sind, der von der Magensäure nicht zerstört werden kann, damit sie ihre volle Wirkung im Darm entfalten können.

Es gibt Enzympräparate wie *Papayaforce* (von A. Vogel, Firma Bioforce, siehe Internetadressen und Bezugsquellen) oder *Papenz* (internationale Apotheken, Firma Vitaminera in den USA), die ausschließlich Papain enthalten, oder eine Mischung aus pflanzlichen Enzymen wie *Granozym* (Reformhaus). Pflanzliche Enzyme werden hauptsächlich zur Behebung von Verdauungsstörungen eingesetzt. *Vermizym* als Entwurmungsmittel gibt es nicht mehr. Ich empfehle stattdessen getrocknete Papayakerne z. B. vom Versand „Papaya Vera". Papain und Bromelain bauen darüber hinaus Schwellungen ab, helfen bei Verletzungen und chronischen Entzündungen und bauen bei Autoimmunerkrankungen krankhafte Immunkomplexe (Konglomerate von Antigenen und Antikörpern) ab. Sie sind in der Lage, diese riesigen Eiweißmoleküle zu zerkleinern und sie fortzuschaffen.

Viele Enzympräparate enthalten neben Papain und Bromelain aus der Ananas auch Enzyme tierischer Herkunft wie Pankreatin, Trypsin und Chymotrypsin. Beispiele sind *Mulsal* und *Wobenzym*. Tierische Enzyme brechen feste Blutgerinnsel auf und schaffen ihre Einzelteile mit dem Blut fort.

In ihrer Kombination decken diese gemischten Enzympräparate viele Anwendungsgebiete ab und rufen auch bei hoher Dosierung und über einen langen Zeitraum hinweg keine Nebenwirkungen hervor. Die „Systemische Enzymtherapie" regt auf natürliche Weise die Selbstheilungskräfte des Körpers an und stärkt das Immunsystem. Viele Ärzte empfehlen daher kombinierte Enzympräparate auch prophylaktisch zur Abwehrstärkung, zum Auffüllen des Enzymvorrates und zur Vorsorge bei Gefahr von Sportverletzungen oder vor Operationen. Kurmäßig sollte man Enzympräparate zweimal im Jahr für einen Monat einnehmen.

Anwendungsgebiete der **„Systemischen Enzymtherapie"** sind:

- Altersbeschwerden
- Verletzungen (bei Sportlern und sportlich Aktiven auch vorbeugend)
- Gefäßerkrankungen wie Krampfadern und Arteriosklerose
- Krebs
- Thrombosen
- Gefahr einer Fehlgeburt (in Absprache mit dem Gynäkologen)
- Herpes
- Rheuma
- Multiple Sklerose (MS)
- Arthrose
- Verbrennungen
- Magen- und Darmgeschwüre
- Bandscheibeninsuffizienz

- Infektionen
- Embolien
- Verdauungsstörungen
- Eileiterentzündungen
- zahnärztliche Eingriffe (auch vorbeugend)
- Operationen (auch vorbeugend 1-3 Tage vorher einnehmen)
- Mastopathie (Brustbeschwerden)
- Infarkte

Viele weitere Krankheitsbilder und die Präsentation der neuesten Forschungsergebnisse finden sich in dem Buch „Systemische Enzymtherapie. Aktueller Stand und Fortschritte". Die Einnahme von eiweißspaltenden Enzymen wird als „eine der wichtigsten naturheilkundlichen Behandlungsmethoden" bezeichnet, und „Enzymkombinationspräparate zählen heute zu den erfolgreichen und innovativen Arzneimitteln"[15].

Besonders hohes Wirkpotenzial haben fermentierte Papaya-Produkte aus Papayafrüchten, -samen und -blättern. Professor Luc Montaigner, der „HIV-Papst", wies auf die besondere Wirksamkeit fermentierter Papayaprodukte zur Stärkung des Immunsystems und zur Vorbeugung von Alterungsprozessen hin. In Deutschland bekommt man fermentierte Papayaprodukte wie *Papaya 35 Multiply Plus* zurzeit von den Firmen „Papaya Vera" und Rüdiger O. Schlegel. Zahlreiche wissenschaftliche Studien und natürlich auch Erfahrungsberichte belegen die besondere Effektivität dieser Produkte.

Im Zusammenhang mit Antibiotika sollten Enzympräparate nicht eigenmächtig eingenommen werden, weil sie deren Wirkung verstärken. Bei Beschwerden sollten Sie auf jeden Fall zum Arzt oder Heilpraktiker gehen! Ich habe auf Wanderungen und Reisen immer eine papainhaltige Salbe *Lucas^(R) Papaya Ointment*, eine Papayasalbe vom „Australien Shop Frankfurt" dabei, um für etwaige Verletzungen auch bei meinen Kindern besser gewappnet zu sein und den Heilungsprozess beschleunigen zu können. Die Enzymsalbe desinfiziert, und ich habe sie erfolgreich bei trockenen Hautstellen meiner Tochter und Hautveränderungen aufgrund von Nahrungsmittelallergien angewandt. Sie soll auch bei Herpes und Hautentzündungen gut wirken.

Enzyme haben den großen Vorteil, dass sie nicht wie viele Rheuma- und Krebsmittel das Immunsystem unterdrücken, – „immunsuppressiv“ gennant – sondern unsere Abwehr stärken. Sie lösen krankmachende Immunkomplexe auf, bauen tote Zellen und Wasseransammlungen schneller ab und verbessern die Nährstoffversorgung der Zellen. Außerdem lassen Schmerzen nach: das Schmerzempfinden wird aber nicht unterdrückt, sondern die Schmerzursache aufgelöst. Erfolge mit der „Systemischen Enzymtherapie“ bei Krebs- und Aidspatienten geben zu Hoffnungen Anlass (vgl. Kapitel *Papain in der Enzymtherapie bei Krebs).* Enzyme können die Zeitspanne zwischen Infektion und dem Ausbruch von Aids verlängern, die Krankheitssymptome mildern und die Lebensqualität Betroffener entscheidend verbessern. Bei Krebspatienten wurde die Milderung der Nebenwirkungen von schulmedizinischen Behandlungsformen, die Stärkung der geschwächten Abwehrkräfte, die Verhinderung der befürchteten Metastasenbildung und die Aktivierung eines krebszerstörenden Abwehrmoleküls, des Tumor-Nekrose-Faktors TNF, beobachtet.

Max Wolf, der Begründer der „Systemischen Enzymtherapie“, sagt: „Das frühzeitige Altern mit all seinen Folgen ist im Wesentlichen auf einen Mangel an Enzymen zurückzuführen.“[16] Vom genetischen Programm her sollten wir mindestens 120 Jahre alt werden können, wir schaffen aber nur durchschnittlich etwa 80 (Frauen) bzw. 78 (Männer) Jahre. Gerade im Alter sollten wir daher viel Rohkost essen, die reichlich Enzyme und Koenzyme enthält, uns neben einer gesunden Ernährung ausreichend bewegen und für eine ausgeglichene, stabile Psyche sorgen.

Nur von Leben kommt Leben. Es hat keinen Zweck, Denaturiertes, Zerkochtes zu essen und nach dem Essen zum Ausgleich ein paar Enzympillen zu schlucken. Die legendäre Langlebigkeit noch natürlich lebender Völker wie der Hunzas ist vor allem auf den hohen Anteil enzymreicher Rohkost zurückzuführen. Helmut Wandmaker drückt sich so aus: „Wir benötigen unveränderte Naturkost mit ihrer magnetischen, elektrischen, lebendigen Wirkung, die ihre Zündkerzen, die Enzyme, lebendig mit sich trägt! Das ist das ganze Naturgesetz für Mensch und Tier!“[17]

In den USA ist eine „Enzymwelle“ angerollt, und auch bei uns kann man in Apotheken und Reformhäusern, demnächst sicherlich auch in Drogerien, zahlreiche Enzympräparate kaufen. Mittel mit den Enzymen tropischer Früchte wie Papaya und Ananas stehen auch als Schlankheitsmittel hoch im Kurs.

Es ist gut, nach einer schwer verdaulichen Mahlzeit Enzyme zu nehmen. Noch besser wäre es allerdings, den Verzehr von Fleisch und Käse einzuschränken und statt dessen mehr enzymreiche Rohkost zu essen. Für Menschen mit einer Verdauungsschwäche, und somit für viele Ältere, sind Enzyme eine große Hilfe. Wir sollten uns aber hüten, zu „Pillenschluckern“ zu werden. Helmut Wandmaker weist auf die psychologischen Gefahren des Enzymmittelkonsums wie immer deutlich und drastisch hin: „Du nimmst diese Pillen, damit du dich selbst ‚betrügen‘ kannst. Viele ‚Autoritäten‘ aus dem Ernährungssektor und mancher Arzt empfehlen diese Präparate! Sie wissen, dass ihr Patient ‚schuldig‘ ist, jedoch wissen sie auch um diese Schlupflöcher des Selbstbetruges.“ Und schmeckt nicht eine frische Papaya oder Ananas oder ein Salat mit Sprossen und Keimen zehnmal besser als Dragees aus der Dose?

Papayasäfte – Ein Gesundheitscocktail

„Die Kraft deines Körpers liegt in den Säften der Pflanzen.“

(Shin-Nong, chinesischer Kaiser, Verfasser des ältesten Heilpflanzenbuches der Welt, ca. 3700 Jahre v. Chr.)

Ernährungswissenschaftler und Ärzte empfehlen uns, mehr frisches Obst, mehr Salate und Gemüse zu essen. Entsaften ist eine der einfachsten Methoden, um dieses Ziel zu erreichen. Denn Säfte haben den großen Vorteil, dass sie uns pflanzliche, leicht verwertbare Nährstoffe in „geballter“ Form liefern. Frische Frucht- und Gemüsesäfte versorgen uns mit wertvollen Vitaminen, reinem

Wasser, Enzymen, Mineralstoffen, Spurenelementen und weiteren, zum Teil noch unentdeckten Wirkstoffen. Weniger als zehn Prozent der Amerikaner und Europäer befolgen den Rat der Experten, mindestens zwei Portionen Obst und drei Portionen Gemüse am Tag zu essen. Mehr als vierzig Prozent essen kein Obst und trinken keinen Obstsaft, und fast die Hälfte isst keinerlei Gartengemüse am Tag. Angesichts von sechs Millionen Krebstoten jährlich und einer wahrscheinlichen Verdoppelung der Zahl der Krebskranken innerhalb der nächsten 25 Jahre fordert die Weltgesundheitsorganisation in ihrem Bericht 1997 eine Kehrtwendung zu einem neuen, gesünderen Lebensstil. Allein bis zum Jahre 2005 sollen sich in der EU die Zahl der Lungenkrebsfälle bei Frauen um ein Drittel erhöhen, und im gleichen Zeitraum die Prostatakrebsrate bei Männern um 40 Prozent.

Man hat festgestellt, dass Menschen, die zu mindestens sechzig Prozent pflanzliche Frischkost in Form von Obst, Samen, Gemüse und frischen Säften zu sich nehmen, länger leben und eher frei von degenerativen Erkrankungen sind. Säfte werden innerhalb von Minuten verdaut. Wir fühlen uns im Gegensatz zum Verzehr von gekochten oder gebratenen Speisen nach der Mahlzeit nicht müde und „abgeschlafft“, sondern frisch, gesund, vital und dynamisch!

Ohne Einbeziehung von frischen Säften ist es schwierig, die Nährstoffe zu bekommen, die wir brauchen, um chronischen Erkrankungen wie Krebs, Herzkrankheiten, Diabetes und Schlaganfall wirksam vorzubeugen. Zur Krebsprophylaxe wird zum Beispiel empfohlen, so viel Provitamin A oder Karotine zu sich zu nehmen, wie in zweieinhalb Pfund Karotten oder Papayas enthalten sind. Das sind etwa sechs große Karotten oder zweieinhalb Papaya. Ist es da nicht einfacher, einen halben Liter Karotten- oder Papayasaft zu trinken? Vielleicht sind Frischsäfte eine Alternative zu den zunehmend angebotenen, teuren Nahrungsergänzungsmitteln.

Dr. Norman W. Walker, der ohne „Alterskrankheiten“ 116 Jahre alt wurde und bis zuletzt geistig und körperlich rege blieb, weist in seinem Buch „Frische Frucht- und Gemüsesäfte“ darauf hin, dass es sich bei frisch gepressten Säften nicht um ein konzentriertes Lebensmittel handelt: „Säfte sind flüssige Lebensmittel, die reines, organisches Wasser bester Qualität enthalten, ohne dehydriert zu sein, deren Wassergehalt also nicht reduziert worden ist."[18] Da Säfte voller Vitamine und Enzyme sind und vom menschlichen Körper leicht und schnell aufgenommen werden, erneuern sie den ganzen Körper mit überraschend schneller Wirkung.

Das Entsaften erleichtert uns den Verdauungsprozess und lässt uns die Nahrung rascher, in Minuten, absorbieren: Wir haben schneller mehr Energie! Säfte eignen sich aus diesem Grund auch vor allem für Kranke, kleine Kinder und ältere Menschen und solche, die wegen einer Schwächung oder Schädigung ihrer Verdauungsorgane Rohkost normalerweise nicht mehr gut vertragen können. Außerdem werden sie beim sogenannten „Saftfasten" zur Entschlackung, Darmreinigung und Regeneration unserer Entgiftungsorgane eingesetzt.

Beim Saftfasten sollte man nur frische Obst- und Gemüsesäfte trinken, am besten aus biologisch angebauten Produkten. Besonders Papayasaft fördert die Ausscheidung, entschlackt und reinigt den Darm. Neben frisch gepressten Säften sollte man nur Wasser trinken, und man wird sich wohl und energiegeladen fühlen. Viele Tipps zum Saftfasten finden sich im Buch von Dr. rer. nat. Hermann Gerhard und Dr. Troph. Jürgen Weilhofen: „Saftfasten, vital und fit mit Obst-, Gemüse- und Kräutersäften".

Die Autoren nennen einige „Geschenke des Saftfastens":

- Entschlackung und Blutreinigung
- Darmsanierung
- Anregung von Ausscheidungsorganen wie Leber und Niere
- Entlastung von Herz und Kreislauf
- Aktivierung der Selbstheilungskräfte
- Abbau von Übergewicht
- mehr Selbstbewusstsein und Schönheit
- Abbau von Risikofaktoren wie Bluthochdruck, hoher Blutzucker- und Cholesterinspiegel
- Gesundheitsprophylaxe
- Verjüngung der Körperzellen
- Vorbeugung von frühzeitigem Altern
- Revitalisierung
- Erweiterung des Erfahrungshorizontes

Wer bisher schlechte Erfahrungen mit Fasten bei „Nulldiät" gemacht hat, weil durch die Überschwemmung des Körpers mit Ketonkörpern im Zuge des Fettabbaus eine Übersäuerung mit Fastenkrisen auftrat, hat wahrscheinlich beim Saftfasten keine Probleme, da die Kohlenhydrate im Saft die Ketonkörper weiter aufspalten und es dadurch zu keiner „Stoffwechselfalle" kommt. Wir haben mehr Energie beim Saftfasten, weil in frischem Obst und Gemüse reichlich Vitamine, Mineralstoffe und Spurenelemente vorhanden sind.

Als idealen Entsafter, der zerreibt und zugleich presst und alle Wirkstoffe optimal erhält, empfiehlt Walker den robusten und langlebigen „Champion Juicer" (siehe Internetadressen und Bezugsquellen). „Es hat sich gezeigt, dass dieses Gerät die Vitamine, Mineralien und anderen Wirkstoffe aus Gemüse und Früchten extrahiert und die Enzyme vollständiger erhalten bleiben als bei jeder anderen Methode."[19] Auch ich habe mit dem Champion-Entsafter die besten Erfahrungen gemacht. Er ist zum Beispiel kinderleicht zu bedienen und zu reinigen. Ein Mixer ist zum Entsaften nicht geeignet, da er sämtliche schwer verdaulichen Faserstoffe, die oft von Rückständen gesättigt sind, verquirlt.

Frucht- und Gemüsesäfte enthalten vor allem wasserlösliche Faserstoffe, die den Cholesterinspiegel senken. Säfte aus Flaschen erfüllen nur noch zu einem geringen Teil die gesundheitlichen Erwartungen, die an sie gestellt werden. Frisch gepresste Säfte enthalten Enzyme, die beim Pasteurisieren verloren gehen. Auch ein Großteil der Vitamine und Mineralien und weiterer, noch nicht genau erforschter Wirkstoffe, geht durch das Haltbarmachen verloren. Man hat festgestellt, dass der frisch gepresste Apfelsaft Enzyme enthält, die antivirale Eigenschaften haben und die Vermehrung von Viren hemmen, wohingegen der Saft aus dem Supermarkt diese Eigenschaften nicht mehr besitzt.

Walther Schoenenberger, der Begründer der „Frischpflanzentherapie" als Heilsystem, weist in seinem Buch „Gesund durch natürliche Säfte" darauf hin, dass die frische Pflanze eine einmalige harmonische „Spezialität", eine biologische Einheit darstellt und viel positiver als eine getrocknete Droge oder ein chemisches Produkt wirkt. Die Zellsäfte der frischen, ganzen Pflanze können nicht nur ein Symptom bekämpfen, sondern die Gesamtfunktion des menschlichen Körpers in natürliche und damit gesunde Bahnen lenken. Die Investition in einen guten Entsafter ist also eine Investition in Ihre Gesundheit!

In den USA haben besonders Dr. Norman W. Walker und Jay Kordich ein wahres „Säftefieber" ausgelöst. Kordich ist davon überzeugt, dass er seinen Krebs durch eine Diät aus 13 Gläsern Karotten-Apfel-Saft am Tag besiegte. Nach seiner Heilung beschloss er, die Menschen über die Kraft der Säfte zu informieren. Er entwickelte einen preiswerten Entsafter, „Trillium Juiceman", und ist nach vierzig Jahren immer noch von den Vorzügen der frisch gepressten Säfte überzeugt.

Norman Walker berichtet über einen ähnlichen Heilungserfolg durch das Trinken roher Säfte. Auch er überstand mit Hilfe von frischem Karottensaft eine schwere Krankheit und befand sich hinterher und noch in hohem Alter in einer besseren Verfassung als mit dreißig Jahren. Sein Arzt bezeichnete seine Acht-Wochen-Heilung als „phänomenal". Walker hielt sich fortan an eine gesunde Kost aus rohen Salaten, Gemüsen und Früchten mit reichlichen Mengen roher Säfte, wann immer es möglich war. Er weist besonders auf die verjüngenden Effekte einer gesunden Ernährung hin. Die Papaya zur Reinigung des Darmes und zur Regeneration unseres gesamten Drüsensystems nimmt für ihn dabei eine Schlüsselstellung ein. Hier seine Definition von „Jungsein", die mich tief berührt hat: „Jungsein bedeutet, über alle oder die meisten der folgenden Merkmale zu verfügen: Jugendlichkeit, Gesundheit, Energie, Vitalität und ein ständiges Lachen auf den Lippen und in den Augen. Es bedeutet, freundlich, herzlich und höflich gegenüber jedermann zu sein, ohne Ansehen des Glaubens, der Hautfarbe oder der sozialen Stellung. Es bedeutet, ständig aktiv zu sein, viele Eisen im Feuer zu haben, damit es keinen Augenblick gibt, den man als Last empfindet. (…) Um jünger zu werden, brauchen wir Vitalität. Vitalität (…) beruht auf einem tiefen Gefühl von Ruhe, Gelassenheit, Bewusstsein und Stärke, dem Gefühl ganz obenauf zu sein, dem Gefühl, dass das Leben vom ersten bis zum letzten Augenblick wert ist, gelebt zu werden. Ist ihnen klar, dass Vitalität eine der mächtigsten Anziehungskräfte ist, dass sie in anderen Menschen die besten Eigenschaften wachruft und sie veranlasst, das Beste in uns zu schätzen und zu fördern?"[20]

Walker lobt diesbezüglich ganz besonders den therapeutischen Wert des Saftes der Papaya. Das Papain, das in der Frucht enthalten ist, hat ihm zufolge die gleiche Wirkung wie das Pepsin in unserem Verdauungsprozess. Heute ist erwiesen, dass das Papain, das vor allem in der noch nicht reifen Papaya aktiv ist, die Fibrinbildung und damit Wundheilung fördert. Walker berichtet begeistert von einer Verletzung, die, mit dem zerdrückten Brei einer grünen Papaya (einschließlich Haut) als Umschlag belegt, am nächsten Tag kaum mehr sichtbar war. Nach einer ernstlichen Quetschung in einer Maschine konnte er durch diese Behandlung nach zwei Tagen seinen Finger wieder gebrauchen. „Als Saft sind sowohl die grüne als auch die reife Papaya unübertroffen bei den meisten körperlichen Beschwerden. Mit dieser Frucht hat uns die Natur wahrhaftig das beste Mittel zur Ersten Hilfe sowohl bei inneren als auch bei äußeren Erkrankungen gegeben."[21]

Natürlich will ich hier nicht den Eindruck erwecken, Papayasaft sei das Allheilmittel für alle Gebrechen. Wichtig ist eine gesunde, ausgewogene Lebensweise, zu der neben gesunder Ernährung und regelmäßiger Bewegung auch eine richtige, positive Lebenseinstellung gehört. Walker hat die negative Wirkung des „Giftes" Adrenalin auf unsere Körperfunktionen aufgezeigt. „Wir können die beste Nahrung der Welt essen (oder trinken, d. Verf.), aber sie wird den Verfall unseres Körpers nicht verhindern, wenn wir ständig Ärger, Furcht, Sorge, Frustrationen und negative Gemütszustände haben."[22]

Sowohl Murray als auch Walker haben in ihren Saftbüchern einen A-Z-Teil mit Empfehlungen, welchen Saft man bei welchen Beschwerden nehmen sollte. Von „Aids" bis „Verdauungsstörungen" (Murray) bzw. „Akne" bis „Zystitis" (Walker) finden sich Rezepte. Die Autoren weisen allerdings darauf hin, dass die Behandlung von Krankheiten in die Hände eines Arztes oder Heilpraktikers gehört und Säfte Medikamente nicht ersetzen können. Wer nur frische Säfte trinkt und sich ansonsten nicht um seine Ernährung kümmert, wird dauerhaft keinen Erfolg haben. Säfte haben ihren – wichtigen – Platz im Rahmen eines umfassenden und ganzheitlichen Gesundheitsprogramms und sollten in Schulen, Kindergärten, Krankenhäusern, Hotels, Restaurants und Seniorenheimen ihren festen Platz bekommen.

Wirkung von Papayasaft auf unser endokrines Drüsensystem

Ohne eine normale Funktion unserer Drüsen sind Gesundheit und hohes Alter nicht möglich. Die Drüsen beeinflussen über die Ausschüttung von Hormonen auch unser Gefühlsleben. Die folgenden Angaben entstammen dem Schaubild von Dr. N. Walker, „Endokrine Drüsen" (erhältlich beim Waldthausen Verlag, siehe Internetadressen und Bezugsquellen).

1. Brustdrüsen

Die Brustdrüsen steuern den Kohlenstoffwechsel, Gelbkörper und Schilddrüse, Nebenschilddrüse und Nebennieren, Menstruation.
Sie regen die Gebärmutter und Nebenschilddrüsen an. Walker empfiehlt den Saft reifer Papayas.
Bei einer Funktionsstörung kommt es zu überstarker Menstruation; die Funktion der Geschlechtsdrüsen wird beeinträchtigt.

2. Gelbkörper (Menstruations- und Schwangerschaftsdrüse)

Die Gelbkörper steuern Menstruation und Schwangerschaft. Walker empfiehlt den Saft reifer und grüner Papayas.
Bei einer Funktionsstörung kann es zu Fehlgeburten und Menstruationsstörungen kommen.

3. Eierstöcke

Die Eierstöcke steuern menstruelle Funktionen, Eizellenbildung und Milchsekretion.
Sie regen die Nebennieren, Zirbeldrüse, Hypophyse, Thymus- und Schilddrüse an. Walker empfiehlt Papayasaft.
Bei einer Funktionsstörung kann es zur Bildung von Zysten und Tumoren kommen.

4. Leber

Die Leber steuert die Oxidation (Anlagerung von Sauerstoff), Oxigenation (Sauerstoffübertragung) und Giftausscheidung.
Sie regt die Lymphdrüsen, Bauchspeicheldrüse und Milz an. Walker empfiehlt den Saft der reifen und grünen Papaya.
Bei einer Funktionsstörung kann es zu Azidose (Übersäuerung) kommen, einer Erhöhung des Blutdruckes und einer Irritation der peripheren Nervenenden.
Auch A. Vogel, der bekannte Schweizer Naturarzt, weist in seinen Büchern immer wieder auf die Heilkraft und gute Verträglichkeit der Papaya für Leberkranke hin (z. B. in seinem Buch „Der kleine Doktor“ und „Die Leber als Regulator der Gesundheit“).

5. Zirbeldrüse

Die Zirbeldrüse steuert die Entwicklung der Geschlechtshormone und der Geschlechtsorgane sowie die intellektuelle und geistige Entwicklung.
Sie regt die Geschlechtsorgane an. Walker empfiehlt den Saft reifer Papayas.
Bei Funktionsstörungen kann es zu Klein- oder Riesenwuchs kommen.

6. Follikel

(Eibläschen: eizelltragender Teil der Eierstöcke).
Die Follikel steuern die Weiblichkeit, den Haarwuchs und machen uns optimistisch.
Sie regen die Nebennieren, den Hypophysenvorderlappen, die Gelbkörper, die Brustdrüsen, das Nervensystem und die Leber an. Walker empfiehlt Papayasaft.
Bei Funktionsstörungen kommt es zu Pessimismus oder geistiger Unausgeglichenheit.

7. Lymphdrüsen

Die Lymphdrüsen steuern den Schwefel-Stoffwechsel.
Sie regen die Milz an. Walker empfiehlt reifen Papayasaft.
Bei einer Funktionsstörung kann es zu Eiterbildung und Toxämie (Giftbelastung) kommen.

8. Milz

Die Milz steuert den Schwefelstoffwechsel, filtert Abfälle aus dem Blut und revitalisiert Zellen und Gewebe.
Sie regt die Lymphdrüsen an. Walker empfiehlt Papayasaft.
Bei einer Funktionsstörung kommt es zu hohem Blutdruck und frühzeitiger Alterung.

9. Nebennieren

Die Nebennieren steuern die Nebennierenrinde und damit den aufbauenden Kalziumstoffwechsel. Sie regeln den Mineralhaushalt und beeinflussen den Blutzuckergehalt und die Immunreaktion. Außerdem steuern sie die Geschlechtsfunktionen, die Menstruation und die Vitamin-C-Ausscheidung.
Sie regen Muskeln, Nervensystem, Zellaufbau und -regeneration an. Walker empfiehlt den Saft der grünen und reifen Papaya.
Bei einer Funktionsstörung kann es zu Krämpfen, Darmstörungen („Reizdarm"), niedrigem Blutdruck und Tumoren kommen.

Abschließend noch ein Zitat von Walker zum Thema „Drüsenpflege" durch richtige Ernährung auf allen Ebenen: „Man kann nicht nachdrücklich genug darauf hinweisen, wie wichtig es ist, in jeder Hinsicht gut für den Körper zu sorgen, körperlich, seelisch und geistig. Eine Vernachlässigung in irgendeiner Hinsicht führt letztlich zur Katastrophe. Die endokrinen Drüsen wurden uns gegeben, damit unser Leben reicher werde und damit wir eine strahlende Gesundheit erlangen und bewahren können."[23]

Saftrezepte

Reiner Papayasaft schmeckt köstlich. Hier zur Variation einige Mixrezepte aus dem Buch von Murray, „Das neue Saftbuch". Ich habe sie selbst ausprobiert; Ihrer eigenen Fantasie sind aber keine Grenzen gesetzt! Durch die Kombination mit anderen Früchten macht man sich auch die wertvollen Inhaltsstoffe dieser Obstsorten zunutze, und der Genuss bleibt abwechslungsreich.

1. **Papaya-Birne**: Eine halbe Papaya, entkernt und in Scheiben geschnitten, mit zwei Birnen, in Scheiben geschnitten.

2. **Papaya-Ananas**: Eine halbe Papaya, entkernt, in Scheiben geschnitten, mit einer halben Ananas mit Schale, in Scheiben geschnitten.

3. **Apfel-Papaya:** Zwei Äpfel, in Stücke geschnitten, mit einer halben Papaya, entkernt und in Streifen geschnitten.

4. **Orange-Papaya:** Zwei Orangen, geschält, mit einer halben Papaya, entkernt, in Scheiben geschnitten. Hübsch sieht es aus, wenn man eine Blutorange nimmt.
   Man kann den Saft in einem Sektglas mit Strohhalm und einer Scheibe Orange mit Zitronenmelisse servieren.

5. **Grapefruit-Papaya:** Eine Grapefruit, geschält, mit einer halben Papaya, entkernt, in Scheiben geschnitten.

6. **Kalium-Bowle**: Eine großartige und köstliche Möglichkeit, den Tag zu beginnen, mit reichlich Vitamin C, B6 und Kalium!
   Ein Pfirsich, entkernt, in Scheiben geschnitten. Zwei Orangen, geschält. Eine halbe Papaya, entkernt, in Scheiben geschnitten. Eine geschälte Banane.
   Erst entsaftet man den Pfirsich, dann eine Orange, dann die Papaya und zuletzt die zweite Orange. Den Saft gießt man in einen Mixer, steckt die Banane hinein und verflüssigt den Inhalt.

7. **Enzymcocktail**: Auch dieses Superfrühstück ist ein großartiger Tagesbeginn und schmeckt auch ohne Banane köstlich. Es enthält viel Vitamin A, C, E und Thiamin (B1) sowie Vitamin B6 und Kalium.
   Eine halbe Mango, entkernt. Zwei Orangen, geschält. Eine halbe Papaya entkernt, in Scheiben geschnitten. Eine halbe Ananas mit Schale, in Scheiben geschnitten. Eine Banane, geschält.
   Entsaften Sie zuerst die Mango, dann eine Orange, dann die Papaya, die zweite Orange und schließlich die Ananas. Mixen Sie den Saft mit der Banane, bis er flüssig ist.

8. **Affenshake**: Noch ein weiteres hervorragendes Frühstücksgetränk. Obwohl es kalorienarm ist (enthält nur 226 kcal), sättigt es und ist wegen seiner Süße auch für „Naschkatzen“ ideal. Der

Affenshake enthält wieder neben weiteren Vitaminen und Mineralstoffen besonders viel Vitamin A, C, B6 und Kalium.
Eine halbe Papaya, geschält, entkernt und in Scheiben geschnitten. Eine oder zwei Orangen, geschält. Eine Banane, geschält. Einige Orangenschalen.
Zuerst entsaftet man die Papaya, dann die Orangen. Dann gießt man den Saft in einen Mixer, gibt die Banane hinzu und verflüssigt das Ganze. Diesen dicken Saft gibt man in ein Glas und garniert ihn mit Orangenschalen.
Mein Tipp: Wer es noch süßer haben möchte, fügt mit der Banane einige Datteln oder Rosinen hinzu.

Papaya, ein Jungbrunnen

„Die Papaya ist die Frucht des langen Lebens."

(Alte chinesische Weisheit)

„Die Papaya ist der Baum der ewigen Jugend."

(Vasco da Gama)

In Papayas sind unter anderem sehr viele Karotine enthalten. „Menschen, deren Zellwände mit Karotinen vollgestopft sind, bleiben viel länger jung als Menschen mit dürftigen Karotinkonzentrationen im Zellgewebe."[24] Mit der „Erfindung" der Karotine gelang es der Pflanzenwelt, eine perfekte Abwehrwaffe gegen die zerstörerischen freien Radikale zu entwickeln und sich erfolgreich gegen Verbrennung durch Sonnenlicht oder feindliche Mikroorganismen und aggressive Substanzen wie Pilze, Parasiten, Bakterien, Viren usw. zu wehren. Mit dem Verzehr von Papayas und anderem orangefarbigen Obst und Gemüse wie Aprikosen, Mangos, Kürbis und Karotten schützen wir unsere Zellen vor Schäden durch Oxidation, die zu vorzeitigem Altern, Krebs, Herzkrankheiten, grauem Star und zu Bewusstseinsstörungen führen.

Der Stoffwechselexperte Dr. S. A. Mahmud hat herausgefunden, dass die Hunzas in Pakistan deshalb so auffallend lange leben, weil sie besonders viele Aprikosen essen, die eine verjüngende Kraft haben und die Leber stärken. Das Gleiche trifft für die Papaya zu.

Papaya und anderes karotinhaltiges Obst und Gemüse macht uns nicht nur jung und gesund, sondern auch schön. Für Schönheitsbewusste also ein absolutes Muss: täglich orangefarbenes und dunkelgrünes Gemüse, Salat und Obst auf den Tisch! Ein bis zwei Papayas wären ideal.

Papaya hilft, Eiweiß schneller und gründlicher zu verdauen. Die Körperzellen erhalten gleichzeitig über das Blut wertvolles Eiweiß. „Der heutige Mensch wird älter, nicht weil er gesünder geworden ist, sondern weil er langsamer stirbt.“[25] Biologisch sind wir auf 120 bis 140 Jahre programmiert. Zur Vorbereitung auf ein gesundes Alter gehört auf jeden Fall eine enzymreiche Ernährung, um unseren Enzymvorrat wieder aufzufüllen. Enzyme werden im Alter vom Organismus weniger produziert und in schlechterer Qualität. Empfehlenswert sind also enzymreiche tropische Früchte wie Papaya und andere enzymhaltige Nahrungsmittel wie Keime, Algen, Wildkräuter, Grünsäfte und auch Knoblauch.

Wer nicht sicher ist, ob seine Ernährung die notwendigen Enzyme enthält, sollte regelmäßig vorbeugende Kuren mit enzymhaltigen Geriatrika (zum Beispiel mit den Enzymdragees „Wiedemann“, rezeptfrei in der Apotheke) durchführen: zweimal jährlich für sechs bis acht Wochen. Bei Bedarf können diese Mittel ohne Gefahr auch dauernd eingenommen werden und führen allgemein zu besserer Gesundheit und Leistungsfähigkeit.

Der Papaya wird eine verjüngende Wirkung zugeschrieben. Dr. B. Lytton Benard, der in Guadalajara (Mexiko) ein Gesundheitszentrum hat, sagt, dass die Reinigungswirkung der Papaya nicht nur auf den Verdauungskanal beschränkt ist, sondern sämtliches Gewebe erreicht: „In der Papaya liegt der Schlüssel zur Körperverjüngung und Lebensverlängerung im Vollbesitz unserer Kräfte.“ Auch Dr. Norman W. Walker sagt, dass Papayas eine verjüngende Wirkung auf alle unsere Organe ausüben, indem sie harmonisie-

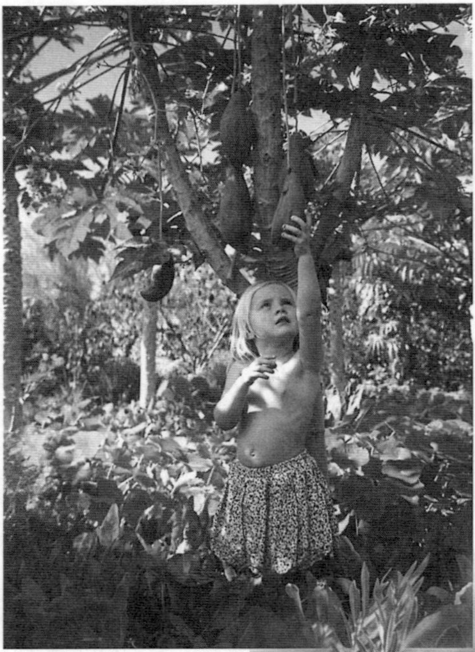

Freya, Tochter der Autorin, 3 Jahre, unter einem männlichen Papayabaum auf La Palma

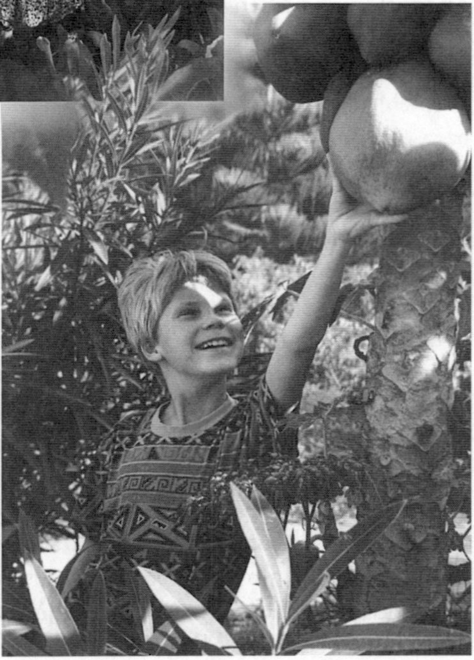

Michael, Sohn der Autoren, 9 Jahre, mit Früchten an einem weiblichen Papayabaum

rend und stimulierend auf unsere Drüsen wirken (vgl. Kapitel *Papayasäfte – Ein Gesundheitscocktail).*

Halima Neumann geht davon aus, dass das unter Papaineinwirkung gebildete Körpereiweiß Arginin die vermehrte Ausschüttung des Wachstumshormons HGH durch die Hirnanhangsdrüse bewirkt. Dieses Hormon ist wichtig für die Zellerneuerung und die Regeneration von Muskeln, Haut, Knorpeln und der Leber. Auch Walker spricht von dem wertvollen Arginin: „Es trägt dazu bei, die Degeneration der Körperzellen unter Kontrolle zu halten und schützt die Gewebe vor der Bildung von Geschwüren und Krebs.“[26] Halima Neumann bietet Papaya-Verjüngungskuren auf La Palma an, siehe das Kapitel dazu.

Zur Verlängerung der Lebensspanne rät der Autor Cichoke (siehe Literaturverzeichnis):

- Nehmen Sie Enzyme und Antioxidantien wie Vitamin A, E, C und Selen zu sich
- Ernähren Sie sich vollwertig
- Bewegen Sie sich mehr
- Behalten Sie Ihr Normalgewicht
- Vermeiden Sie Genuss- und Umweltgifte

Zahlreiche neuere wissenschaftliche Studien belegen die Wirkung von Papaya-Extrakten zur Ankurbelung der Produktion von Antioxidantien, die Freie Radikale vernichten. Freie Radikale führen über ihre Reaktionsfreudigkeit zum oxidativen Stress auf den Organismus und damit zu Alterungserscheinungen und degenerativen Erkrankungen wie Rheuma, Diabetes II und Krebs. Besonders wirksam in diesem Zusammenhang zur Verjüngung sind die Enzyme der grünen Papaya und der Papayakerne in fermentierter Form, wie Sie zum Beispiel als *Papaya 35* oder *Papaya 35 Multiply Plus* von mehreren Firmen angeboten werden. 2010 wurde eine Studie veröffentlicht, wonach auch Tee aus Papayablättern Anti-Krebs-Potenzial aufweist. Professor Nam Dang von der University of Florida veröffentlichte am 17. Februar im „Journal of Ethnopharmacology“ seine Forschungsergebnisse, wonach durch den Tee Tumore erfolgreich direkt bekämpft werden, indem er zum Zelltod der Krebszellen führt, wobei Signal-Moleküle, sogenannte Th1-Typ-Zytokine, vermehrt gebildet werden.

Ein Papaya-Fan: der HIV-Papst Luc Montagnier

Wer über Papaya forscht und schreibt, kommt seit einigen Jahren nicht mehr an dem Namen Luc Montagnier vorbei. Bekannt geworden ist Montagnier als Entdecker des HIV-Virus, und er steht noch heute einer Organisation zur Erforschung und Prävention von Aids als Präsident vor – der „World Foundation for AIDS Research & Prevention", der UNESCO-Stiftung zur Bekämpfung von Aids. Er ist Onkologe, Virologe, berühmtester Wissenschaftler Frankreichs, und der mittlerweile 79jährige (Stand 2011) bekam im Oktober 2008 zusammen mit Francoise Barré-Sinoussi den Nobelpreis für Physiologie oder Medizin für die Entdeckung des HIV-Virus im Jahr 1982. Und er sagt: „Was ich jetzt erforsche, ist wichtiger als die gesamte Aids-Entdeckung."

Bei der Suche nach einer Aids-Therapie stieß der Forscher zufällig auf Papaya. Sein Labor fand heraus, dass viele Zellen nicht direkt durch die Infektion mit dem Aids-Virus sterben, sondern auch nicht infizierte Zellen indirekt durch sogenannte Freie Radikale. Montagnier: „Der oxidative Stress geht der Infektion voraus." Seit einigen Jahren hat Montagnier sich intensiv mit der Heilkraft der Papaya beschäftigt, und zwar ganz speziell mit einem Produkt aus fermentierter Papaya, FPP oder *fermented papaya preparation* genannt. Montagnier zufolge besitzt dieses Produkt einzigartige Fähigkeiten, oxidativen Stress zu bekämpfen und das Immunsystem zu aktivieren. Montagnier: „Der Vorteil dieses Pflanzenprodukts ist seine komplexe Wirkung, wodurch sich viele schädigende Nebeneffekte von einseitigen Antioxidantien vermeiden lassen." In einem Forschungszentrum an der Elfenbeinküste hat Montagniers Aids-Stiftung die herkömmliche Therapie mit dem Papayaprodukt unterstützt und Placebo-Vergleichsstudien mit Hunderten von Patienten durchgeführt.

Das fermentierte Produkt *Immunge* bzw. *Immun` Age* wurde von japanischen Wissenschaftlern entwickelt und ist neuerdings auch in Großbritannien erhältlich. Bei uns gibt es ein ähnliches, auch fermentiertes Produkt, *Papaya 35*, das sogar ein noch höheres antioxidatives Potenzial aufweist und das von der Firma Rüdiger O. Schlegel und „Papaya Vera“ angeboten werden. 95 % des Produkts bestehen aus Papayablättern und -früchten. Durch die Fermentation entwickeln sich bioaktive und probiotische Substanzen. Eine australische Universität, das Centre for Phytochemistry and Pharmacology der Southern Cross University in New South Wales, hat verschiedene fermentierte Papayaprodukte untersucht. Während *Papaya 35* von der Firma Rochway die Aktivität natürlicher Killerzellen um 250 ug/ml steigerte, ein Ausdruck der antiviralen Potenz, war dies bei FPP der Firma Osato nur bei 50 ug/ml der Fall. Bei der antioxidativen Aktivität waren die Unterschiede noch größer. Die antioxidative Potenz von *Rochway MultiplyPLUS*, was dem deutschen *Papaya 35* entspricht, übertraf die von FFP um das 40fache, 400,00 umol TE/g im Vergleich zu 10 umol TE/g. 2008 veröffentlichte eine führende australische Universität einen Test, wonach sich durch *Papaya 35* die Anzahl natürlicher Killerzellen um 46 % erhöhte. Natürliche Killerzellen sind in der Lage, mit Viren befallene Zellen sowie Krebszellen zu bekämpfen und zu vernichten.

Montagnier beschreibt die Bedeutung eines starken Immunsystems: „Viele der chronischen Krankheiten, unter denen wir im Alter leiden, haben eine Vielzahl von Ursachen und eine gemeinsame: Oxidations-Stress. Dieser oxidative Stress ist das Ergebnis eines Ungleichgewichts zwischen zu vielen oxidierenden Molekülen und einem reduzierten Gegengewicht von natürlichen Antioxidantien. Oxidativer Stress führt zu einem schnellen Zusammenbruch von Proteinen und der Oxidierung von Lipiden, was wiederum zu einer Zerstörung der Zellmembranen und zu Entzündungen führt, und schließlich zu DNA-Mutationen, die zu Krebs führen können. Die Zellen des Immunsystems sind am stärksten betroffen, was zu einer Schwächung der körpereigenen Abwehr gegenüber Infektionen führt, Krebs und autoimmunen Erkrankungen wie Diabetes, Rheuma und Multipler Sklerosis. Daher ist es überlebensnotwendig, sich selbst mit Antioxidantien und Immunstimulatoren zu schützen, und über die Einnahme von Vitaminen hinaus zu gehen.“

Bei FFP wird grüne, unreife Papaya durch Hefe über einen Zeitraum von acht Monaten fermentiert. Die Kohlenhydrate, Fette und Proteine werden dabei optimal aufgeschlossen. Dann wird die Papaya getrocknet und zu einem feinen Pulver vermahlen. Das fertige Produkt enthält Aminosäuren und kleine Zuckermoleküle, die Oligosaccharide genannt werden. Beide Bestandteile sind äußerst wirksam zur Zerstörung von Freien Radikalen, aggressiven Sauerstoffverbindungen, wie Hydroxyl, und erhöhen die Aktivität körpereigener Enzyme wie Superoxid Dismutase SOD oder Glutathionin Peroxidase, wie mehr als dreißig wissenschaftliche Studien, vor allem in den USA durchgeführt, mittlerweile belegen (u. a. von L.A. Santiago et al., J.A. Osata et al, J.K. Kiecolt-Glaser et al., R. Aspinall, siehe Kapitel über Forschungsberichte). Freie Radikale sind die Hauptursache für Alterungsprozesse im Organismus und das Entstehen degenerativer Erkrankungen wie Krebs, Diabetes, Arthritis und Herz-Kreislauf-Erkrankungen.

Welche Wirkung hat FFP bzw. fermentierte grüne Papaya aufs Immunsystem? Die Aktivität von weißen Blutkörperchen, die in vorderster Front unseres Immunsystems stehen, nämlich Makrophagen, wird wesentlich erhöht. Makrophagen oder große Fresszellen töten Krankheitserreger, welche Infektionen verursachen. Außerdem stimuliert FFP die Produktion von Interleukin, welches von Makrophagen ausgesondert wird und eine Schlüsselrolle spielt bei der Wundheilung und dem Schutz vor Infekten. Außerdem wird durch FFP die Aktivität der natürlichen Killer-Zellen NKZ gesteigert. NKZ sind in der Lage, Tumorzellen und Mikroben abzutöten.

Aufgrund dieser immunstimulierenden Wirkungen empfiehlt Luc Montagnier FFP in Kombination mit herkömmlichen Aids-Medikamenten für HIV-Positive bei der Behandlung von Aids. Eine Studie mit HIV-Positiven zeigte, dass FFP die Anzahl von CF4 weißen Blutkörperchen vergrößert, eine Gewichtszunahme bewirkt und den Anteil vom roten Blutfarbstoff Hämoglobin erhöht, und dadurch die Sauerstoffversorgung im Blut verbessert. CF4-Zellen spielen eine Schlüsselrolle in unserem Immunsystem. HIV-Patienten haben in der Regel eine verminderte Konzentration dieser weißen Blutkörperchen. Montagnier: „*Immun`Age* hat seine Wirksamkeit bereits bei vielen Infektionen unter Beweis gestellt, wie Halsentzündungen, aber auch bei so schwerwiegenden Infektionen wie Aids". *Immun`Age* regeneriert das Immun-System von Aids-Patienten so gründlich und so schnell wie kein anderes Mittel, so Montaigner. Der Wissenschaftler hat in Frankreich noch nicht die gewünschte Anerkennung gefunden. Er hat einen „Oxygen Club" gegründet, dem Pasteur Institut angegliedert, und bereits einige internationale Konferenzen in Frankreich organisiert. „Es ist schade, dass sich viele Virologen für antioxidative Produkte gar nicht interessieren." Montagnier ist optimistisch, mit der richtigen Dosis antioxidativer Produkte vorzeitige Alterungsprozesse und degenerative Erkrankungen des Nervensystems wie Parkinson stoppen zu können. Der Professor half Papst John Paul II., der von ihm FFP als ergänzende Parkinson-Therapie bekam.

Weil FFP sowohl das Immunsystem stärkt als auch Alterungsprozesse verlangsamt, empfiehlt Montagnier es als tägliches Nahrungsergänzungsmittel zur Vorbeugung, oder als Stärkungsmittel für Kranke. Ein Tütchen morgens oder vorm Schlafengehen reicht nach Montagnier. FFP sollte sich unter der Zunge auflösen, bevor es heruntergeschluckt wird, und immer auf leeren Magen verzehrt werden. Wer krank ist, sollte zwei bis drei Sachets nehmen für bis zu drei Tage, dann eins pro Tag. Bei Degenerationskrankheiten wie Arthritis werden ebenfalls zwei bis drei Tütchen täglich empfohlen. Nur Menschen, die eine Unverträglichkeit gegenüber Hefe haben oder unter Candida albicans leiden, sollten auf FFP verzichten, weil es Hefe enthält.

Die Wochenzeitschrift „Die Zeit" mokierte sich in einem Artikel mit dem Titel „Auweia, Papaya!" über die Entdeckung von Luc Montagnier und seinen „Fruchtextrakt". Zu seinem Wohnort heißt es: „Eigentlich müsste die Rue Cortambert ein Wallfahrtsort sein, gesäumt von weggeworfenen Krücken und verlassenen Rollstühlen, von Blumenspenden und Votivbildern, wie man sie von der Prozessionsstraße in Lourdes kennt ..." Was „Die Zeit" nicht aus der Welt schaffen kann, sind die wissenschaftlichen Fakten, zusammengetragen von renommierten Forschern. Mark Weksler, Gerontologe am Weill Cornell Medical Center in New York, hat mit Papaya eine erhöhte Wirksamkeit von Grippe-Impfungen festgestellt. Lester Packer, Professor für molekulare Pharmazeutik an der Universität von Südkalifornien, fand heraus, dass das Papayaprodukt FFP die

Interferon-Gamma-Produktion ankurbelt und damit das Immunsystem stimuliert. Elizer Rachmilewitz, Hämatologe am Hospital Edith Wofson in Bethlehem, hat Anämie-Patienten FFP verabreicht und eine deutliche Reduktion der freien Radikale und eine Erhöhung des Glutathions, eines Schutzsystems, festgestellt. Aus Protest gegen seine eigene Verrentung ließ Montagnier sich 1997 von der New York City University in Queens für einen Stiftungslehrstuhl zur Aids-Forschung anwerben, wo er bis 2001 Direktor des Zentrums für molekulare und zelluläre Biologie war.

Was „Die Zeit" moniert: Montagnier lässt sich seine Studie durch die japanische Herstellerfirma Osato finanzieren, einen kleinen Familienbetrieb mit 60 Angestellten. Von jeder der etwa 70 000 monatlich verkauften Papaya-Packungen führt sie einen Euro an seine Aids-Stiftung ab. Fermentierte Papaya lässt sich als konzentriertes Lebensmittel nicht patentieren, daher hat die Pharmaindustrie kein Interesse an der Vermarktung. Immerhin sagt Etienne-Emile Baulieu, der Präsident der französischen Akademie der Wissenschaften, über seinen berühmten Kollegen: „Montagnier ist bekannt für seinen Enthusiasmus, und wir wären sehr glücklich, wenn er positive Forschungsergebnisse vorlegen könnte." Montagnier selbst wartet nicht darauf, bis alle Studien abgeschlossen sind. „Ich habe nicht mehr so viel Zeit und nehme das Präparat schon heute", so der Professor in „Die Zeit". Seine Erfolge: keine Infektionen und altersbedingten Ermüdungsanfälle mehr. Wer heilt, hat Recht, sagt selbst der Präsident vom Hartmann-Bund, Dr. Montgomery. Seinen skeptischen „Zeit"-Interviewern rät Montagnier: „Wenn Sie nicht überzeugt sind, müssen Sie eben in zehn bis zwanzig Jahren nochmals vorbeikommen."

Ich werde jedenfalls nicht so lange warten und nehme jetzt schon *Papaya 35* auf täglicher Basis, was ich Ihnen ebenfalls ans Herz lege. *Papaya 35* ist preiswerter als FFP (das es hier ohnehin noch nicht gibt) und auch noch effektiver. Jeder, den ich kenne, will alt werden, aber nicht alt sein, das heißt, sich alt fühlen und an allen möglichen Gebrechen leiden bis irgendwann zum Siechtum als Pflegefall. Mein Traum: ein langes, erfülltes und aktives Leben führen, und irgendwann schnell an Altersschwäche sterben. Professor Rolf Osterhoff, Charisma-Lehrer und Coach, immerhin auch schon Anfang siebzig, drückt denselben Wunsch drastischer aus: „Fit in die Kiste".

Hinweise auf Internetadressen zu wissenschaftlichen Studien finden Sie auf Seite 252.

Therapie mit Tropenfrüchten – ein Interview mit Dr. Leonhard Hochenegg

Dr. Leonhard Hochenegg, der „Bergdoktor von Tirol", war Allgemeinmediziner und Facharzt für Neurologie und Psychiatrie. Außerdem hatte er 2½ Jahre lang Pharmakologie studiert. Seine Frau ist Philippina und ihr Vater ein berühmter Kräuterkundiger. Wie kein anderer vermochte Dr. Hochenegg die synergetischen Effekte von heimischen und exotischen Kräutern und Früchten zu erkennen und entwickelte zahlreiche Rezepte und Elixiere auch aus Tropenfrüchten. Er schrieb mehr als 30 Bücher. Dr. Hochenegg heilte auch durch Handauflegen wie schon sein Vater, Großonkel und Urgroßvater, die alle sowohl erfolgreiche Ärzte als auch Geistheiler waren. Zu seinen Patienten zählten auch Prinz Charles und der Kaiser von Japan.

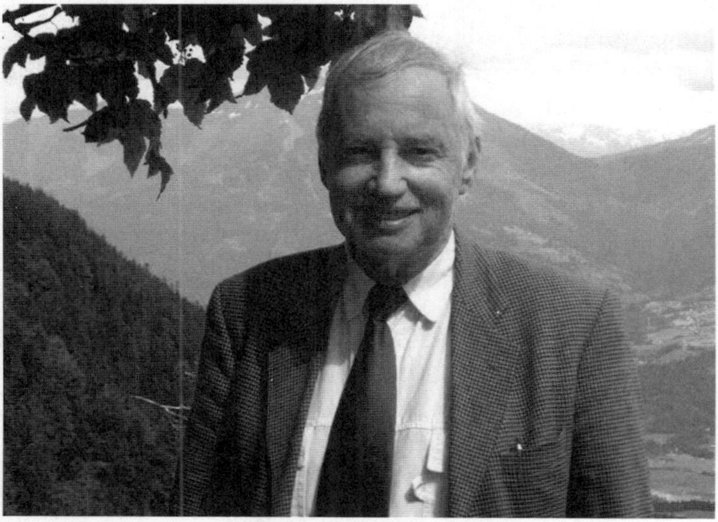

Dr. Leonhard Hochenegg

Das Interview habe ich im Januar 2009 mit ihm geführt, im Februar 2009 ist Dr. Hochenegg leider viel zu früh verstorben. Seine erwachsenen Kinder setzen nun in Hall bei Innsbruck seine wertvolle Arbeit fort. Die bewährten Heilpflanzen-Präparate kann man dort im Haus Dr. Hochenegg weiterhin kaufen oder auch bestellen (siehe Internetadressen und Bezugsquellen). Franz Josef Hochenegg, einer der Söhne, studiert Medizin wie sein Vater, eine der Töchter studiert Pharmazie. Es gab sicherlich weltweit niemanden, der ein derart fundiertes Wissen über die Heilkraft der verschiedensten Tropenfrüchte hatte wie Dr. Leonhard Hochenegg.

Herr Dr. Hochenegg, Sie haben zwei Bücher zum Thema optimale Gehirnnahrung geschrieben, „Brainfood – Power-Nahrung fürs Gehirn" und „Nahrung fürs Gehirn – Rezepte, Ratschläge, Rätsel." Als praktischer Arzt, aber auch als Neurologe und Psychiater sind sie ein versierter Fachmann auf diesem Gebiet. Warum steht bei Ihnen das Thema Ernährung so im Vordergrund als Voraussetzung für ein optimales Funktionieren unseres Gehirns?

Dr. Hochenegg: „Die Milliarden grauer Zellen brauchen Nahrung. Wir können sie betäuben oder abtöten, beispielsweise mit Alkohol. Wir wissen schon viel darüber, was dem Gehirn schaden kann. Aber der Alltagsmensch hat zu wenig Ahnung, was dem Gehirn nützt. Wir können es sicherlich trainieren. Aber Training allein reicht nicht aus. Der Körper braucht die richtige Ernährung. Das gilt vor allem auch für das Gehirn. In den USA wurde die Bedeutung der „Nahrung fürs Gehirn" zuerst erkannt und das ist nun ein Trend, der als *Brain Food* und *Mood Food* zu uns herüberschwappt. *Brain Food* vermittelt Fitness für die grauen Zellen."

Sie sind Fachmann auf allen wichtigen Wissensgebieten, was optimale Gehirnnahrung betrifft: Neurologe, Psychiater, Pharmakologe und Ernährungswissenschaftler. Was empfehlen Sie als optimale Gehirnnahrung?

Dr. Hochenegg: „Ich empfehle eine vitalstoffreiche Ernährung mit Obst, Gemüse, und Nüssen, und mindestens 75 % Rohkost. Ich empfehle oft exotische Früchte wie Papayas, weil sie besonders reich an bestimmten Mineralstoffen und Vitaminen sind, die unser

Gehirn braucht. Das Wissen darüber, welche Tropenfrucht wie hilft, habe ich teils durch den Vater meiner philippinischen Frau, einen bekannten Heiler, bekommen, teils durch eigene Beobachtung und Forschung gewonnen."

Was konkret braucht das Gehirn, wie sieht eine optimale Gehirnnahrung aus?

Dr. Hochenegg: „Das Gehirn will ausreichend mit Sauerstoff und Vitaminen versorgt werden. Auch der Bedarf an Spurenelementen und Mineralstoffen muss gedeckt sein, wenn es normal funktionieren soll. Wenn die Blutfettwerte zu hoch sind, wird das Blut – vereinfacht gesagt – dickflüssig, und die Gehirndurchblutung nimmt beträchtlich ab. Um eine optimale Denk-, Kombinations- und Rechenfähigkeit zu erhalten, müssen die körperlichen Messwerte nicht nur im Norm-, sondern im Idealbereich liegen. Das Gehirn kann als Sitz der Intelligenz, des Charakters, des Gemütes und der Gesinnung angesehen werden. Durch die richtige Ernährung kann das Gehirn zeitlebens optimal funktionieren. Unsere nächsten Verwandten, die Bonobo-Affen in Zentral-Afrika, bekommen niemals Alzheimer, weil sie sich artgemäß richtig ernähren."

Bitte nennen Sie ein paar Beispiele für Fehlernährung und Ausfallerscheinungen des Gehirns.

Dr. Hochenegg: „Sobald der Harnstoff im Blut über Normalwerte ansteigt, wird das Denken beschwerlich, verlangsamt, ungenau und fehlerhaft. Bei einem jahrelangen Mangel an Vitaminen und Spurenelementen kann sich mit der Zeit eine Paranoia entwickeln. Darunter versteht man Wahnideen, die durch logische Argumente nicht zu beseitigen sind. Einseitige Kostformen führen bisweilen zu Depressionen, schizophrenieartigen Denkstörungen und zu einer falschen Einschätzung der Umwelt. Wer unter Gedächtnisstörungen leidet, sollte in den nächsten 14 Tagen auf tierisches Eiweiß, tierische Fette und schwer verdauliche Nahrungsmittel verzichten und viele Tropenfrüchte wie Papaya, Avocados, Ananas, Guaven, Honigmelone, Mango, Bananen, Datteln, Orangen, Kiwis, Kokosnüsse und Datteln essen. Ein Vitaminmangel kann die geistige Leistungsfähigkeit beeinträchtigen. Gedächtnislücken lassen oft Ernährungsmängel erkennen. Ein zu hoher Cholesterinspiegel und zu hohe Leberwerte beeinträchtigen die Gehirndurchblutung. Es gibt Menschen, die sich hauptsächlich von Tee, Zwieback und Konserven ernähren. Ein solcher Mensch bekommt nach jahrelanger Fehlernährung eine Herzschwäche, Herzrhythmusstörungen und kurzzeitige Verwirrtheitszustände.

Wie kann man sich gehirngerecht ernähren?

Dr. Hochenegg: „Diätpläne für besseres Kurzzeitgedächtnis, bessere Wortfindung, bessere Konzentration, bessere Stressbelastung, Hyperaktivität und ein besseres Altersgedächtnis finden sich in meinem Buch „Brainfood". Was fürs Gehirn gut ist, verbessert auch Stimmung und Wohlbefinden. Besonders wichtig sind Sprossen, Keime, tropische Früchte wie Papaya, Nüsse und eigens zusammengestellte Salatkombinationen. Vitamin C ist sehr wichtig für die Beseitigung von Freien Radikalen. Freie Radikale sind die Hauptfeinde eines gut funktionierenden Gehirns. Schon nach einer Woche Ernährungsumstellung bessern sich das Kurzzeitgedächtnis und die geistige Beweglichkeit. Richtige Ernährung hilft auch, Stress besser zu vertragen. Jeder Abbau im Gehirn kann verhindert und zum Teil auch rückgängig gemacht werden. Zwischen zwanzig und fünfundsiebzig beträgt der Gehirnabbau höchstens zehn Prozent. Es gibt Menschen, die im Alter von über achtzig noch komplizierte Lehrbücher schreiben. Vollkommene Nahrung ist gleichzeitig vollkommene Gehirn- und Gedächtnisnahrung."

Wie sehen Sie den Zusammenhang zwischen Ernährung und Verhaltensstörungen und psychischen Erkrankungen, die immer mehr zunehmen?

Dr. Hochenegg: „Man muss sich fragen: Ist die Ursache von Psychosen, von geistigem Fehlverhalten, von Gedächtniszerfall, von schweren Charakterabweichungen, von Eifersucht, verminderter Intelligenz und Psychopathie in einer Fehlernährung zu suchen, dass das Gehirn einfach nicht das bekommt, was es wirklich braucht? Diese Frage ist von Ärzten bisher stark vernachlässigt worden. Das Gehirn reagiert nach einer ganz bestimmten Latenzzeit auf jeden Mangel an Vitalstoffen mit Verlust der Denkfähigkeit, der Konzentrationsfähigkeit, mit zunehmender Reizbarkeit, mit Feindseligkeit, paranoiden Gedanken, Aggressionen, Grausamkeit, Selbstmordgefahr und Suchtkrankheiten. Das Wunderbare: Nahrungsmittel, die gut fürs Gehirn sind, sind auch gut fürs Herz!"

Welche gesundheitlichen Vorzüge bieten Obst und Tropenfrüchte und frischer Saft daraus außerdem?

Dr. Hochenegg: „Jedes Körperorgan kann durch den Angriff Freier Radikaler Schaden leiden. Jedoch ist das Gehirn von allen Organen das, was am empfindlichsten reagiert. Das Gehirn ist so empfindlich durch seinen hohen Glukoseumsatz und seinen intensiven Stoffwechsel. Außerdem besteht das Gehirn aus einem überwiegenden Anteil von Fettsubstanzen, von Lipoproteinen, die besonders empfindlich auf Freie Radikale reagieren, weil Sauerstoff die Fettsubstanz im Gehirn oxidiert. Dadurch wird die Qualität der Gehirnleitfähigkeit für elektrische und biochemische Impulse verschlechtert. Durch das Ranzigwerden bestimmter Gehirnfette kann der Neurotransmitteraustausch zwischen den einzelnen Gehirnzellen nicht mehr normal ablaufen und es kommt zu Orientierungsstörungen, Störungen der Merkfähigkeit, Veränderungen der Stimmung und der Konzentrationsfähigkeit. In manchen Fällen kann sich auch das Verhalten ändern, indem Jähzorn, Reizbarkeit und Affektlabilität auftreten."

Wie kann man der Degeneration des Gehirns vorbeugen und bereits vorhandene Degenerationen heilen? Sie haben ja sogar MS, Parkinson, Alzheimer und Gehirnschädigungen durch Schlaganfall mit Ernährungstherapie heilen können.

Dr. Hochenegg: „Antioxidantien, wie wir sie in Tropenfrüchten reichlich finden, sind hierfür so wichtig. Der Anteil an Antioxidantien ist erstaunlich gering, wenn man die Essgewohnheiten der Europäer und US-Amerikaner genau analysiert. Antioxidantien fördern das Gedächtnis, normalisieren die Stimmung und verhindern das Fortschreiten von degenerativen Erkrankungen wie Multiple Sklerose und Morbus Parkinson. Vitamin C nimmt eine wichtige Stellung innerhalb der Antioxidantien ein, aber auch Coenzym Q 10. Von Vitamin C sollte der Mensch mindestens 500 bis

800 Milligramm täglich zu sich nehmen. Wenn man den Saft der Noni-Frucht mit Guavensaft und Q 10 kombiniert, ist die Wirkung besonders eindrucksvoll. Fast alle Antioxidantien sind in Früchten und Nahrungsmitteln pflanzlichen Ursprungs vorhanden. Das ist auch verständlich, weil der Mensch von Natur aus ein Frugivore, ein Früchteesser ist. Papaya, Noni, Ananas, Granatäpfel: das sind die Exoten mit der höchsten Konzentration an Antioxidantien."

Welche Früchte empfehlen Sie besonders als Antioxidantien und zur Vorbeugung gegen Krankheiten wie Krebs?

Dr. Hochenegg: „In Papaya, Mango, Noni und Guaven-Frucht sind antioxidative und krebshemmende Wirkstoffe wie Enzyme, Karotinoide und Flavonoide besonders konzentriert. Eine ziemlich hohe antioxidative Kapazität haben auch Kiwi, die rote Grapefruit, Bananen, Honigmelonen und Avocadofrüchte. Weil Früchte im Großen und Ganzen eine höhere antioxidative Wirkung als Gemüse aufweisen, sollten pro Tag mindestens fünf bis zehn verschiedenartige Früchte gegessen werden. Am besten ist es, wenn eine gelbe, eine rote und eine grüne Frucht abwechselnd konsumiert werden, denn dadurch ist gewährleistet, dass der Körper mit verschiedenen Betacarotenen, Lykopenen und Flavonoiden versorgt wird. Die Aufforderung, mehr Früchte zu essen, ist gleichzeitig eine Erinnerung an die biologische Struktur des Menschen, der von Natur aus ein reiner Früchte- und Gemüseesser ist."

Kann eine Ernährung auf der Basis von Früchten auch bestehende Gehirnschäden heilen?

Dr. Hochenegg: „Eine ausreichende Menge an Antioxidantien kann bereits vorhandene leichte Zellschäden wie eine Gehirnleistungsschwäche, einen Gedächtnisverlust oder eine verringerte Aufmerksamkeitsspanne korrigieren. Die Kombination von Papayas, Blaubeeren, Schwarzbeeren, Heidelbeeren, Guave und Noni ist imstande, nach einer drei- bis vierwöchigen Anwendungszeit die ersten Stadien von Morbus Alzheimer rückgängig zu machen. Es gibt kein chemisches, kein synthetisches Mittel, das sich mit der Wirkung von natürlichen Antioxidantien, wie sie konzentriert in Tropenfrüchten vorkommen, vergleichen lässt. Verbesserungen, die dauerhaft sind und das Gehirn verjüngen und wieder aufbauen, können nur durch natürliche Antioxidantien erreicht werden. Mit der richtigen Ernährung funktioniert das Gehirn zeitlebens richtig. Norman Walker wurde 116 Jahre alt und schrieb noch mit 113 Jahren ein Buch. Er aß nur Obst und Gemüse und trank frische Säfte daraus. Lebensmittel, die gut fürs Gehirn sind, sind auch gut fürs Herz und für unser Immunsystem."

Papaya – gut für die Liebe!

Zuerst stieß ich bei meinem Lieblingsautor Walker darauf, dass Papaya fast alle Drüsen, darunter auch die Geschlechtsdrüsen, stimuliert (eine Übersicht der Wirkung auf unsere Drüsen finden Sie am Ende des Kapitels *Papayasäfte – Ein Gesundheitscocktail).* Auch bei Oberbeil fand ich einen Hinweis, dass Papaya gut für die Libido ist. Patrick Geryl lobt in seinem Buch „Topfit mit Sonnenkost" die Papaya und andere exotische Früchte in den höchsten Tönen: „Wenn Sie viel exotische Früchte essen, nehmen Sie eine Fülle natürlicher Aphrodisiaka zu sich und strömen bald von romantischen Gefühlen über. (...) Es ist aufregend zu wissen, dass exotische Früchte Ihnen zu einem neuen Leben verhelfen können – zu funkelnden Nächten, Herzklopfen, romantischen Affären und reizvollen Abenteuern."[27]

Dr. Abraham schreibt über seine Hinwendung zu natürlicher Sonnenkost und die Folgen: „Fühle dich 10 bis 20 Jahre jünger, verliere eine Tonne Gewicht und genieße Sex, wie du ihn seit Jahren nicht mehr kennst."[28] Diese Wirkung von Obst lässt sich erklären. Enzymreiche Früchte schenken uns eine Fülle von Lebensenergie, die uns leistungsfähiger und auch potenter macht. Mit lebendiger, energiereicher Obstnahrung erhöht sich auch die Spermienproduktion. „Noch erstaunlicher ist, dass selbst fünfzigjährige Männer, die bereits ganz oder weitgehend impotent waren, sich zu ihrer großen Überraschung einer fast jugendlichen Potenz erfreuen dürfen."[29]

Dass frische Früchte einen alten, müden Menschen wieder jung machen können, liegt Geryl zufolge an der erhöhten Hormonsekretion der Geschlechtsdrüsen. Von den Abchasiern in Russland, von denen einige mehr als 125 Jahre alt werden, ist überliefert, dass sie regelmäßig bis zum Alter von etwa 100 Jahren sexuell aktiv bleiben. Die Hunzas sollen noch mit 60 Jahren Eltern werden, und das gleiche gilt für die Einwohner von Vilcabambe, einem Gebirgstal in Ecuador, in dem die Menschen ein extrem hohes Alter erreichen. Alle diese Völker sind Vegetarier, und ein Großteil ihrer Nahrung besteht aus Früchten und Rohgemüse.

Dr. Edwin Flatto, Autor des Buches „Aktiv l(i)eben in jedem Alter“, empfiehlt, zur Steigerung der Libido zu lebendiger Nahrung zu wechseln. „Alle gekochte und eingedoste Nahrung ist tot. Tote Nahrung ist jede Nahrung, die keine Lebenskraft mehr besitzt. Sie enthält keinen Sauerstoff, keine Enzyme und keine Bioelektrizität mehr – es fehlt ihr, kurz gesagt, an der Lebensessenz.“[30] Geryl sagt, dass solche „Sonnenkost“ Frauen sexuell aktiver macht. „Das liegt vor allem an der enormen Kraft des Vitamin C und des Betakarotins.“[31] Die Papaya enthält extrem viel dieser beiden Vitalstoffe (vgl. Kapitel *Die Inhaltsstoffe der Papaya).*

Die Betakarotine, deren chemische Struktur dem Opium ähnelt, stimulieren das sexuelle Verlangen. Außer Papayas werden auch Mangos, Orangen, Aprikosen und Mandarinen empfohlen. „Mit Unterstützung der B-Vitamine wandelt Betakarotin das Blutcholesterin in Sexualhormone um.“[32] B-Vitamine finden sich ebenfalls in der Papaya, außerdem viel in Erdbeeren, Himbeeren und Passionsfrüchten. „Wundern Sie sich noch darüber, dass Ihre Kondition nach einem exotischen Fruchtsalat so hervorragend ist?“[33] Geryl schwärmt von den „natürlichen Aphrodisiaka in frischen exotischen Fruchtsäften. (…) Wie im Traum werden Sie eine Empfindung nach der anderen verspüren – Empfindungen, die Sie bisher nicht für möglich gehalten haben.“

Unter dem Einfluss exotischer Substanzen gerät das Sexualzentrum unseres Gehirns aus dem Häuschen, und „schickt Sie auf eine Reise zurück in den Zustand der Wildheit, so wie Erdbeben und Vulkanausbrüche ganze Kontinente erschüttern. Diese Ekstase, ausgelöst von den entfesselten Gewalten der Vitamine und Mineralien in den exotischen Früchten, versetzt Sie in erotische Verzückung.“[34]

Ich hoffe, ich habe Sie jetzt nicht mit diesen Zitaten verunsichert! Die „heißesten“ Stellen habe ich sogar noch weggelassen, aber Sie können sie ja selbst nachlesen. Zur Beruhigung: Wissenschaftler haben festgestellt, dass Menschen, die bis ins hohe Alter sexuell aktiv bleiben, in der Regel gesünder und zufriedener sind als ihre abstinenten Altersgenossen und jene meist auch überleben. Sexualhormone stimulieren unser Abwehrsystem, machen uns schön und wappnen uns gegen Stress, Krankheiten und Verspannungen. Ich lade Sie ein, mithilfe der Papaya und anderer tropischer Früchte Ihre Libido zu aktivieren und ein erfüllendes Sexualleben bis ins hohe Alter aufrechtzuerhalten. Durch exotische Früchtecocktails verbessern Sie nicht nur Ihre sexuelle Potenz, sondern auch Ihre körperliche Leistungsfähigkeit und die Lust am Sport, was sich wiederum günstig auf Ihr Liebesleben auswirkt.

Hilfe bei Azidose (Übersäuerung)

„Die Übersäuerung des Körpers
ist das Grundübel aller Krankheiten."

(Paracelsus)

Bereits 1913 empfahl der norwegische Biochemiker Ragnar Berg in einem Ernährungsbuch für Schwangere, dass Gesunde viermal so viele Basen bildende wie Säure bildende Nahrungsmittel essen sollten, Kranke sogar siebenmal so viel. Die moderne Zivilisationskost steht in einem umgekehrten Verhältnis: Der Hauptteil besteht aus „Säurebildnern" wie Brot, Fleisch, Milchprodukten, Weißmehl, Cola-Getränken, Zucker, Kaffee und Alkohol, und nur etwa 20 Prozent aus „Basenbildnern" wie Obst, Gemüse, Kartoffeln, Kräutertees und Mineralwasser. Kein Wunder also, dass die meisten Menschen in westlichen Industrieländern „übersäuert" sind.

„Vielfältige Untersuchungen und Studien haben ergeben, dass 90 Prozent (!) der Bevölkerung bei weitem zu sauer sind. Und das führt zu einer Fülle von negativen Gesundheitsfaktoren."[35] Stress, zu wenig Schlaf und mangelnde Bewegung tragen zudem zur Azidose bei. Durch harte körperliche Arbeit haben die Menschen früher viel Säure ausgeatmet und geschwitzt. Ein saures Körpermilieu führt auch dazu, dass wir leicht „sauer" reagieren, uns über Kleinigkeiten aufregen, überkritisch sind und wenig Lebensfreude, Leichtigkeit und Liebe entwickeln können. Schon am frühen Nachmittag fühlen wir uns erschöpft, wir sind ungeduldig, ruhe- und lustlos bis zum „Burn-out-Syndrom": Uns wird alles zu viel, wir sind wie ausgebrannt. Nur in einem gesunden Körper wohnt auch ein gesunder Geist.

Übersäuerung des Organismus schließt das Gemüt mit ein. Daher kann bei einer zielstrebig herbeigeführten Entsäuerung eine psychische Aufhellung beobachtet werden, und sogar hartnäckige depressive Verstimmungen können verschwinden. Ein Säure-Basen-Gleichgewicht findet man heute fast nur noch bei Säuglingen und in Ländern zu Beginn von Hungersnöten.

Eine „latente Azidose" (latent = verborgen) haben wir eigentlich alle. Die latente Azidose oder schleichende Übersäuerung mit einer allmählichen Anreicherung des Gewebes durch Säuren ist der Beginn der Zivilisationskrankheiten. Sie zeigt sich zum Beispiel in leichten Schleimhaut-, Haut- und Knochenhautallergien. Andere Symptome können Schwindelgefühle, Mundgeruch und schlechter Geschmack im Mund, grau belegte Zunge und dunkle Augenringe sein. Durch Übersäuerung werden freie Radikale gebildet, die die Zellstruktur zerstören. Vitamine, Mineral- und Vitalstoffe aus der Nahrung werden unzureichend verwertet, es kommt zu Mangelerscheinungen. Lebensnotwendige Bakterien im Dünndarm sterben, dadurch wird unser Immunsystem geschwächt. Erkältungen und Infektionen jeder Art nehmen zu, außerdem Kopfschmerzen und Migräneanfälle. Die Haare werden glanzlos, die Allergiebereitschaft steigt (siehe auch Kapitel *Allergien),* und die Haut wird blass und fahl.

Ein gesunder und normaler Stoffwechsel läuft nur innerhalb eines basischen Milieus ab. Wird eine Zelle zu sauer, stirbt sie ab. Lothar Wendt spricht in seinem Buch über Eiweißspeicherkrankheiten – tierisches Eiweiß mit Ausnahme von Rohmilch, direkt nach dem Melken getrunken, wird sauer verstoffwechselt – vom „sauren Tod" der Zellen und des Lebens überhaupt. Damit Enzyme, die als „Biokatalysatoren" lebenswichtig für unseren Stoffwechsel sind, wirksam werden können, hängen sie von einem bestimmten Säure-Basen-Verhältnis des Zellmilieus ab. Der pH-Wert des Blutes beträgt normalerweise 7,4. Bei pH-Werten unter 7,0 und mehr als 7,8 im Blut besteht Lebensgefahr. Durch Säureanstieg wird das Blut so verdickt, dass dessen Fluss zum Stillstand und es zu Herzinfarkt oder Hirnschlag kommen kann. Bei einem pH-Wert des Blutes von unter 7,35, also einem Säureüberschuss, spricht man von „latenter Azidose" oder Übersäuerung (lat. *acidus = sauer).*

Wir können mit einer betont basischen Ernährung sogar Krebs vorbeugen. Man weiß heute, dass jeder Mensch Krebszellen in sich trägt. Wenn sie jedoch nicht aktiviert werden, kommt die Krankheit nicht zum Ausbruch. „Krebs benötigt nämlich zum Gedeihen und Überleben ein saures Milieu. In einem basischen Umfeld kann er sich nicht entwickeln – so wie der Karpfen nicht im Meer leben kann und der Haifisch nicht in einem Süßwassersee."[36] Eigentlich ist es ein Skandal, dass selbst in Kinderkrankenhäusern und Krebskliniken die Patienten mit denaturierter, Säure bildender Nahrung ernährt werden. Ich war kürzlich im Kinderkrankenhaus Altona und in der onkologischen Abteilung des Allgemeinen Krankenhauses Altona: Die kranken Kinder und Erwachsenen bekommen nur auf ausdrücklichen Wunsch Obst! Salate gibt es so gut wie nie, von biologisch angebautem Obst und Gemüse ganz zu schweigen. Mit dieser Ernährung „werden nur der Krebs und andere Erkrankungen der Patienten gefüttert. Ein abenteuerlicher Unsinn!"[37]

Der pH-Wert des Morgenurins eines Gesunden liegt zwischen 7,0 und 7,4. Es gibt in der Apotheke preiswerte Teststreifen (zum Beispiel von der Firma Merck), mit denen jeder den Säuregehalt seines Urins messen kann. Je niedriger der pH-Wert ist, desto saurer ist der Urin. (Eine umfassende chemische Harnanalyse zur Bestimmung der Aziditätsquotienten und zum Aufspüren von Stoffwechselstörungen und Erkrankungen von Niere und Leber führt das Labor Glaesel in Konstanz durch (siehe Internetadressen und Bezugsquellen).

Die Messwerte des Säure-Basen-Haushaltes hängen also vor allem von unserer Ernährung ab. Dies erklärt, warum es keine Medikamente geben kann, um uns bei Unwohlsein, Müdigkeit und schlechter Stimmung – Anfangssymptome einer Übersäuerung –

gesund zu machen. Die richtige Ernährung hat eine Schlüsselstellung inne als ursächliche Gesundheitsvorsorge und als Basistherapie bei Krankheiten jeder Art. Eine basenüberschüssige Ernährung ist der beste Schutz vor chronischen Krankheiten und Krebs.

Wer an Übersäuerung leidet, wird leicht müde. Ärzte sprechen von „vegetativer Dystonie" oder allgemeinem Erschöpfungszustand. Statt auszuruhen und zu schlafen, greifen viele zu Stimulanzien wie Kaffee, schwarzem Tee, Cola oder Süßigkeiten und erhöhen damit wiederum den Säurespiegel ihres Blutes. Schließlich wird der Betroffene durch eine Krankheit zur Ruhe gezwungen und scheidet über die Haut, die Schleimhäute, den Darm, die Blase und die Nieren überschüssige Säuren aus. So betrachtet helfen uns Krankheiten, wieder ins Säure-Basen-Gleichgewicht zu kommen, und es wäre unklug, das Krankheitssignal „Schmerz" durch Schmerzmittel auszuschalten. Schmerz ist vor allem Ausdruck von zu viel Säuren im Körper.

Am meisten Schmerzen haben daher Krebskranke, bei denen der pH-Wert im Umkreis des Krebstumors bis auf 6,2 fallen kann. Krebs- und Zuckerkranke, mit denen ich über die Gefahren der Azidose sprach, stellten alle beim Messen einen sauren Urin fest. Wenn wir nur die Schmerzen bekämpfen, statt ihre Ursachen zu behandeln, verhalten wir uns wie ein Autofahrer, der sich über das Aufleuchten der Öllampe ärgert und die Birne herausschraubt, um nicht mehr beunruhigt zu werden.

Wenn die Leistung der Ausscheidungsorgane erschöpft ist, lagert der Körper die überschüssigen Säuren im Bindegewebe ab, er „verschlackt". Das Bindegewebe bildet das Milieu, den Nährboden, für die Zellen. Seine kollagenen Fasern dienen unter anderem als „Säurepuffer" oder „Säurespeicher". Die gefährliche Überflutung des Körpers mit Säuren wird damit verhindert. Glaesel spricht in diesem Zusammenhang vom „regelrechten Vorniere-Nierensystem des mesenchymalen (= multipotentes Muttergewebe aller Formen von Stütz- und Bindegeweben, d. Verf.) Bindegewebes"[38]. Bei allen chronischen Krankheiten wie Rheuma, Krebs, Arteriosklerose und Gelenkentzündungen ist der Bindegewebsstoffwechsel geschädigt oder blockiert. Das mesenchymale Bindegewebe darf nicht ständig überlastet werden, denn es hat eine Schlüsselrolle für Stoffwechsel und Ernährung all unserer Organe und für die Immunabwehr inne.

Durch leichten Druck auf die Außenseiten von Oberarm oder Nacken können Azidosetherapeuten und -berater den Grad der Übersäuerung feststellen und durch eine spezielle Bindegewebsmassage Säuren lösen und ausschwemmen. Eine Liste mit Azidose-Therapeuten finden Sie auf der Webseite vom „LVH-Gesundheitskreis Lernen, Vorbeugen, Heilen", Vorsitzende Dr. med. Sylvia Collier. Auch ich wurde von Dr. Renate Collier als Azidoseseminarleiterin und -beraterin ausgebildet und gebe Seminare zur Azidosebehandlung, richtigen Ernährung und Lebensführung (siehe Internetadressen und Bezugsquellen).

Wenn die Übersäuerung über einen längeren Zeitraum andauert, entzieht der Körper Mineralien, zum Beispiel aus den Knochen und Zähnen, um die Säuren zu neutralisieren. Vielleicht liegt hier ein Grund für die dramatische Zunahme von Osteoporose (Knochenschwund) nicht nur bei älteren Frauen, sondern auch schon bei Kindern und Jugendlichen.

Ein zweiter Grund liegt im Ausfall der kollagenen Fasern im Knochen. Nicht nur im Bindegewebe, sondern auch dort lagert der Körper die überschüssigen Säuren ab; dadurch wird der Knochen poröser und leichter brüchig. Auffallend in diesem Zusammenhang ist die Tatsache, dass in Ländern, in denen am meisten – säurebildende – Milchprodukte verzehrt werden wie in den USA und Europa, Osteoporose ein großes Problem darstellt. In Ländern wie China und Japan, in denen so gut wie keine Milchprodukte verzehrt werden, kommt Osteoporose dagegen selten vor. Nur rohe Milch, die nicht pasteurisiert oder homogenisiert ist, ist für kurze Zeit basisch. Neben Weizen ist Milch das häufigste Nahrungsallergen (siehe Kapitel *Allergien).* Bei Kindern spielt auch der zunehmende Konsum von Cola-Getränken eine Rolle für die Entkalkung der Knochen und Übersäuerung des Blutes.

Ernährungswissenschaftler wie Dr. Paul Bragg oder Dr. Paavo Airola bezeichnen die Azidose als Hauptursache für Krankheiten aller Art. Die Regulierung der Säuren und Basen hat eine lebenserhaltende Bedeutung für uns. Ein geregelter Stoffwechsel ist vom Säure-Basen-Gleichgewicht abhängig. Wenn der normale Ablauf physiologischer Austauschprozesse zu sehr gestört ist, wird der Mensch krank.

Eine ähnliche Entwicklung sehen wir bei Bäumen, die durch sauren Regen geschädigt sind: Sie sehen auf den ersten Blick noch gesund aus („Scheingesundheit"), aber wer sie genau betrachtet, sieht am Dünnwerden der Kronenspitze ein Signal für Krankheit und Absterben gesunder Zellen. Die durch Säure geschwächten Bäume werden anfällig für andere Krankheiten wie Pilzbefall (vgl. auch Kapitel *Papaya – Hilfe bei Pilzbefall)* und verlieren ihre Fähigkeit, sich zu regenerieren.

Bei uns Menschen ist der Darm die „Wurzel der Pflanze Mensch": Was für die Bäume der Boden, ist für uns die Nahrung als wichtigster Umweltfaktor. Das Gefährliche an „Ernährungssünden" liegt darin, dass der Zusammenhang zwischen Nahrung und Gesundheit oft nicht gesehen wird, weil Ernährungsfehler sich ähnlich wie bei Bäumen erst nach Jahren oder Jahrzehnten in Form von Krankheiten bemerkbar machen.

Über die Lunge scheiden wir die überschüssige Kohlensäure mit der Atmungsluft aus. Die säureüberschüssige Nahrung belastet die Nieren und führt auf die Dauer zu Konzentrationsmangel und Stoffwechselstörungen. „Diese bildet die Hauptursache der sich epidemieartig ausbreitenden chronischen Erkrankungen, deren Ursache man durchweg als unbekannt betrachtete und die daher praktisch als unheilbar angesehen werden mussten. (…) Therapien, in die man große Hoffnungen setzt und die daher in Mode kommen, haben ihre Grenzen, wenn nicht gleichzeitig für ein Gleichgewicht im Mineralstoffwechsel- und Säure-Basen-Haushalt gesorgt wird."[39]

Als typische „Säurekrankheit" gilt auch Diabetes, bei dem durch Entgleisung des Kohlenhydrat- und Fettstoffwechsels Säuren, „Ketonkörper", gebildet werden und zur Azidose führen. Fette werden unvollständig verdaut, und es entstehen saure Verbindungen. „Diabetes ist die am weitesten verbreitete Krankheit, die zu Azidose führt."[40] Zuckerkranke sind im Spätstadium ihrer Krankheit auch oft psychisch „sauer". Bei allen Erkrankungen spielt der Säure-Basen-Haushalt eine wichtige Rolle, weil er den Blutdruck, den Kapillarkreislauf und sämtliche Stoffwechselvorgänge beeinflusst. So wirken die lebensnotwendigen Enzyme nur in einem eng begrenzten pH-Bereich als Biokatalysatoren. Die meisten Krankheiten beginnen denn auch mit einem Versagen des Enzymmechanismus. Das führt zunächst zu einer funktionellen Störung, bevor es zu morphologischen, krankhaften Veränderungen kommt.

Zur Wiederherstellung und Aufrechterhaltung eines Säure-Basen-Gleichgewichtes kann uns die grüne und reife Papaya mit ihren Kernen eine große Hilfe sein. Schon 1945 fanden die amerikanischen Forscher Dr. John Kellog und Professor Lafayette B. Mendell von der Yale University heraus, dass Papaya mit dem Enzym Papain an der Spitze der natürlichen Nahrungsmittel mit basenbildendem Effekt liegt. Verdauungsfördernde Pillen, die Papain enthalten, helfen nicht nur, leichter Eiweiß, Fett und Stärke zu verdauen, sondern auch das Säure-Basen-Gleichgewicht wiederherzustellen und darin zu bleiben. Man kann allerdings genausogut die grüne oder reife Frucht essen! Sowohl die reife als auch die unreife Papaya wirken stark basenbildend und sind außerdem heilsam für Leber und Magen. Die unreife Papaya und die Kerne der reifen Papaya enthalten neben dem Papain die stark alkalisierende, Basen bildende Verbindung Carpain.

Auch Menschen, die saure Früchte wegen ihrer Fruchtsäure nicht vertragen und daher meiden sollen, können unbedenklich Papaya und Biobananen essen. Es handelt sich um mit Harnsäure belastete Menschen, die oft unter Gicht oder Rheuma leiden. Mit Hilfe der sehr basischen Papaya können Säuredepots schnell abgebaut und damit Krankheitssymptome reduziert werden. Zur basenüberschüssigen Ernährungsweise gehört auch das Einhalten von Trennkostregeln. Konzentrierte Kohlenhydrate und Eiweiße sollten nicht zusammen verzehrt werden, um Zersetzungs- und Gärungsprozesse in Magen und Darm, die zu weiterer Übersäuerung führen können, zu vermeiden.

Das Besondere und Positive an grünen und reifen Papayas ist: Sie können sowohl zu Eiweißen als auch zu Kohlenhydraten verzehrt werden! Im Buch von Halima Neumann, „Stop der Azidose", findet sich eine Übersichtstabelle, die zeigt, welche Lebensmittel zueinander passen. In der Tabelle „Basen- und Säurewirkung von Lebensmitteln" hat die Papaya, grün oder gelb, von allen Fruchtsorten die bei weitem basischste Wirkung für unseren Stoffwechsel!

Der positive Wert liegt bei 20. Als Vergleich einige Werte anderer Früchte: Äpfel 3, Bananen 5, Erdbeeren 2, Orangen 6 und Trauben 3-6. Die Basenwirkung der Papaya wird nur erreicht von Algen und Spirulina (20-25), Löwenzahnblättern sowie getrockneten Feigen und Korinthen (20). Die einzigen Lebensmittel, die noch basenbildender sind, sind Gurke (30) und frische Oliven (35). Da Papayas gut schmecken, isst man allerdings davon im allgemeinen wesentlich mehr als von den anderen erwähnten Lebensmitteln. Zur Abschreckung für Ernährungsbewusste möchte ich hier auch die stärksten „Säurebildner" aufführen: Fische (-20), Fleisch (-20 bis 25), Fleischextrakt (-50), Backhefe (-50), Schmelzkäse (-20), Quark (-17), geröstete Nüsse (-10 bis 20), weißer Reis (-18) und Weizenmehl (-15). Ebenfalls starke Säurebildner und daher einzuschränken sind Alkohol, Cola-Getränke, Kaffee und schwarzer Tee. Grüner Tee, Kräutertees und Mineralwasser sind basenbildend.

Zum Thema Enzympräparate schreibt Halima Neumann kritisch: „Das Millionengeschäft mit den eiweißspaltenden Enzymtabletten, meist mit Papain, Bromelain und Pankreasextrakt von Tieren, beseitigt weder den Körpermüll noch die Ablagerungskrankheiten, sondern ist lediglich eine Zudeckmethode."[41] Das Essen von Papaya oder Tabletten auf Papayabasis sollte daher nicht als Alternative zu gesunder Lebensweise und Ernährung angesehen werden. Es kann uns allerdings helfen, eine Umorientierung unseres Körpers in Richtung Säure-Basen-Gleichgewicht zu beschleunigen und zu unterstützen, um Heilungsprozesse zu fördern und Krankheiten den (sauren) Boden zu entziehen.

Auf die Dauer sollten wir auf die starken Säurebildner wie Fleischprodukte verzichten, die im Darm durch Fäulnisbakterien verdaut werden und dabei Zersetzungsgifte freisetzen. Auch der Verzehr von Milchprodukten ist aufgrund der übersäuernden Wirkung einzuschränken – Lothar Wendt spricht in diesem Zusammenhang von der Gefahr der „Eiweißspeicherkrankheiten" und Bruker von der „Eiweißbombe im Quark".

Sehr wichtig zur Entsäuerung sind auch Entspannungsmethoden, die gleichzeitig Stress und damit Säure abbauen. Ich verwende sehr gerne das „authentische Reiki", eine einfache und sehr wirksame Tiefenentspannungsmethode. Schon nach einstündigen Reikibehandlungen bei mir und anderen habe ich einen wesentlich geringeren Säuregrad im Urin feststellen können. Ich habe fünf Bücher zum Thema geschrieben und gebe bundesweit Seminare für alle sieben Grade. Wenn unsere Blutkondition alkalisch ist, können wir klar denken, sind entscheidungsfreudig und geistig präsent. Ein saurer Zustand hemmt die Nerventätigkeit, ein alkalischer stimuliert sie. Wer durch eine basenüberschüssige Ernährung, Anwendung von Entspannungsmethoden und Stressabbau wie autogenes Training, Meditation und dem „authentischen Reiki", durch Bewegung in frischer Luft, Saunabesuche, ausreichende Ruhephasen und eventuell eine Azidosetherapie mit Bindegewebsmassagen und Darmreinigung nach Dr. Collier seine Übersäuerung überwindet, wird folgende Auswirkungen auf seinen Allgemeinzustand feststellen:

- weniger Krankheiten
- Abnahme von Schmerzen
- Rückgang von Entzündungsprozessen
- Schlafstörungen verschwinden
- Konzentrationsfähigkeit steigt
- Infektionsanfälligkeit geht zurück, Erkältungen werden seltener
- Abnahme von Müdigkeit und Erschöpfung, statt dessen mehr Unternehmungslust, Fröhlichkeit, Elan und Lebensfreude
- tiefe spirituelle Erfahrungen

Persönliche Erfahrungen

Mit Mitte zwanzig fühlte ich mich erschöpft und antriebslos. Nichts machte mir Spaß. Ich fühlte mich wie eine alte Frau: Alles wurde mir zu viel. Das konnte ich mir beruflich gar nicht leisten: Ich arbeitete als Public-Relations-Managerin. Ich glaubte, mich gesund zu ernähren: mit Vollwertkost. Dass auch Vollwertkost mit einem hohen Anteil von Milch- und Getreideprodukten „sauer" macht, wusste ich noch nicht.

Zu dieser Zeit hielt Dr. Renate Collier an der Hamburger Universität im Rahmen der „Alternativen Gesundheitstage" einen Vortrag über Azidose, den ich voller Begeisterung hörte. Ich meldete mich bei ihr zu einer vierwöchigen Kur in ihrem damaligen Sanatorium auf Sylt an. Durch die von Dr. Collier entwickelte Azidosetherapie – ein System von Massagen des Bindegewebes, Wickel, Bittersalz und Fasten bei Kräutertee und Mineralwasser (Alternative: Basenkost) – wurde ich buchstäblich zu einem „neuen Menschen".

Gegen Ende dieser Kur war ich derart voller Energie, dass ich Dr. Colliers „schwerste Fälle" massieren half, ohne müde zu werden, und bei Windstärke 6 im Stehen Fahrrad fuhr. Ich erlebte außerdem eine geistige Frische und Klarheit wie nie zuvor. Mein Darm war wieder sauber und gesund, und mein Gewebe straff und jugendlich.

Voller Begeisterung organisierte ich Seminare mit Dr. Collier, kurte regelmäßig, achtete immer mehr auf mein Säure-Basen-Gleichgewicht und ließ mich als Azidose-Seminarleiterin und Beraterin ausbilden, um das Wissen um die Ursprünge und Behandlung der Azidose in Seminaren weitergeben zu können. Außerdem lernte ich Entspannungsmethoden wie Meditation und das „authentische Reiki" für mich selbst und zur Weitervermittlung an andere.

Hier die wichtigsten Tipps:

- In vielen subtropischen und tropischen Ländern ist es üblich, morgens zum Frühstück eine halbe Papaya zu essen. Das ist eine gute Idee, da der Körper durch die Entschlackung über Nacht morgens leicht „sauer" ist.
- Alle frisch gepressten Obst- und Gemüsesäfte sind basenbildend. Man kann sie gerade morgens als „Basentrunk" mit dem sehr nährstoffreichen Spirulina-Algenpulver (siehe Internetadressen und Bezugsquellen) anreichern oder dem ebenfalls stark basischen Weizengrassaft, Weizenallergiker können Gerstengrassaft verwenden (auch als Pulver erhältlich, siehe Internetadressen und Bezugsquellen, aber wesentlich vitalstoffreicher von frischem, selbstgezogenem Weizen- oder Gerstengras und im Entsafter zubereitet).
- Zu Mahlzeiten mit tierischem Eiweiß sollten grüne oder reife Papayas gegessen werden. Eine Alternative sind Verdauungshilfen auf Papayabasis wie *Papayaforce* der Firma Bioforce oder *Granozym* der Firma Dr. Grandel (Reformhaus) oder fermentierte Papaya-Extrakte z. B. von der Firma Rüdiger O. Schlegel oder „Papaya Verde".

- Grundsätzlich sollte der Anteil von pflanzlicher Rohkost in der Ernährung erhöht werden und fünf Mahlzeiten am Tag Obst und Gemüse enthalten. Damit kommen wir automatisch ins Säure-Basen-Gleichgewicht und beugen Zivilisationskrankheiten wie Herzinfarkt oder Krebs vor.
- So oft es geht, sollten wir uns einen Rohkosttag gönnen, damit unser Körper basisch bleibt. Essen Sie dann ausschließlich rohe, ungekochte Nahrungsmittel, und wählen dabei besonders basisch wirkende Lebensmittel wie Papaya und Karotten oder nehmen Sie Algengetränke aus Spirulina-Algen zu sich, dem „grünen Manna". Sehr basisch wirken auch alle Wildkräuter

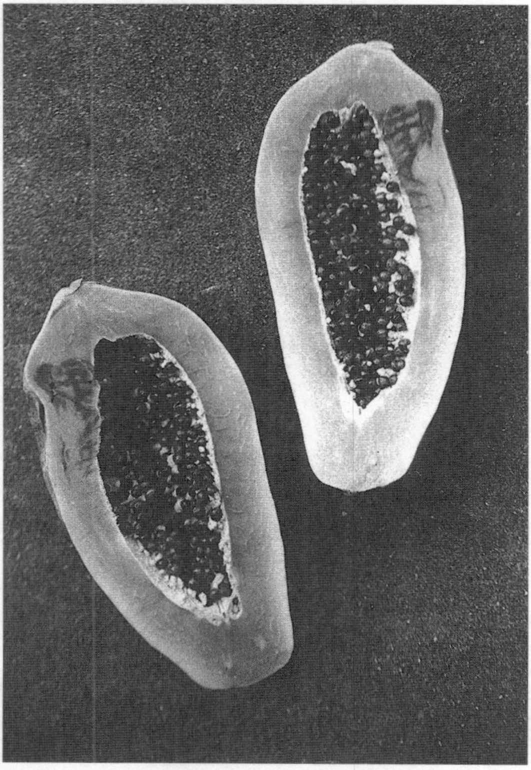

Reife Papaya mit dunklen Samen, die aussehen wie Kaviar und wie Kresse schmecken und Sprossen sowie wildwachsende AFA-Algen. Denselben Effekt hat ein Safttag.

- Die japanische Shinto-Religion empfiehlt, ein kaltes Bad oder eine kalte Dusche in einem Fluss, einem Wasserfall oder dem Meer zu nehmen. Wer warm duscht, sollte hinterher kalt duschen, um sein Blut und seine anderen Körperflüssigkeiten zu alkalisieren oder basischer zu machen. Heiße Duschen und Bäder machen das Blut sauer, kalte basisch. Kalte Duschen machen mich beispielsweise sehr lebhaft und verbessern die Gehirnfunktionen. Außerdem stärken sie die Willenskraft und Urteilsfähigkeit und verbessern die Stimmung. Sie helfen bei Stress und Problemen. Es kann etwa zehn Tage dauern, bis wir diese positiven Auswirkungen spüren. Halten Sie durch, es lohnt sich! Ich bin dazu übergegangen, morgens ausschließlich kalt zu duschen, und fühle mich für Stunden frisch und gut gelaunt. Gut sind Voll- und Fußbäder mit Himalayasalz, „Meine Base"-Präparaten oder Algenextrakten *Guam Thalasso* (Internet).

Darmgesundheit

„Der Darm ist die Wurzel der Pflanze Mensch."
(Dr. Franz Xaver Mayr)

„Wie die Speise beschaffen ist, so ist der Darmsaft;
wie der Darmsaft beschaffen ist, so ist das Blut;
wie das Blut beschaffen ist, so ist das Fleisch."
(Boerhaave, 1740)

Unser Verdauungssystem beginnt im Mund und endet mit dem After: ein 6,5 Meter langes System mit einer Gesamtoberfläche von 300 Quadratmetern, so groß wie ein Tennisplatz und damit unsere größte Kontaktfläche zur Außenwelt! In unserem Verdauungssystem wird unsere Nahrung vor allem mit Hilfe der Darmflora zerlegt, aufgenommen und verwertet, um uns und unsere Zellen mit

Lebenskraft zu versorgen. Diese Darmflora ist sehr wichtig: In Versuchen keimfrei aufgezogene Tiere haben aufgrund der fehlenden Darmflora nur höchstens 90 Tage überlebt.

Eine gesunde Darmflora ist auch für unser Immunsystem und den Schutz gegenüber bakteriellen Infektionen von unschätzbarem Wert. Professor Nissle beobachtete im Ersten Weltkrieg, dass Soldaten, die einen bestimmten Stamm der Kolibakterien im Dickdarm aufwiesen, von Ruhr und anderen Darminfektionen verschont blieben. Die Bildung von Vitamin K, Biotin und den B-Vitaminen kann erst bei der Besiedelung mit bestimmten Kolibakterien erfolgen. „Dysbakterie", also ein Überhandnehmen von krankhaften (pathogenen) Keimen, gilt als die häufigste Ursache von Immunschwäche. Wir sollten also immer eine gesunde, leistungsfähige Darmflora anstreben, eine sogenannte „Eubiose": „ein Zustand optimaler Symbiose lebenswichtiger Keime in einem störungsfreien, stoffwechselaktiven Milieu zu beiderseitigem Nutzen"[42].

Ernährungswissenschaftler und Ärzte sind sich seit langem einig, dass „ungekochte Lebensmittel wie Früchte, Nüsse, Getreide und Gemüse die gesündeste Kost sind, da sie die Menge der im Darm produzierten Giftstoffe senken"[43]. Kochen zerstört jegliche Enzyme, die in der frischen Nahrung vorhanden und hervorragende Helfer bei der Verdauungsarbeit sind. Gerade die sogenannte „Mischkost" stellt daher eine krankmachende Ernährungsform dar und fördert Dysbiosen, also eine Entartung und Entgleisung der natürlichen Darmflora.

Durch den Verzehr von großen Mengen an tierischem Eiweiß kommt es zu Verwesungsprozessen im Darm. Fleisch wird von Fäulnisbakterien zersetzt und bleibt bis zu 90 Stunden im Darm. Toxine, Giftstoffe, wandern durch die Darmwand in den Körper. Beim Faulen von tierischem Eiweiß entsteht sogar Leichengift, eines der stärksten Gifte überhaupt, und Ammoniak, das den Hirnstoffwechsel vergiftet und zu chronischem Leistungsabfall führt. Statt das Blut mit hochwertiger Zellnahrung zu versorgen, wird es überwiegend mit Gärungsgiften angereichert. Alle Gärungsprozesse hinterlassen Schlacken, die sich an den Darmwänden ablagern, die durch jahrelange Verschlackung verhärten und undurchlässig werden. Wir „verhungern an vollen Töpfen".

Auch Überessen führt zu Verdauungsproblemen: „Genieße mäßig Fülle und Segen, Vernunft sei überall zugegen." (Goethe) Tipps für langsames, meditatives Essen finden sich in dem Büchlein von Omraam Mikhael Aivanhov, „Yoga der Ernährung" (Prosveta Verlag). Die Abendmahlzeit sollte nicht zu spät ausfallen, denn: „Der Darm geht mit den Hühnern schlafen und steht mit ihnen wieder auf." Das sagte der berühmte Darmspezialist Franz Xaver Mayr. Wenn wir zu spät essen, fühlen wir uns am Morgen wie vergiftet oder narkotisiert, weil morgens der Darm lebhaft zu arbeiten beginnt und Zersetzungsgifte jener Kost, die über Nacht im Darm durch Gärung minderwertig geworden ist, in die Blutbahn gelangen. Halima Neumann empfiehlt daher abends ab19 Uhr höchstens Flüssignahrung. Machen Sie sich zum Beispiel einen Spirulina-Drink (sehr schmackhaft): je einen Teelöffel Algenpulver und Bierhefe und einen Spritzer Tamari in einem Viertelliter lauwarmem Wasser verrühren.

Zum Thema „Nahrungsmenge" gibt es auch ein schönes arabisches Sprichwort: „Gott hat jedem bei der Geburt ein bestimmtes Maß an Speise und Trank zugeteilt; wer nur wenig zur Zeit genießt, zehrt lange daran, wer aber viel verbraucht, kommt früh zum Ende damit." Der kleinste gemeinsame Nenner von über Hundertjährigen ist meist die bescheidene Nahrungsaufnahme. Mein Opa, der 2002 mit 105 Jahren an Altersschwäche starb, hatte dort, wo andere einen Bauch haben, eine Kuhle beim Sitzen und schien nur aus Haut und Knochen zu bestehen. Er war aber trotzdem noch zu Gartenarbeit einschließlich Umgraben mit dem Spaten fähig!

Jeder kann die Zeit seiner Darmpassage überprüfen, wenn er färbende Lebensmittel wie Spinat, Spirulina-Algen oder rote Beete isst und abwartet, wann sein Stuhl die entsprechende Farbe hat. Die Nahrung sollte höchstens 12 Stunden im Körper sein. Wenn der Verdauungsprozess physiologisch verläuft, kommt es nicht zu Blähungen, und der Stuhl ist hell (es sei denn, man isst Spirulina-Algen!) und fast geruchlos. Chronische Verstopfung oder Durchfall deuten auf einen kranken Darm hin. Verschlackte Darmwände lassen auch die Haarwurzeln „verhungern" und führen zu Haarausfall oder frühzeitigem Ergrauen der Haare.

Der Verzehr von Papaya zu Fleisch und anderen Eiweißmahlzeiten hilft durch die darin enthaltenen Enzyme das Eiweiß aufzuspalten und schnell und problemlos zu verdauen. Professor Leitzmann empfiehlt in seinem Buch „Ernährung bei Krebs“, Fleischgerichten ein Stück Papaya beizugeben, um sie leichter verdaulich zu machen. Rückvergiftungen, wenn Zersetzungsgifte durch die Darmwand ins Blut diffundieren, werden so vermieden, und die schon vorhandenen Schlacken im Darm werden durch die eiweißspaltende Enzyme der Papaya aufgelöst. Auch Feige, Mango und Ananas enthalten solche „Proteasen“, daneben auch unsere enzymreichen heimischen Lebensmittel wie rohes Sauerkraut, Zwiebeln, Knoblauch und frische Kräuter. Salz gilt als „Enzymhemmer“, und Kochen, auch das Zubereiten des Essens in der Mikrowelle, zerstört die Enzyme.

Wolfgang Spiller bezeichnet die „intestinale Autointoxikation“, die Selbstvergiftung über den Darm, als „häufigstes ursächliches Prinzip von Krankheiten“[44]. Schon Sebastian Kneipp hatte herausgefunden: „Alle Krankheiten haben ihren Keim in Störungen des Blutes, mag dieses in seiner Zirkulation gestört oder in seiner Zusammensetzung verdorben sein.“ Nur ein gesunder Darm ist ein Garant für Gesundheit, Wohlbefinden, ein starkes Immunsystem und eine gute Stoffwechselleistung. Wer seinem Darm eine Ruhepause gönnen und ihn gründlich von Fäulnisbakterien und Schlacken befreien möchte, sollte regelmäßig eine Fastenkur, eine Darmreinigung oder eine Colon-Hydro-Therapie machen. Durch das Essen von etwa einem Eßlöffel Papayasamen pro Tag vier bis sechs Wochen vor einer geplanten Colon-Hydro-Therapie werden die Schlacken in den Darmzotten aufgeweicht und gelöst, und man braucht nur etwa die Hälfte der relativ teuren Behandlungen.

Besonders Walker weist auf den Zusammenhang zwischen dem Zustand des Dickdarms und Stress und Nervosität hin. „Es ist fast unmöglich, einen klaren Kopf und das richtige seelische und geistige Gleichgewicht zu bewahren, wenn wir uns zu lange nicht um unseren Dickdarm gekümmert haben.“[45] Es gibt eine enge Beziehung zwischen der Hirnanhangsdrüse, unserer „Meisterdrüse“, und dem Blinddarm und weiteren Körperfunktionen. Walker hat festgestellt, dass Darmspülungen viel mehr körperliche und seelische Krankheiten verhindern können, als den meisten Menschen bewusst ist. Allerdings sollte der Verzehr von Fleisch drastisch eingeschränkt und Enzympräparate und tropische Früchte nicht dazu

„missbraucht“ werden, Ernährungssünden „ungestraft“, ohne gesundheitliche Konsequenzen, fortzusetzen.

Auf die Dauer können wir nur gesund werden und bleiben, wenn wir uns richtig ernähren. Viele Menschen schenken den Bedürfnissen ihres Autos mehr Aufmerksamkeit als denen ihres Körpers! Kein Autofahrer käme auf die Idee, Super-Bleifrei statt Diesel zu tanken. Derselbe Autofahrer ist oft stolz darauf, „alles vertragen zu können“, und wundert sich, dass seine geistige und körperliche Leistungskraft ständig sinkt und er mehr und mehr von „Zipperlein“ und schließlich chronischen Krankheiten geplagt wird.

Zu den symbiosefreundlichen Lebensmitteln, die den Aufbau einer gesunden Darmflora fördern, gehören alle Obstsorten, alle Gemüsesorten, alle Salate, alle essbaren Nüsse und Samen, alle Getreidearten, alles Gekeimte, milchsauer eingelegte Gemüse, Sauermilchprodukte (nicht für Allergiker geeignet!) und mineralarmes Quellwasser, Tee (außer Schwarztee), Obst- und Gemüsesäfte. Alle Nahrungsmittel sollten gründlich gekaut und eingespeichelt werden: Die Verdauung beginnt schon im Mund. Auf der „roten Liste“ der symbiosefeindlichen Nahrungsmittel, die man einschränken sollte, stehen Zucker, Auszugsmehl, Industriefette, Fleisch, Fisch, Geflügel, Eier, pasteurisierte und homogenisierte Milch und Milchprodukte, industriell hergestellte Babynahrung, Konservierungs-, Farb-, Geschmacks- und künstliche Aromastoffe, Kaffee, Schwarztee, Alkohol und Nikotin.

Zusammenfassend gelten folgende Grundsätze:

- Je natürlicher, je unverarbeiteter, je naturbelassener die Nahrung, desto wertvoller ist sie für unser Verdauungssystem.
- Je gründlicher die Nahrung gekaut und eingespeichelt wird, desto mehr schont sie unser Enzymsystem und desto besser wird sie verstoffwechselt.
- Je weniger tierische Produkte gegessen werden, desto besser.

Es geht bei der Symbioselenkung durch gesunde Ernährung und Darmreinigung und -reinhaltung nicht nur um uns, sondern auch um unsere Kinder, um die nächsten Generationen. Defekte unseres Immunsystems und Stoffwechselstörungen haben wahrscheinlich ihre Ursache darin, dass sich schon unsere Eltern und Großeltern fehlernährt haben. Anne Calatin behauptet wahrscheinlich mit Recht, dass die Allergien, unter denen in Deutschland schon 30 Millionen Menschen leiden, nichts anderes sind als „der letzte verzweifelte Hilfeschrei eines über Generationen gebeutelten Organismus". Unsere Kinder bekommen die Quittung für unser Fehlverhalten und das unserer Eltern.

In den Büchern von Spiller, Ullrich, Neumann, Glaesel und Walker (siehe Literaturverzeichnis) findet sich eine Fülle von Fallbeispielen, wie Menschen durch eine radikale Ernährungsumstellung und Darmreinigung auch von schweren Krankheiten geheilt wurden und eine lang vermisste Vitalität zurückgewannen.

Papaya als Verdauungshilfe

Professor R. H. Chittenden von der Yale-Universität in den Vereinigten Staaten war vielleicht der erste amerikanische Wissenschaftler, der sich in den dreißiger Jahren für die Papaya bezüglich ihres Wertes für die menschliche Ernährung interessierte. Seine Beobachtungen sind mittlerweile von vielen anderen Forschern bestätigt worden.

Ein Papayaenzym zerlegt das Milcheiweiß Kasein und lässt es gerinnen. Innerhalb von kurzer Zeit wurden in einem wissenschaftlichen Versuch von Dr. Frank Woodbury so unterschiedliche Nahrungsmittel wie Lachs, Kekse, Trockenfleisch, Kabeljau, Kartoffeln, Brot, Erbsen, gegrillte Würstchen, Kuchen, Pudding und Käse durch Papainzugabe verflüssigt.

Papain ist auch deshalb als Verdauungshilfe so effektiv, weil es im Gegensatz zu anderen Enzymen in saurem wie alkalischem Milieu wirksam ist. Es entfaltet seine volle Wirkung auch im übersäuerten Magen oder Darm. Proteine können nur dann vom Körper verwertet werden, wenn im Magen genügend Magensäure produziert wird. Diese Säure ist auch für die Kalziumaufnahme unseres Körpers wichtig. Das oft verabreichte Enzym Pepsin kann seine verdauungsfördernde Wirkung dagegen nur im sauren Magenmilieu entfalten.

Im Magen und im Darm bricht das Enzym Papain die Fasern von Fleisch auf und beschleunigt den Aufspaltungssprozess von Eiweiß in körpereigene Aminosäuren, die der menschliche Körper braucht. Die Eiweißverdauung besteht aus vielen komplizierten chemischen Vorgängen. Der Abbau der verschiedenen Eiweißkörper beim Verdauungsprozess verläuft über mehrere Zwischenstufen, bis am Ende durch die enzymatische Spaltung die Proteine zu Aminosäuren, den eigentlichen Grundbausteinen der Zellen, aufgespalten sind. Die Aminosäuren treten durch die Darmwand in den Blutstrom ein und werden zunächst zur Leber geschwemmt. Dann erst kann in den Organzellen die Eiweißsynthese, der Aufbau des wertvollen Körpereiweißes, beginnen. Gewebe wird gebildet und Wachstum ermöglicht.

Eine ungenügende biochemische Verarbeitung der Eiweißstoffe lässt schädliche Abbaustoffe im Darm zurück. Bei vielen Menschen wimmelt es im Darm von Fäulnisbakterien, die ihre Nahrung aus den Resten von einfachen Eiweißkörpern meist tierischen Ursprungs beziehen. Unverdaute Eiweißrückstände können so dicht und verhärtet sein, dass die Bewegung der Darmmuskulatur – die Darmperistaltik – behindert wird. Es kann zu einer Rückvergiftung – Autointoxikation – kommen, indem Schlacken, die nicht abtransportiert werden, durch die Darmwand diffundieren und in die Blutbahn gelangen. Sie wandern durch den Körper und können zu Beschwerden wie Müdigkeit, Depressionen und Kopfschmerzen führen.

Vor diesem Hintergrund wird die Bedeutung der Papaya und von Papayapräparaten verständlich. Nahrungsschlacken werden von dem Verdauungsferment Papain gründlich verdaut und die Reste ohne schmerzhafte Blähungen und ohne Rückvergiftung abgeführt. Der Darm wird von Fäulnisbakterien gereinigt; nur bei einer gesunden Darmflora können lebensnotwendige Mineralien und Vitamine – beispielsweise das „Nervenvitamin“ B12 – resorbiert werden. „Papain ist das einzige bekannte Fruchtderivat, das totes Zellgewebe angreift und vernichtet und Leiden wie Magengeschwüre behebt.“[46] Halima Neumann empfiehlt als Heilnahrung für Menschen mit Magen- oder Darmgeschwüren zum Beispiel Aloe-Vera-Blatt, frisch oder als Saft, und Papayakraut, frisch gerieben, eventuell mit Apfel oder zuckerfreiem Apfelmus gemischt.

„Magenschleimhautentzündung (Gastritis) und Verdauungsbeschwerden finden schnell Linderung und durch eine ständige Diät mit Papaya eine dauernde Besserung.“[47] Durch die Befreiung des Dickdarms von verhärtetem Abfallstoff werden auch Leber und Nieren entlastet. Damit wird auch indirekt dem Herzen Erleichterung verschafft. Vielfach drückt der aufgeblähte Querdarm gegen den Magen und verursacht Herzbeschwerden.

„Im höheren Lebensalter, wenn die Organe allmählich unter Schwierigkeiten arbeiten, wenn eine organische Schwäche oder Verletzung zu anderen gelegentlichen Beschwerden hinzukommt und die Leiden sich gegenseitig verstärken, ist eine Entlastung und Entgiftung des gesamten Organismus mit Hilfe der Papaya von besonderer Bedeutung.“[48] Allerdings sollte begleitend eine Umschaltung der Stoffwechsellage und die Vermeidung aller bisherigen Ernährungsfehler (auch zur Krebsprophylaxe) erfolgen.

Als Beispiel für wichtige Eiweißstoffe wird Arginin, eine der essentiellen Aminosäuren, die der Körper nicht selbst herstellen kann, durch Papain aus verschiedenen Sorten von körperfremdem Eiweiß im Magen und im Darm gewonnen. Arginin kommt nur in sehr wenigen Nahrungsmitteln wie Eiern und Backhefe vor. Es muss dem Körper mit einer gewissen Regelmäßigkeit zugeführt werden, wenn die Fortpflanzungsorgane des Menschen richtig funktionie-

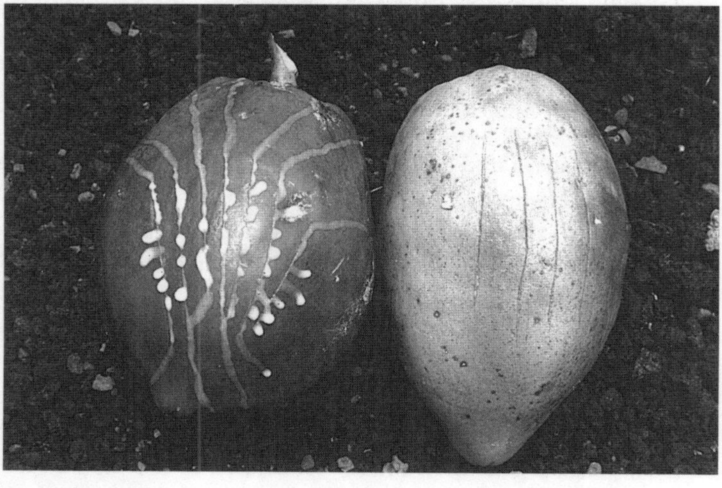

Angeritzte grüne und gelbe Papaya, Latexsaft fließt aus

ren sollen. Hohe Werte von Arginin hemmen das Wachstum von Krebszellen, besonders im Brust- und Eierstockgewebe.

Krankheiten und Beschwerden, die durch unvollständige Eiweißverdauung hervorgerufen und verschlimmert werden, sind zum Beispiel hoher Blutdruck, Verstopfung, Blähungen, Arthritis und Diabetes. Daher werden besonders in den USA, aber auch zunehmend bei uns papainhaltige Medikamente bei so unterschiedlichen Krankheiten wie Magengeschwür, Magenkatarrh, Seekrankheit, kindlichen Verdauungsproblemen, Hautkrankheiten, Übelkeit, Würmern und einigen Formen der Anämie eingesetzt.

Die Geschichte von Papaya und Papain ist ähnlich wie andere große wissenschaftliche Geheimnisse, die entdeckt und wieder verloren wurden. Auf Jamaika, wo Papaya üppig wächst, verfütterte die örtliche Bevölkerung die Frucht ausschließlich an Hühner und Schweine, um sie gesund zu erhalten, aber ignorierte sie als Nahrungsmittel für Menschen. Erst amerikanische Ernährungswissenschaftler lehrten die Jamaikaner, die Papaya in ihre tägliche Ernährung mit aufzunehmen. Ein besserer Gesundheitszustand der Bevölkerung war die Folge.

Hier einige Tipps:

- Verdauungsfördernde Mittel auf Papainbasis sind zum Beispiel *Granozym* (Reformhaus), *Papayaforce* (Firma Bioforce, Apotheke). In der Schweiz sind auch „Fruchttabletten“ aus der grünen Papaya (Firma Bioforce) erhältlich.
- Als gleichwertige und preiswertere Alternative bietet es sich an, halbreife Papaya und die Kerne der reifen Frucht zu essen (siehe Papaya als Heilmittel).
- Es gibt auch schonend hergestelltes Granulat aus biologisch angebauten grünen Papayas zu kaufen (siehe Internetadressen und Bezugsquellen).

Verdauungshilfe aus der hawaiianischen Kloster-Medizin

Weiße Stupas links und rechts und ein geschwungenes Dach mit dunklen Ziegeln gedeckt, Palmen recken sich dem blauen Himmel entgegen, und Zierbananen entfalten ihre bunten Blätter wie kunstvolle Fächer – so sieht das Kloster „Lotus Buddhist Monastery“ auf der Big Island von Hawaii aus, in dem ein pflanzliches Verdauungspräparat auf Papayabasis entwickelt wurde, das gerade seinen Siegeszug durch Europa und die USA feiert.

Franz Brenner, der österreichische Entdecker von *Caricol*, war vor einigen Jahren als Firmeninhaber verschiedener Unternehmen völlig ausgebrannt. Er ließ schweren Herzens drei Monate lang seine Familie mit zwei kleinen Kindern zuhause, um sich auf Empfehlung der buddhistischen Meisterin JiK Wang in einem Kloster auf Hawaii zu regenerieren. Es ging um Leben und Tod. Brenner: „Die Alternative wäre vermutlich gewesen, meine Lieben für immer zu verlassen.“ Nach fast einem Jahr Kloster „war mein Geist entspannt, und mein Körper sehr erholt und regeneriert.“ Maßgeblich für seine körperliche Regeneration war ein Powerkonzentrat aus der Papayafrucht verantwortlich, welches allen Besuchern des Klosters regelmäßig angeboten wird, um ihre Gesundheit zu verbessern und besonders ihre Verdauung zu unterstützen und zu regulieren. Schon die Indianer Südamerikas nannten die Papaya „Baum der Gesundheit“ und „Frucht für ein langes Leben“.

Franz Brenner ließ die Idee nicht los, dieses sensationell wirksame Fruchtkonzentrat zu testen und Menschen außerhalb des Klosters zugänglich zu machen. 2002 führte er zusammen mit einer Ärztin die erste Anwendungsstudie auf Hawaii durch. Durch die mannigfaltigen positiven Wirkungen des Papayapürees überzeugt, war dies die Geburtsstunde von *Caricol*. Der Name leitet sich von dem lateinischen Namen der Papaya, *Carica papaya*, und dem lateinischen Namen für Dickdarm *Colon* ab.

Die „Botanical Products International“ in Wien produzieren und vertreiben *Caricol* mittlerweile mit großem Erfolg in 15 europäische Länder und in die USA. Zahlreiche wissenschaftliche Studien belegen die beeindruckenden Wirkungen des Papaya-Pürees bei den unterschiedlichsten Verdauungsbeschwerden.

Was macht *Caricol* so besonders? Erst einmal ist es wichtig, sich klar zu machen, dass Laxanzien Verstopfung auf die Dauer nicht verbessern. Es besteht die Gefahr der Gewöhnung und des Mineralstoffmangels, wodurch die Verdauungsprobleme sich auf Dauer verschärfen. Ganz anders wirkt *Caricol*. Es hilft dem Körper, sich selbst zu helfen, ohne Nebenwirkungen oder Gewöhnungseffekt. Durch das spezielle Herstellungsverfahren nach den Grundsätzen der Traditionellen Chinesischen Medizin TCM – Energetisierung durch stundenlanges Kochen sowie Vermengung mit Sauerstoff - wird das gesamte Verdauungssystem aktiviert. Dabei wird besonders der mittlere Erwärmer, zuständig für Magen und Milz, mit Lebenskraft versorgt und stimuliert. Dadurch kann optimal Lebenskraft zur Verteilung der Säfte und Nährstoffe zu inneren Organen, Muskeln, Gelenken und Haut zur Verfügung gestellt werden.

Gleichzeitig regt *Caricol* die Entgiftung, Entsäuerung und Entschlackung an. Die Papaya ist die basenbildendste Frucht, die es gibt. Der TCM und Ayurveda zufolge wirken Papayas energiespendend und verdauungsfördernd.

Durch die spezielle Zubereitung nach der Originalrezeptur der Kloster-Medizin auf Hawaii wird die Enzymkraft der Papaya mindestens vervierfacht und ihre verdauungsfördernde Wirkung versiebenfacht. Papaya-Enzyme wie Papain und Chymopapain lösen Eiweißrückstände im Darm auf und fördern Verdauung und Stoffwechsel. *Caricol* ist ein natürliches, wohlschmeckendes Breitband-Therapeutikum und Power-Konzentrat aus reifer Bio-Papaya, Bio-Zitronensaft und natürlichem Aroma mit universellem Wirkprinzip.

Eine Studie über „chronische Obstipation" (Verstopfung) am Geriatriezentrum Baumgarten in Wien (2003) ergab eine signifikante Abnahme der Häufigkeit von Verstopfung. Die Stuhlfrequenz hatte sich verdoppelt. Eine Studie über „chronische Diarrhoe" (Durchfall) im Kuratorium „Pensionisten Wohnheime" in Wien ergab 2003 eine Normalisierung der Stühle bei fast allen Anwendern. Eine weitere Studie erbrachte einen Rückgang von Verdauungsproblemen von 66 % bei *Caricol*-Einnahme. Auch beim schwer zu therapierenden Reizdarmsyndrom war *Caricol* äußerst wirksam, nämlich bei 87 % der Probanden, wie Dr. Vogelsang herausfand. Nicht nur Stuhlverhalten und Befindlichkeit der Patienten verbesserten sich signifikant, sondern fast die Hälfte der Patienten erhielt ihre Arbeitsfähigkeit zurück! Reizdarmsyndrom ist nicht nur für die Betroffenen belastend, sondern auch für die Volkswirtschaft, weil die Patienten in der Regel nicht arbeitsfähig sind.

Caricol ist wirksam bei Verdauungsproblemen wie Verstopfung, Durchfall, Reizdarm, Blähungen, Sodbrennen und Völlegefühl. Es wirkt aber auch prophylaktisch und hilft, eine geregelte Verdauungsleistung zu erhalten auch auf Reisen und nach üppigen Mahlzeiten. Außerdem verbessert *Caricol* die Aufnahme von Nährstoffen. Eine gesunde Verdauung ist die Grundlage für unsere Gesundheit, „der Darm ist die Wurzel der Pflanze Mensch“ (Dr. Franz Xaver Mayr), weil nur eine optimale Verdauung unseren Organismus mit der lebensnotwendigen Energie versorgt, erfolgreich lebensnotwendige Vitalstoffe resorbiert, wirksam schädliche Abfallprodukte ausscheidet und ein starkes und widerstandsfähiges Immunsystem aufbaut. Da heutzutage häufig Stress, hektische Mahlzeiten, Genussgifte, Mangel an Bewegung und ein Zuwenig an Ballaststoffen die Verdauungsleistung schwächen, kommt dieses Produkt gerade recht als Mittel zur Regeneration für den Menschen der heutigen Zeit.

Zur Zeit läuft eine klinische doppelblind-placebo-kontrollierte Studie mit *Caricol*. Im Gegensatz zu den bisherigen Studien, die mit kranken Patienten durchgeführt wurden, nehmen nun Menschen teil, die nur unter leichten Verdauungsirritationen leiden. Franz Brenner plant, *Caricol* auch als Bestandteil funktioneller Lebensmittel einzusetzen, die sich an Menschen richten, die ihre Verdauung stabilisieren oder verbessern möchte. Demnächst gibt es wohl Frucht-Smoothies oder Fruchtsnacks mit verdauungsharmonisierender Wirkung. Schon Hippokrates sagte: „Eure Nahrung soll euer Heilmittel sein.“ Zwar ist die Studie noch nicht abgeschlossen und bewertet, aber so viel lässt sich schon sagen: *Caricol* hilft sowohl bei Verstopfung als auch bei ungeformten Stühlen, und das Ergebnis ist signifikant. Auch bei Gewichtsproblemen scheint *Caricol* zu helfen. Die Probanden erlebten es als Hunger stillenden Fruchtsnack.

Franz Brenners Vision: Mit einem Produkt wie *Caricol*, das über die Verdauung die zentrale Energieversorgung des gesamten Organismus unterstützt und garantiert keine Nebenwirkungen verursacht, die allgemeine Gesundheit der Menschen auf diesem Planeten zu fördern, „denn gesunde Menschen sind zufriedener und friedlicher.“ Wer dieses Papayaprodukt regelmäßig einnimmt, tut nicht nur Gutes für sich, sondern auch für andere. Franz Brenner spendet den Großteil der *Caricol*-Gewinne an das Kloster, in dem es erfunden wurde, „als Dankeschön für mein zweites Leben" für die zahlreichen humanitären Projekte, welche im Kloster auf Hawaii ins Leben gerufen wurden (siehe Internetadressen und Bezugsquellen).

Die Bio-Papayas für die Produktion werden auf Sri Lanka produziert, weil es dort Bio-Papayas zertifiziert nach EU-, US- und japanischen Standards gibt. Ein von der österreichischen und norwegischen Entwicklungshilfe gefördertes Projekt zum Anbau von Papaya und anderer tropischer Früchte unterstützt mehr als 100 Farmer vor Ort und auch den Aufbau einer Anlage zur örtlichen Herstellung von *Caricol*. Die Absicht, durch dieses Produkt Menschen auf der ganzen Welt zu helfen, schlägt sich auch in der Zusammenarbeit mit den Anbauern durch faire Preise nach „fair trade"-Prinzipien und einer partnerschaftlichen Zusammenarbeit auf Augenhöhe nieder.

Krebs – Ursachen und Auswege

„Krebs ist die Endstation eines langen Handelns wider die Gesetze der Natur."

(Helmut Wandmaker)

„Wer ungesund lebt und sich falsch ernährt, bereitet sich sein Leben lang auf den Krebs vor."

(Prof. Dr. med. Kollath)

„Jeder sollte wissen, dass der Krieg gegen den Krebs größtenteils ein Betrug ist."

(Dr. Linus Paulig, zweifacher Nobelpreisträger)

Wenn heute Menschen, die an Krebs erkrankt sind, einen Arzt fragen, wie sie sich ernähren sollen, bekommen sie meistens zur Antwort: „Essen Sie, was Ihnen schmeckt. Es gibt keine Krebsdiät." Wer schon wegen Krebs operiert wurde, bekommt eine ähnliche Antwort: „Wir haben alles für Sie getan, leben Sie weiter ganz normal und kommen Sie alle drei bis sechs Monate zur Kontrolle." Als wenn eine Nachkontrolle eine Schutzbehandlung sei!

Dr. Hans Nieper bringt es in seinem sehr lesenswerten Buch, „Revolution in Medizin und Gesundheit, Schutztherapie und Diät", das ich jedem Krebspatienten ans Herz legen möchte, auf den Punkt: „Der Mensch steht 24 Stunden am Tag unter der Wirkung dessen, was er verspeist hat. Zu behaupten, die Diät habe keinen Belang für die Kontrolle der Krebskrankheit, ist barer Unsinn und qualifiziert den sich solcherweise äußernden Arzt als ungeeigneten Partner für den hilfesuchenden Patienten."[49] Er erzählt von einem amerikanischen Arzt, der an Krebs am Hals litt und demonstrieren konnte, dass der Tumor nach Hähnchenbraten schnell wuchs, unter einer Hirsediät hingegen drastisch zurückging.

Kann falsche Ernährung Krebs verursachen? „Die erste Frage, ob die Ernährung bei der Krebsentstehung eine Rolle spielt, muss mit Ja beantwortet werden."[50] Nieper drückt es ähnlich deutlich aus: „Die Diät in der Krebsvorbeugung und der Krebsbehandlung ist sehr bedeutsam."[51] Im Folgenden werde ich dieses Thema grundsätzlich angehen und danach Beispiele beschreiben, wie Papaya als Krebsheilpflanze seit Jahrhunderten von Naturvölkern eingesetzt wurde und auch in der modernen Medizin eine Rolle zu spielen beginnt.

„Mit Toxämie fangen alle Krankheiten an", so heißt das Buch von Dr. John H. Tilden, der die „Natural Hygiene"-Bewegung in den USA mitbegründet hat, die in Deutschland unter „Natürliche Gesundheitslehre" bekannt geworden ist. Eine gute Einführung in das Thema bietet das Buch von T. C. Fry, „Dynamische Gesundheit. Eine Einführung in die Natürliche Gesundheitslehre". Eine Toxämie ist eine Belastung des Blutes mit Stoffwechselgiften. Nach John Tilden ist danach Krankheit eine Krise, in der Gifte ausgeschieden werden. Die eigentliche Krankheit jedoch ist seiner Meinung nach die Toxämie.

Tilden und andere Vertreter der „Natürlichen Gesundheitslehre" wie Shelton, Fry, Walker, Marilyn und Harvey Diamond, bei uns Konz und Wandmaker sind der Auffassung, der Mensch schaffe sich seine Krankheiten selbst. Wenn der Mensch seine unnatürlichen Lebensgewohnheiten aufgibt, kann jede Krankheit, sofern nicht schon Organe unwiderruflich geschädigt sind, geheilt werden. Krankheiten sind demnach „die äußerlich erkennbaren Auswirkungen der Bemühungen von Mutter Natur, den betroffenen Organismus doch noch von seinen überhandnehmenden Giftstoffen zu befreien"[52]. Die Verfechter der „Natürlichen Gesundheitslehre" sehen „Krankheit als Bemühung zur Heilung durch die herrschende Lebenskraft an"[53]. Krankheit und Tod treten zwar plötzlich auf, haben aber eine lange Vorgeschichte. „Es gibt nur eine Ursache von Krankheit, und es gibt nur eine Krankheit, die sich in verschiedenen Formen zeigt."[54]

Nach Tilden kommt es zu einer nicht mehr tolerablen Ansammlung von Abfallstoffen im Körper, wenn Stress und Erschöpfung eine ausreichende Ausscheidung von Schad- und Giftstoffen über

Lungen, Darm, Nieren und Haut behindern. Wenn Blut und Gewebe mit schädlichen Substanzen überschwemmt werden, spricht er von „Toxämie". Die Krankheit ist immer eine Reaktion darauf, eine akute Krise oder auch ein chronischer Verlauf. Art und Ablauf der „Krankheit" hängen im Einzelnen von der Veranlagung, der persönlichen Gesundheitslage und der jeweiligen medizinischen Behandlung ab.

Hier noch einmal die Reihenfolge einer Erkrankung:

1. Reizüberflutung (Stress)
2. (An-)Spannung, Überlastung
3. Erschöpfung
4. Ansammlung von Abfallstoffen
5. Toxämie
6. „Krankheit" als Reaktion

Die Ursache aller Krankheiten wird in einer „armseligen Körperchemie aufgrund schlechter Ernährung gesehen, und der Beweis ist die Geschwindigkeit, in der die meisten Gesundheitsprobleme sich auflösen, wenn eine geeignete Ernährungsumstellung durchgeführt wird"[55].

Unsere normale Zivilisationskost hat folgende Fehler:
- Sie ist mengenmäßig zu reichhaltig
- enthält zu wenig essentielle Nährstoffe wie Vitamine und Mineralien
- zu viel Protein, Fett, Stärke und Cholesterin
- zu wenig natürliche Kohlenhydrate
- zu wenig Ballast- oder Faserstoffe
- raffinierte Kohlenhydrate wie Mehl, Zucker und Alkohol
- Gewürze
- Genuss von Tee, Kaffee und Cola-Getränken
- Haltbarmachung von Nahrungsmitteln, die den Verdauungsenzymen schadet
- Zerstörung der Molekularstruktur von Nahrungsstoffen durch Hitze, besonders durch langes Braten

- Mangel an natürlichen Enzymen, die durch Kochen zerstört werden
- Zusatzstoffe und andere Chemikalien

Ist es nicht auffällig, dass es die meisten Krankheiten in „hochzivilisierten" Ländern gibt, während sie unter „primitiven" Naturvölkern nahezu unbekannt sind? Japanische Soldaten, die im philippinischen Dschungel überlebten, entkamen damit auch den Zivilisationskrankheiten. Wenn „primitive Eingeborene" allerdings die Ernährung des „weißen Mannes" annehmen, bekommen sie auch bald seine Krankheiten.

Als ich im Sommer 1996 für einen Entwicklungshilfeeinsatz in Haiti war, war ich erschrocken über den Gesundheitszustand der Haitianer – auch und gerade derer, denen es wirtschaftlich gutging! In ihrem „Weltgesundheitsreport 1997" beklagt die WHO denn auch, dass die starke Zunahme chronischer Krankheiten in der Dritten Welt vor allem auf die Übernahme ungesunder westlicher Lebensweisen zurückzuführen sei („Die Welt" vom 5.5.97: „Eine weltweite Tragödie des Leidens"). Dazu zählt sie neben mangelnder Bewegung sowie Tabak- und Alkoholkonsum vor allem eine „unausgewogene Ernährung".

Die Gesundheit des ganzen Körpers ist nach der natürlichen Gesundheitslehre von der Qualität der Blut- und Lymphflüssigkeit abhängig. Durch Giftstoffe, die aufgrund einer ungesunden Ernährungsweise in den Blutstrom übergehen, wird die Körperchemie durcheinandergebracht, die Sauerstoffversorgung der Zellen vermindert, der normale Stoffwechsel gestört und die Widerstandskraft des Körpers gegenüber Viren und Bakterien herabgesetzt. Wenn wir das richtige Milieu für die Zellen, das „Milieu Intérieur", wiederherstellen, kann der Körper sich regenerieren und seine normalen Funktionen wieder voll erfüllen, ohne weitere Hilfe, es sei denn, Organe sind schon über ein gewisses Stadium hinweg geschädigt. Zivilisationskrankheiten wie Krebs, Bluthochdruck, Migräne, Prostataentzündung, Multiple Sklerose (MS), Asthma und viele andere verschwinden und kommen bei einer gesunden Lebensweise auch nicht wieder.

Was ist nun eine gesunde Ernährung nach der „Natürlichen Gesundheitslehre“? Sie besteht aus naturbelassener Nahrung aus dem Pflanzenreich: Obst, Gemüse, Samen, Sprossen und Keime. Schon die Bibel gibt uns einen eindeutigen Hinweis auf die Nahrung, die für uns gedacht ist und uns gut bekommt: „Und Gott sagte, ich habe euch jedwege Kräuter gegeben, die Samen tragen, die überall auf der Erde wachsen, und jeder Baum, auf dem die Frucht Samen hervorbringt, soll euch als Nahrung dienen.“ (Genesis 1.29)

Helmut Wandmaker weist darauf hin, dass das Krebsproblem sicher nicht von Beigaben einiger Mineralien wie Magnesium oder Selen gelöst werden wird. „Wenn ich vom naturgesetzlichen Standpunkt ausgehe, dann benötigen wir alle Mineralien und Vitamine, die entdeckten und noch nicht entdeckten! Und diese sind in den rohen, natürlichen Lebensmitteln, die wir nur essen sollten, reichlich und in der richtigen Kombination vorhanden, wenn wir unsere Böden nicht ständig durch einseitige Düngung, Insektizide und Pestizide selbst vernichten; denn erstens kommt der gesunde Boden, dann die gesunde Pflanze und auf beiden aufbauend der gesunde, lebenstüchtige Mensch und nicht der zivile Krüppel von heute!“[56] Wie viele andere sieht Wandmaker in tierischem Eiweiß einen der Gründe der Krebsentstehung. „Krebsgeschwüre haben die zehnfache Menge an Eiweißmüll gegenüber dem anderen Körpergewebe, ein Zeichen, dass Krebs in erheblichem Maße mit dem heute überaus starken Verzehr von Eiweißstoffen zusammenhängt. Fleisch ist das beste ‚Gemüse‘ geworden!“[57]
Der Zusammenhang von hohem Fleischverzehr und Darmkrebs steht mittlerweile außer Frage. Ross Horne beschreibt in seinem Buch „Improving on Pritikin – You can do better!“ eine Fülle von Beispielen, wie Menschen mit den verschiedensten Krankheitsbildern durch Rohkost, Sonnenschein und Ruhe geheilt wurden: unter anderem von Aids, Arthritis, Rheuma, Erkältungen, Krebs. Schon der große schwedische Arzt Are Waerland hatte einst gesagt: „Wir sind nicht über Krankheiten besorgt, sondern über Fehler … Werde die Fehler los, und die Krankheiten werden aus freien Stücken verschwinden.“[58]

Stress kann nach Hornes Meinung nur Krebs auslösen in einem Gewebe, das vorher schon präkanzerös war, das heißt im Vorstadium von Krebs. Seiner Auffassung nach kann auch ein Virus – egal ob ein Grippe- oder ein Aidsvirus – nicht für einen Körper gefährlich werden, der strahlend gesund ist. Genausowenig kann ein Virus die Ursache von Krebs sein. Man hat festgestellt, dass die Viren, die gehäuft im Blut und im Gewebe von Krebspatienten gefunden werden, wie Herpeserreger, in allen Menschen zu finden sind und sich nur vermehren können, wenn das Immunsystem geschwächt ist.

Die herkömmlichen schulmedizinischen Krebstherapien haben ihre Risiken. Und nicht nur das: Viele sind völlig ineffektiv. So schrieb „Der Spiegel" in der Ausgabe 41/2004 unter dem Titel „Giftkur ohne Nutzen", dass immer ausgefeiltere und teurere Zellgifte Patienten mit Darm-, Brust-, Lungen- und Prostatatumoren verabreicht werden. Bei Organkrebsen mit metastasierten Karzinomen hilft Chemotherapie allerdings gar nicht, wie der Epidemiologe Dieter Hölzel nach der Auswertung von Tausenden von Krankenberichten festgestellt hat. Mit etwa 100 000 Todesopfern allein in Deutschland pro Jahr sind diese Tumorarten die größten Killer. Heutige Patienten versterben genauso schnell an Krebs wie ihre Leidensgenossen vor 25 Jahren. Bei medikamentöser Therapie von Lymphkrebsarten, Morbus Hodgkin, Leukämie, Sarkomen und Hodenkrebs treten hingegen häufig Heilungen auf. Viele Ärzte würden Chemotherapie selbst ablehnen, wenn bei ihnen solide Tumore im fortgeschrittenen Stadium entdeckt würden. Chemotherapie ist ein riesiges Geschäft. Zwischen August 2003 und Juli 2004 wurden für 1,8 Milliarden Euro Zytostatika abgesetzt, ein Plus von 14 Prozent im Vergleich zum Vorjahr.

Walter Last hat im Mobiwell-Verlag das Buch „Krebs natürlich heilen" herausgegeben, das ich jedem Krebskranken und jedem, der Krebskranke kennt, zur Lektüre empfehle (Downloads von einigen Kapiteln unter www.mobiwell.com/home/krebs-naturlich-heilen). Er beschreibt darin die Ursachen von Krebs, die Risiken schulmedizinischer Behandlung und die Möglichkeiten einer alternativen und ganzheitlichen Therapie. Er ist Biochemiker und Toxikologe sowie Ernährungswissenschaftler und Heilpraktiker. Sein Artikel in der Zeitschrift „Nexus" Oktober/November 2010 unter der Überschrift „Die verborgenen Risiken von Krebstherapien" rüttelt auf. Seine provokante, aber gut belegt These: Die herkömmliche Behandlung von Krebs ist die Hauptursache von Metastasen! „Grundsätzlich können alle medizinischen Eingriffe Metastasierung auslösen", auch z. B. eine Biopsie oder Mammographie, aber natürlich auch Operationen, wie Ernst H. Krokowski, Professor für Radiologie in Kassel, herausfand. Er stellt fest, dass die tatsächlichen Überlebensraten von Krebspatienten bei gleicher Krebsart und Größe des Tumors sich seit den 1950er Jahren „nicht verbessert" haben. Postmenopausale Frauen mit unbehandeltem Brustkrebs leben sogar länger als ärztlich behandelte Patienten! Er sah die derzeitige operative Behandlung von Krebs als „zweites Semmelweis-Phänomen" an. Semmelweis verhinderte durch den Rat, dass Chirurgen ihre Hände waschen und desinfizieren sollten, im 19.Jahrhundert, dass viele Frauen während der Geburt ihrer Kinder starben. Forensische Autopsien in Dänemark ergaben, dass 39 Prozent der Frauen zwischen 40 und 50 Jahren an unentdecktem und ruhendem Brustkrebs leiden, während das Risiko in Dänemark, an behandlungsbedürftigem Brustkrebs zu erkranken, nur acht Prozent beträgt.

Metastasenbildung kann man erfolgreich durch Antioxidantien verhindern, wie sie z. B. konzentriert in fermentierten Papaya-Extrakten vorkommen. Antioxidantien verhindern oxidativen Stress und damit das invasive Verhalten von Krebszellen. Auch Papaya-Tee hat im Labor eine drastische Wirkung auf gezüchtete Tumore, darunter Gebärmutterkrebs, Krebs der Brust, Leber, Lunge und Bauchspeicheldrüse. Bei größeren Dosen des Tees ist die Wirkung noch stärker. Auch Meditation hilft gegen Stress. Das authentische Reiki, das ich bundesweit vermittele, ist eine Meditations-Methode.

Naturheilkundliche Ansätze gehen davon aus, dass die biochemische Grundlage für Krebs die Ablagerung von Giftstoffen und Stoffwechselendprodukten im Darm und in den Zellen ist. Die Zellen müssen sich von beschädigten Proteinen oder Eiweißrückständen befreien, da diese Abfallstoffe andernfalls die Umwandlung in Krebszellen begünstigen. Werden diese Abfallstoffe nicht entsorgt, kann dies zu Chromosomenschäden und Tumorentwicklung führen. Ein ganzheitlicher Ansatz würde das Immunsystem stärken, dadurch den oxidativen Energiekreislauf ankurbeln, giftige Zellablagerungen entfernen und damit den Tumorstoffwechsel normalisieren. Zum Beispiel mit Papayablätter-Tee und fermentierten Papaya-Extrakten, aber auch durch Meditation und Reiki, um Stresslevel zu senken. Das wäre ein ursächlicher und ganzheitlicher Ansatz.

Alternative Therapie von Krebs

Es gibt zahlreiche Krebsdiäten, die einen hohen Frischkostanteil propagieren, und zahlreiche Fallbeispiele, wie Krebskranke durch eine konsequente Umstellung auf Rohkost von Krebs geheilt wurden.

Helmut Wandmaker starb mit Mitte 90 an Altersschwäche und flog noch mit Mitte 80 in seinem Privatflugzeug, einer Cessna, über die nordfriesischen Halligen. Er faxte mir laufend Dankesschreiben von Krebspatienten, die durch Rohkost auch noch in fortgeschrittenem Alter geheilt wurden und schreiben, dass sie Wandmakers Büchern ihr Leben zu verdanken haben. Der Perser A. T. Hovannessian Aterhof, Wandmakers großes Vorbild, bezeichnet in seinem Buch „Rohkost" Krebs als „die Tochter des Kochtopfs". Er empfiehlt als Krebsdiät täglich ein Kilo Obstrohkost. „Diese Menge ist ausreichend, das menschliche Leben aufrechtzuerhalten, aber für die Krebszelle ist das Todesurteil gesprochen."[59] Aterhof weist schlüssig nach, dass die Krebszelle „aus Mangel an höheren Nahrungsstoffen entsteht und ein Überangebot von diesen einfachen Stoffen (gemeint sind durch Kochen denaturierte Stoffe, d. Verf.) das ungehemmte Wachsen der Zelle ermöglichen"[60].

Durch den Verzehr von Früchten, die reich an höchst wertvollen Nahrungsstoffen sind, sei es möglich, diesen Prozess umzukehren und „den Krebszellen die hohen Fähigkeiten, die die normalen Zellen haben, zu verleihen und sie in den Schoß des Ganzen zurückzubringen." Ernährungspioniere wie Kollath, Bircher-Brenner und Bruker betrachten Frischkost als Heilmittel für fast alle Krankheiten. Wandmaker fragt zu Recht, warum, wenn sie als Therapeutikum bei Erkrankungen anerkannt ist, sie nicht konsequenterweise als Dauerernährung, als die ideale Ernährungsweise auch für Gesunde propagiert wird.

Nieper empfiehlt als Krebsdiät neben langsam verdaulichen Kohlenhydraten wie Hirse, Reis und Haferflocken reichlich Gemüse und Obst, und „insbesondere Früchte, die sich in der Regel dadurch auszeichnen, dass sie wegen ihres Enzymreichtums schnell verderben, Mango, Papaya, Ananas und Banane“[61]. Auf der Negativliste stehen bei ihm Fleisch (maximal 150 Gramm die Woche!), zuckerreiche Nahrungsmittel, Auszugsmehl, Fertigprodukte und fettreiche Kost. Er weist darauf hin, dass Betakarotin, das reichlich in Karotten und Papayas vorhanden ist, eine Minderung der Krebshäufigkeit um etwa 37 Prozent bewirkt und damit neben anderen Stoffen eine starke Schutzwirkung gegen die Krebsentwicklung aufweist. Krebspatienten in seinem Krankenhaus, der „Paracelsusklinik Silbersee“ in Hannover-Langenhagen, werden mit einer entsprechenden Ernährung, Betakarotin und weiteren Nahrungszusätzen wie Magnesium-Orotat und Bittermandelstoffen (Laetril oder B17) behandelt – mit offenbar hervorragenden Erfolgen: Patienten kommen aus der ganzen Welt.

Harvey Diamond, Autor des Bestsellers „Fit fürs Leben“, empfiehlt in „Das Diamond-Programm für Frauen“ Patientinnen, die Brustkrebs hatten oder keinen bekommen möchten, eine „Monodiät“ aus Rohkost als wichtiges und mächtiges Instrument in der Vorbeugung gegen Krebs. Bei dieser Diät nimmt man einen Tag, eine Woche oder einen Monat lang (oder für immer) nur frisches Obst und/oder rohes Gemüse sowie deren frisch gepresste Säfte zu sich. Dadurch „soll so wenig Energie wie möglich für die Verdauung aufgewendet werden, damit sie direkt für die Reinigung und Verjüngung des Lymphsystems genutzt werden kann“[62]. Renner und Canzler stellen in ihrem Buch „Ernährung und Krebs“ einige Krebsdiäten mit hohem pflanzlichen Rohkostanteil vor:

- Die von der bayerischen Krebsgesellschaft empfohlene „stoffwechselaktive Kost“ nach Anemüller und Ries.
- Die Krebstherapie von Max Gerson mit frisch gepressten Säften von biologisch angebauten Früchten, Gemüsen und Blättern (Chlorophyll!) und Salaten.
- Die „vegetabile Rohkostnahrung“ nach Bircher-Brenner, bei der der hohe „Sonnenlichtwert“ und das maximale Wirkungsvermögen einer pflanzlichen Rohnahrung im Mittelpunkt stehen.

- Die „lakto-vegetabile Kost" nach Werner Kollath in „höchstmöglichem biologischem Wertzustand": Sie soll so natürlich wie möglich belassen werden.
- Die „Heilkost" von Karl Windstosser mit Rohkost zu jeder Mahlzeit.
- Die „Kuhlsche Milchsäurekost" mit einem hohen Anteil an Obst, Salaten, Rohkost und Rohgemüsesäften.

Besonders herausheben möchte ich die Krebstherapie nach Dr. Max Gerson. Er war Assistent von Professor Sauerbruch und Freund von Albert Schweitzer, der ihn als „eines der größten Genies in der Geschichte der Medizin" feierte. Bekannt wurde die ernährungstherapeutische Intensivbehandlung der Gerson-Therapie durch eine Dokumentation über 50 Heilungen von Krebs im fortgeschrittenen Stadium, die Gerson im amerikanischen Kongress vortrug. Diese Fälle sind in seinem Buch „Eine Krebs-Therapie. Fünfzig geheilte Krebsfälle" dokumentiert (der Waldthausen Verlag verschickt auf Anfrage ein Verzeichnis von Gerson-Kliniken, siehe Internetadressen und Bezugsquellen). Nach seinem Tod führt Gersons Tochter Charlotte die Arbeit ihres Vaters im Gerson-Institut in Bonita, Kalifornien, weiter (siehe Internetadressen und Bezugsquellen).

Diese Therapie erfasst von Grund auf den gesamten Organismus und erzwingt eine totale Umpolung seiner Dynamik. Gerson sieht nicht nur die Ernährung als Mitursache für die Entstehung von Krebs, sondern entwickelte eine Kost, die eine tiefgreifende Wirkung auf kanzeröse Prozesse hat. Träger der Wirksamkeit und des Erfolgs seiner Therapie ist die hochdosierte, reine Frischkost in leichtverdaulicher Form als Saft, stündlich gegeben, einschließlich Grünblättersäften. Es werden nur biologisch angebaute Früchte und Gemüse verwendet. Damit prangert Gerson die Belastung der allgemein üblichen Lebensmittel mit Kunstdünger, Pestiziden, Zäsiumbestrahlung, Konservierungsstoffen, Bleich- und Färbemitteln, Geschmacksverstärkern, Genmanipulationen und vielem mehr an. „Bleibe der Natur nahe, und die ewigen Gesetze werden dich beschützen."[63]

Die Gerson-Therapie eignet sich auch als Basistherapie bei allen Erkrankungen, vor allem chronischen und Zivilisationskrankheiten. Im Wesentlichen wird viel frisches Obst und Gemüse gegessen, außerdem kalorienarm, salzfrei und fettarm.

Es gehört viel Charakterstärke dazu, wie Franz Konz, der wegen Magenkrebs operiert werden sollte, durch einen Hinterausgang das Krankenhaus zu verlassen und sich ausschließlich von Rohkost mit Wildkräutern und viel Bewegung selbst zu heilen. Seine Erfahrungen und Therapieanweisungen hat er in seinem fast 1600 Seiten starken „Gesundheits-Konz" für jeden zugänglich gemacht. Er hat das Buch zwar vor allem für Schwerkranke geschrieben. Die von Konz propagierte Ur-Medizin ist aber nicht nur ein Heilmittel, sondern „eine Weltanschauung mit möglicherweise gesellschaftsveränderndem Potenzial". Sein Buch ist demnach für alle interessant, die bereit sind, die Verantwortung für ihren Körper, ihre Gesundheit und ihre Zukunft selbst zu übernehmen – damit wir dem Jahr 2000 nicht „krebsend" (Wandmaker) entgegengehen!

Gisela Friebel beschreibt in ihrem Buch „Ich habe Krebs! Na und?", wie sie hauptsächlich mit basischer Rohkosternährung ihren Krebs besiegt hat. Sie gibt zu denken: „Nur wer heilt, hat recht." Seit ihrer Krebserkrankung 1983 hat Gisela Friebel unzählige Seminare und Vorträge gegeben und zehn Bücher geschrieben, um anderen Krebskranken Mut und Hoffnung zu machen. Ich habe sie in einem ihrer Vorträge persönlich kennengelernt und sie als sehr vital erlebt. Bekannt wurde auch das Beispiel von Dr. Nolfi, die ihren Krebs durch Rohkost heilte und von 1945 bis 1947 eine Kurstätte mit 80 Plätzen führte. Hunderte von Patienten wurden durch eine Umstellung auf pflanzliche Frischkost von allen möglichen schweren Krankheiten, darunter auch Krebs, geheilt.

Rohkost ist eine einfache Möglichkeit, die körpereigenen Regulationsmechanismen wieder wirksam werden zu lassen. Angesichts der Fülle von positiven Krankheitsverläufen durch Frischkostkuren von Dr. Kristine Nolfi, kann man sagen, dass es ein „Kunstfehler" ist, wenn die Ernährung als Basisbehandlung und Vorsorgemaßnahme unberücksichtigt bleibt, was besonders nach Operationen wichtig ist, um Metastasenbildung zu verhindern.

Der große Ernährungspionier Norman Walker, der mit 116 Jahren an Altersschwäche starb, schreibt: „Für den Laien ist es interessant, aber für die Krebsstiftungen und ähnliche Einrichtungen wahrscheinlich geschäftsschädigend zu erfahren, dass Menschen, die ausschließlich von frischen, rohen Lebensmitteln, ergänzt durch frische, rohe Gemüse- und Fruchtsäfte leben, keinen Krebs bekommen. Ich habe festgestellt, dass die Reinigung des Körpers durch Darmspülungen und Einläufe, der Verzehr einer ausreichenden Menge Rohkost sowie das Trinken einer Vielfalt von frischen Säften uns von Krankheiten freihalten."[64]

Papain in der Enzymtherapie bei Krebs

Leibold bezeichnet die südamerikanischen Indios als „die Begründer der Enzymtherapie gegen Krebs", weil sie schon seit Jahrhunderten Blätter und Früchte der Papayapflanze nicht nur bei Verletzungen, sondern auch bei bösartigen Geschwüren anwendeten. Allgeier schreibt ähnliches: „Enzyme zur Behandlung von Krebs wurden schon vor Jahrhunderten angewendet: Die Indianer beispielsweise banden auf schlimme Wunden die Früchte und Blätter der Papayapflanze. Sie wussten, dass diese Pflanze bei Verbrennungen, Infektionen und Vereiterungen sehr gut hilft – ebenso bei bösartigen Geschwulsten. Und sie hatten erfahren, dass die Wunden nicht nur schneller heilten und Geschwulste verschwanden, sondern auch die Schmerzen alsbald nachließen, sobald dieses Naturheilmittel benutzt wurde."[65]

Den ältesten Bericht über die Anwendung von Papain bei Krebs habe ich in „The British Medical Journal" vom 16. Juni 1906 gefunden, in dem W. J. Branch von seinen Erfolgen beim Auflösen eines Tumors durch Injektion von zwei Gramm Papain schreibt: „Einer von den Tumoren musste dreimal mit dieser Lösung gespritzt werden, bevor er sich auflöste." Der Autor schreibt weiter zur Anwendung von Papain als „Krebszerstörer" (cancer destroyer): „Der Saft aller Teile des Papaw-Baumes scheint eine spezielle eiweißauflösende Kraft zu besitzen." Die Papayaenzyme zerstören nur krankes Gewebe und lösen es auf, gesundes Gewebe wird nicht angegriffen.

Die Krebstherapie mit Enzymen ist erst wieder in den letzten beiden Jahrzehnten intensiv erforscht worden. Sie ist „auf dem besten Weg, zu einem der wichtigsten Heilverfahren zu werden, das frei von allen gefürchteten Nebenwirkungen der üblichen Krebstherapie bleibt"[66]. Dr. Wolf, der Begründer der modernen Enzymtherapie, hatte herausgefunden, dass dem Blut von Krebspatienten ein bestimmter Stoff fehlt, der beim Gesunden das Krebswachstum verhindert. Dazu müssen wir uns darüber klarwerden, dass jeder Mensch zwischen einigen hundert und 10 000 Krebszellen am Tag produziert, die aber normalerweise rechtzeitig erkannt und zerstört werden. Wolf fand heraus, dass den Krebskranken eiweißspaltende Enzyme fehlten.

Wie können nun eiweißspaltende, proteolytische Enzyme ins Krebsgeschehen eingreifen? Wenn die Theorie stimmt, dass einige Krebsarten durch bestimmte Viren ausgelöst werden, könnten Enzyme eine wichtige Aufgabe als „Virenkiller" übernehmen. Lebende Zellen können sich vor eiweißspaltenden Enzymen schützen. Dies gilt aber nur bedingt für Krebszellen. Ihre Eiweißstoffe unterscheiden sich von denen gesunder Zellen, und sie entwickeln erst innerhalb von 12 bis 48 Stunden Enzymhemmstoffe: Diese Zeit reicht normalerweise aus, um von der körpereigenen Abwehr zerstört zu werden. Gelingt es einer Krebszelle jedoch, es bei diesem Wettrennen gegen die Zeit zu schaffen, sich an gesunden Zellen festzusetzen, umgibt sie sich mit einem Fibrinmantel: Sie maskiert sich damit, wird für das Abwehrsystem unsichtbar und beginnt, hemmungslos zu wuchern. Wenn zu wenige Enzyme vorhanden sind, können sie das klebrige Fibrin im Blut nicht auflösen. Es legt sich auf die weißen Blutkörperchen, die Abwehrzellen, ab, verklebt sie und hindert sie somit, die noch nicht von einem Fibrinnetz geschützten Krebszellen zu vernichten.

Eine andere Wirkung der eiweißspaltenden Enzyme besteht darin, dass sie in der Lage sind, sogenannte Immunkomplexe, die die zelluläre Abwehr lähmen, zu spalten, sie aus ihrer Gewebsanbindung zu lösen und aus dem Organismus zu eliminieren. Außerdem aktivieren sie den Tumor-Nekrose-Faktor TNF, ein krebszerstörendes Molekül des Abwehrsystems. Sie steigern auch die Aktivität von Makrophagen – großen Fresszellen – und natürlichen Killerzellen.

Werden dem Körper jetzt hochdosiert Enzympräparate zugeführt, kann das Fibrin auf den Lymphozyten wieder abgebaut und die Abwehr wieder wirksam gemacht werden. Die Hüllsubstanz der

Tumorzelle wird entfernt, die Zelle freigelegt und wieder als Krebszelle erkennbar für die körpereigene Abwehr.

Besonders wichtig ist dies nach Operationen, weil durch die Wundheilung die Fibrinbildung des Körpers erhöht ist, oder wenn der Tumor durch Arzneimittel oder Bestrahlungen zerstört wird und das dadurch vermehrt gebildete Fibrin den „ausgesäten" Krebszellen günstige Lebensbedingungen schafft. Obwohl heute genügend praktische Erfahrungen vorliegen, die eine Nachbehandlung mit Enzymen dringend nahelegen, gehört sie bisher in der klassischen Krebstherapie zu den Seltenheiten. Wichtig ist zu bedenken, dass die meisten Krebspatienten nicht an ihrem Primärtumor sterben, sondern an Tumoren, die durch Metastasenbildung entstanden sind, die man durch Enzymtherapie wirksam verhindern kann.

Allgeier berichtet besonders von Erfolgen bei lokaler Behandlung mit Enzymen, zum Beispiel den „sensationellen Erfolgen bei Pleurakarzinosen": Statt 22 Prozent hatten die Patienten mit Enzymbehandlung eine Heilungsaussicht auf 42 Prozent, bei weiteren 42 Prozent verkleinerte sich der Tumor in vier Monaten auf die Hälfte. Ähnlich gute Ergebnisse werden bei Bauchspeicheldrüsenkrebs berichtet, bei dem bisher nur ein bis zwei Prozent der Erkrankten fünf Jahre überlebten. An der größten Krebsklinik der USA, der Yama-Klinik, läuft eine umfangreiche Studie über den Versuch, Enzyme in feste Tumore hineinzubringen. „Das Imponierende auch an dieser Methode: Der Zerstörungs- und Auflösungsprozeß, den die Enzyme durchführen, hört an der Grenze des Tumors auf. Keine gesunde, normale Zelle wird geschädigt oder gar zerstört. Enzyme sind tatsächlich ein spezifisches Krebsmittel: Sie vernichten den Krebs und nur ihn."[67] Leibold sieht daher in der Vorsorge und ergänzenden Krebstherapie eines der wichtigsten und vielversprechendsten Anwendungsgebiete der Enzymbehandlung.

Wer sich mit dem Thema Enzyme und Krebs intensiv auseinandersetzen möchte, dem empfehle ich den grundlegenden Aufsatz von Dr. Heinrich Wrba „Krebstherapie mit proteolytischen Enzymen" in dem sehr interessanten Sammelband „Kombinierte Tumortherapie" (siehe Literaturverzeichnis). Wrba geht so weit zu behaupten: „Würde man heute gezielt daran gehen, die krebsgefährdeten Menschen systematisch prophylaktisch zu behandeln –

u. a. mit Enzymen, „dann könnte die Rate der Krebserkrankungen auf die Hälfte gesenkt werden."[68] Enzyme brauchen zu ihrer optimalen Wirkung Koenzyme, Mineralien, Spurenelemente und Vitamine, wie wir sie in frischem Obst und Gemüse reichlich finden. Wir können außer hochdosierten Papain-Enzymprodukten auch die grüne, unreife, harte Papaya aus Bio-Anbau als Krebstherapie verwenden.

Carpain gegen Krebs?

Professor Chung-Shih Tang, Papayaexperte an der Universität Honolulu, berichtet über die Wirkungen von Carpain, dem Haupt-Alkaloid, das in den Blättern, allen grünen Teilen und den Samen der Papaya enthalten ist. Carpain soll nicht nur, ähnlich wie Digitalis, den Blutdruck senken, sondern ihm wird von verschiedenen Autoren auch eine Anti-Krebswirkung zugesprochen. In einer Dosis von 0,1 Prozent soll es bei Blutkrebs wirksam sein. Professor Tang fand diese Forschungsergebnisse bei einem eigenen Versuch mit Mäusen allerdings nicht bestätigt.

Auch Dr. McLaughlin von der Universität Lafayette (Indiana, USA) forscht zu diesem Thema. Er hat herausgefunden, dass die Papayablätter Krebszellen auflösen. Seine Untersuchungen sind noch nicht abgeschlossen, ich werde die „Patienteninformation für Naturheilkunde" auch über diese Forschungsvorhaben auf dem laufenden halten (siehe Internetadressen und Bezugsquellen).

Fallbeispiel: Papayatherapie Halima Neumann

Halima Neumann berichtet in ihren beiden Büchern „Stop der Azidose, Allergien und Haarausfall" und „Stop Krebs, MS, Aids" über den Therapieerfolg bei Krebs mit Papaya. Dr. Kurt Koesel auf Maui, Hawaii, verordnete ihr nach mehreren erfolglosen Chemotherapien dreimal täglich frisch gepressten Saft aus insgesamt einem Kilo grüner Papaya, auf drei Mahlzeiten verteilt. Der bittere Saft wurde auf einen halben Liter Wasser verdünnt und sofort schluckweise und langsam getrunken. Neben dem Fruchtfleisch wurden auch die bittere Schale sowie die dunklen Kerne reifer Papayafrüchte verwendet. Ein halbes Jahr lang ernährte sich die geschwächte Krebskranke von Flüssignahrung. Sie schreibt: „Die krebszellenauflösende Wirkung der weißen Milch unter der Fruchtschale (Papain-Latex) und der Enzyme in den Kernen haben meine Krebsheilung auf der körperlichen Ebene eingeleitet.“[69]

Nach einem halben Jahr begann Halima Neumann, das Fruchtfleisch der grünen Papaya zu reiben und als Rohkost – sie nennt es „Papaya-Kraut“ – zu essen, um sich mit Faserstoffen zu versorgen und damit die Verdauung in Gang zu bringen. Den bitteren Geschmack der Papayaschale milderte sie mit Zitronensaft und Olivenöl. Zur Stärkung ihres geschwächten Körpers nahm sie täglich 30 Gramm Spirulina zu sich, eine eiweiß- und vitaminreiche Grünalge aus chemiefreien Sodagewässern.

Nach einem Jahr „Papayatherapie“ waren keine Krebszellen mehr in Blase und Gebärmutter nachweisbar. Halima Neumann betont, dass man nicht zu viele **unreife**, weiße Kerne essen sollte, sie könnten Übelkeit verursachen. In Deutschland bekommt man grüne Bio-Papayas, ideal für eine Krebstherapie, bei „Passion4fruit“ (siehe Internetadressen und Bezugsquellen).

Neben der segensreichen Wirkung der grünen Papaya und den Kernen der reifen Frucht erfuhr Halima Neumann aber auch, wie wichtig die seelische Neuorientierung bei einer Krebserkrankung ist: „Nach vielen Heilungskrisen in den ersten sechs Monaten begann ich endlich, mit klarem Bewusstsein mein wahres Selbst zu entdecken. In der ersten Zeit setzte ich meine ganze Hoffnung auf Genesung in Naturheilmittel und Hilfen von außen. Nach den wiederkehrenden Krisen trat zwar eine enorme Besserung ein, die vollständige Heilung vollzog sich aber erst, als ich die Notwendigkeit erkannte, dass auch an meinem Bewusstsein etwas zu verändern sei. So entdeckte ich das Zusammenwirken mit der göttlichen Liebe als dem inneren Heiler, und es vollzog sich die langersehnte Genesung. Ich fühlte mich endlich in meiner Mitte – heil und geborgen!“[70]

Heute, nach mehr als fünfzehn Jahren, gilt Halima Neumann als völlig geheilt und gibt ihr Wissen in Büchern und auf Seminaren weiter. Aus Begeisterung für die segensreichen gesundheitlichen Eigenschaften der grünen Papaya zur Prophylaxe und als universelles Heilmittel bei chronischen Erkrankungen und Immunschwäche hat sich die Gesundheitsberaterin auf die Suche nach einem passenden Ort auf den Kanarischen Inseln gemacht. Nun steht ein geeignetes Grundstück auf der Insel La Palma zur Verfügung, wo die Errichtung eines Selbsthilfezentrums geplant ist. Gesundheitlich angeschlagene Europäer können sich dort unter Einbezug der Papayatherapie regenerieren und gleichzeitig in Seminaren eine neue, gesündere Lebens- und Ernährungsweise erlernen.

Halima Neumann berichtet in ihrem Krebsbuch über die Papayatherapie, die zuerst in den USA und jetzt in Mexiko nahe der amerikanischen Grenze erfolgreich angewendet wurde und wird. Die Nachfolger von Harold Manner, der mehrere Bücher geschrieben hat, behandeln in der „Manner-Klinik" in Tijuana, Mexiko, Krebskranke erfolgreich mit Laetril aus Aprikosenkernen und Papaya-Latex (siehe Internetadressen und Bezugsquellen). Laetril wird auch Vitamin B17 oder Amygdalin genannt und kann aus Aprikosenkernen, Mandelkernen, Papaya und vielen anderen Pflanzen gewonnen werden. Wenn diese Bittermandelstoffe durch eine Enzymreaktion Zyanid und Benzaldehyd abgeben, sterben die Krebszellen ab, während gesunde Zellen nicht beeinflusst werden.

Harold Manner, der an der Loyola-Universität Chicago, USA, arbeitete, soll eine Erfolgsrate von 68 Prozent beim Rückgang von Tumoren mit einer besonderen Anti-Krebsdiät und -therapie erzielt haben. Seine Erfolge beruhen nach Informationen von Halima Neumann auf der Colon-Hydro-Therapie (Darmwäsche, Erklärung siehe Kapitel *Darmgesundheit),* hohen Vitamingaben (besonders Provitamin A, Vitamin-B-Komplex, Vitamin C, Vitamin B17), Thymusextrakt Levamisol und Interferon.

Auskunft über weitere Kliniken, die mit Laetril arbeiten, gibt die „Cancer Control Society" (siehe Internetadressen und Bezugsquellen). Manuel Gomez de la Maza, Professor an der Universität Havanna, erzielt ebenfalls Heilerfolge an Krebskranken mit Laetril und Papaya-Latex, der weißen Milch, die unter der Schale der grünen Frucht hervorquillt.

Während ihrer Heilungszeit auf Hawaii traf Halima Neumann bei Dr. Koesel und Dr. Ray zahlreiche Patienten, die durch die Papayatherapie der oben genannten Mediziner geheilt wurden.

Papaya als Krebsheilpflanze in Australien – und bei uns

Harald Tietzes kleines Buch „Kombucha, gesund und fit mit dem Wunderpilz“ (mvg-Verlag, 1996) mit einem Hinweis auf Papaya als Krebsheilmittel blieb noch relativ unbeachtet. Als aber Rüdiger Schlegel in der Zeitschrift „Bio“ Anfang 1997 von der „jahrtausendealten Krebsheilpflanze der Aborigines“ schrieb und wissenschaftliche Studien zum Thema zitierte, wurde eine Lawine des Interesses auch in Deutschland ausgelöst. Er wurde fortan überhäuft von Anfragen nach *Papaya 35* oder auch *Papaya 35 Multiply Plus*, das seine Firma Rüdiger O. Schlegel vertreibt. Diese Produkte, auch von der Firma „Papaya Vera“ angeboten, entwickelten sich bei Heilpraktikern, Naturheilärzten, aber auch Kranken zum Renner. Besonders bei denen, deren Immunsystem geschwächt war oder die unter verschiedenen Krebsarten litten.

Zwar gibt es Papaya in Australien erst seit etwas mehr als 200 Jahren. Aber, wie mir Harald Tietze bestätigte, der einen engen Kontakt zu Aborigenes vor allem im Nordosten Australiens pflegt, haben sie tatsächlich die Papayapflanze als Krebsheilmittel entdeckt und schwören besonders auf einen Tee aus Papayablättern, den Krebspatienten regelmäßig trinken sollten. Harald Tietze und Rüdiger Schlegel schickten mir zahlreiche Patientenberichte, aus denen ich im Folgenden einige Zitate bringen werde. Das Originalrezept wurde vom Ostaustralier Frank Sheldon wiederentdeckt, der 1962 seinen Lungenkrebs mit Papayablättertee heilte, und vom australischen Naturheilkundler José Perko optimiert und zu dem Produkte *Papaya 35 Super Concentrate* weiter entwickelt. Das Anti-Krebs-Rezept der Aborigines habe ich im Kapitel *Die Papaya in der Ethnomedizin der Naturvölker* wiedergegeben.

Das Ehepaar Perko investierte jahrelange Forschungsarbeit, um ein optimales Produkt zu entwickeln. Papaya-Extrakte werden dabei in einer Kombucha-Lösung fermentiert. Kombucha ist ein Abkömmling von Hefe, und die Kombucha-Bakterien werden in grünem Tee gezüchtet. Kombucha kommt aus Asien, wo es seit mehr als 2000 Jahren als ein erfrischendes, entgiftendes Getränk konsumiert wird. Auch bei uns gibt es Kombucha-Getränke im Bioladen zu kaufen. Durch den Fermentationsprozess werden organische

Bestandteile der Papaya durch die Aktivität von Mikroorganismen optimal aufgeschlossen und in ihrer Wirkung potenziert. Der Prozess der Milchsäuregärung und die Gesundheit von Milchsäureprodukten ist seit Urzeiten bekannt zum Beispiel im Joghurt der Bulgaren, die auffällig viele Hundertjährige unter sich haben.

Die Bestandteile von *Papaya 35* sind Blätter, Früchte und Samen der Papaya, Kombucha-Kulturen, Grüner Tee, Zitronensaft und Holunderblüten. Das Produkt enthält antioxidativ wirkende Vitamine wie Vitamin C, E und A. Durch den Anteil von Kombucha enthält es besonders viele B-Vitamine. Glukoronsäure, Folsäure und Milchsäuren wirken besonders günstig auf die Darmflora und die Verdauung. *Papaya 35* ist enzymaktiv und versorgt den Körper mit den Papaya-Enzymen Papain, Chymopapain und Lyozym, was sich ebenfalls günstig auf die Verdauung, besonders von eiweißhaltigen Lebensmitteln, auswirkt. Wie viele Studien belegen, wirken Papayaenzyme effektiv gegen schädliche Mikroorganismen wie Salmonellen und Staphylococcen und wirken darüber hinaus entzündungshemmend.

Im Produkt ist die ebenfalls gesundheitliche Glucoronsäure enthalten, welche das Verdauungs- und Drüsensystem stärkt sowie den Organismus entgiftet. Toxine werden an diese Säure, die auch von der Leber produziert wird, gebunden und über den Urin ausgeschieden. Bei einer Überlastung mit Toxinen reicht oft die Produktion von Glukoronsäure nicht aus, um den Körper erfolgreich zu entgiften. Dass Papaya-Enzyme Krebs heilen können, wurde schon beschrieben. Sie enttarnen die Krebszellen, indem sie ihre Maskierung aus Protein zerstören, und beugen der Metastasenbildung vor, indem sie den „Tumor Nekrose-Faktor“ erhöhen. Es handelt sich um hormonähnliche Substanzen, welche von bestimmten Makrophagen oder großen Fresszellen gebildet werden, um Krebzellen zu vernichten. Als dritte Wirkung im Krebsgeschehen zerstören Papaya-Enzyme ein bestimmtes Protein der Zellmembran CD44 von Krebzellen, wichtig für die Anhaftung von Krebszellen im Gewebe und damit Metastasenbildung. Wir erinnern uns: Die meisten Krebspatienten sterben nicht am Primärtumor, sondern an den Metastasen. Die Zahl „35“ bei *Papaya 35* bedeutet, dass der Extrakt um den Faktor 35 konzentriert wurde. Aktuell ist diese Zahl nicht mehr zutreffend, weil das Produkt mittlerweile um den Faktor 60 konzentriert wurde.

Papaya 35 wird von Dr. William Leonard Mayo, Präsident von „Dr. Mayo's Health Products" in Avalon, Australien, als Gesundheitsprodukt euphorisch gefeiert, und er empfiehlt es jedem Gesundheitsbewussten. William Leonard Mayo führte Teebaumöl in Australien ein. Er hat Doktorgrade inne in Erziehungswissenschaften und als Arzt und war Professor an der Illinois University in den USA. Mayo wird als „Vater der Umwelterziehung" betrachtet und gründete bereits 1970 die „American Society for Environmental Education" als erste Organisation dieser Art weltweit. Er schrieb etliche Bücher über die medizinischen Eigenschaften von Pflanzen. Seine beiden Brüder William James und Charles Horace Mayo gründeten die weltberühmt Mayo Clinic in Rochester, Minnesota, welche als bestes Diagnose-Krankenhaus der Welt gilt.

William Leonard Mayo erzählt in einem Schreiben, das mir vorliegt, davon, dass Ende des 19. Jahrhunderts ein britischer Arzt, der die Heilkraft der Papaya erforschte, nach Australien auswanderte und in Brisbane ein Krankenhaus eröffnete und dort Papaya als Heilmittel für eine Anzahl von Krankheiten mit großem Erfolg verabreichte. 1908 kaufte F.J. Banfield, Autor von „Confessions of a Beachcomber", eine kleine der Whitsunday-Inseln in Australien. Er war todkrank und hatte vor allem Atemprobleme. Ein alter Aborigene, einziger Bewohner der Insel, brachte Banfield in Kontakt mit den Gesundheitsvorzügen der Papaya und bereitete ihm einen Tee aus Papaya-Blättern zu. Banfield genas, lebte noch viele weitere Jahre auf seiner Insel und widmete seiner Heilung durch Papaya ein ganzes Kapitel in seinem Buch. Harald Tietze, der „Vater der australischen Volksmedizin", sammelte eine Fülle von Erfahrungsberichten, die er in seinem Buch „Papaya, The Medicine Tree" veröffentlichte. Befreundet mit dem Ehepaar Perko, inspirierte er sie, sich mit der Entwicklung eines effektiven Gesundheitsprodukts auf Papaya-Basis zu beschäftigen.

Erfahrungsberichte mit „Papaya 35"

Im Folgenden zitiere ich aus Erfahrungsberichten von Menschen, die mit *Papaya 35* gute Erfahrungen gemacht haben oder sogar geheilt wurden, selbst von Krankheiten wie Krebs. Einige der Namen habe ich verfremdet, die Original-Erfahrungsberichte mit voller Adresse und Unterschrieft liegen mir in Kopie vor. Veronika Joch schreibt, „Meiner Mutter geht es ... relativ gut. Der Tumor hat sich stark zurückgebildet.“ Eine Frau aus der Nähe von Köln schreibt, „da ich schon guten Erfolg hatte, und meine Metastasen kleiner wurden, möchte ich das Mittel gern weiter nehmen.“ Hanne Liefer aus Bayern bedankt sich für „diese wertvolle Hilfe. Der Appetit ist wieder da, der Stoffwechsel funktioniert, und das Essen wird wieder zur Lebensfreude.“ Vorher konnte sie wegen Enzymmangel kaum ein Lebensmittel vertragen. Otto Finn hatte Speisenröhrenkrebs im fortgeschrittenen Stadium. Der Krebs verschwand, zur Verwunderung der Ärzte. Allerdings schreibt er auch: „Ich bin mir im Klaren, dass ich noch einige Jahre warten muss, um sicher sein zu können, den Krebs besiegt zu haben.“ Sicherheitshalber macht er drei Mal im Jahr eine Kur mit *Papaya 35* von 3 Monaten. Inge Schliemann aus der Nähe von Frankfurt litt unter Dickdarmkrebs, der operiert wurde, und zuletzt unter einem Tumor in der rechten Niere. Sie war über das Buch von Andrea Ehring „Papaya – das Krebsheilmittel der Aborigenes“ gestolpert und nahm fortan wöchentlich eine Flasche *Papaya 35* ein, drei Mal täglich eine kleine Portion. Nach drei Monaten hatte sich der Tumor „nahezu vollständig zurückgebildet“, so der CT-Bericht. Inge Schliemann nahm den Extrakt noch ein Jahr weiter und führt jeden Winter eine dreimonatige Kur durch. „Wahrscheinlich würde ich ohne das Papaya-Konzentrat heute nicht mehr leben.“ Allen Bekannten, denen sie das Produkt mit Erfolg empfahl, erlebten wie sie „eine gestärkte Immunkraft, deutlich besseres Befinden, positivere Stimmung und bei Chemo-Patienten ein gutes Blutbild entgegen den Erwartungen der behandelnden Ärzte, die nicht immer eingeweiht werden.“

Peter Bruhns aus Hamburg hatte Darmkrebs in einem sehr weit fortgeschrittenen Stadium. Der gesamte Dickdarm wurde entfernt. Nach einiger Zeit hatten sich aber fünf Lebermetastasen gebildet. Die Ärzte sprachen von einer Überlebenszeit von nur noch zwei bis sieben Monaten. Peter Bruhns begann, *Papaya 35* zu nehmen. Die Metastasen wurden erst kleiner, dann verschwanden sie, wie auf einer Ultraschall-Untersuchung zu sehen ist. Gitte Johl war an Schilddrüsen- und Speicheldrüsenkrebs erkrankt. Sie begann, *Papaya 35* einzunehmen. „Konzentrat und Tee aus Papayablättern nahm ich ein. Das Geschwür ging komplett zurück. Ich lebe fast schmerzfrei, und mein Allgemeinzustand hat sich insgesamt wesentlich verbessert. Bei meinen vierteljährlichen Nachuntersuchungen konnten dank *Papaya 35* und Papaya-Tee keine weiteren Metastasen mehr entdeckt werden."

Weitere Papayaprodukte aus Australien

Es gibt mittlerweile auch eine Weiterentwicklung von *Papaya 35*, die sich *Papaya 35 MultiplyPlus* nennt. Außer fermentierter Papaya enthält diese Produkt auch Granatapfel-Extrakt. Mit diesem Produkt wurden an der Southern Cross University in Lismore, New South Wales, Australien Untersuchungen durchgeführt, die sein hohes antioxidatives Potenzial belegen. Neuerdings gibt es über die Firma Rüdiger O. Schlegel noch ein weiteres fermentiertes Papayaprodukt von „Rochway", früher „Kombucha-House", nämlich *Immun-Prolong* zur Stärkung des Immunsystems. Es enthält 18 verschiedene Aminosäuren und ist besonders wirksam zur Stärkung des Immunsystems, aber auch für Zellaufbau und -reparatur. Weitere Indikationen: Burnout-Syndrom, Krebs, Allergien, Infektionen, Asthma, Diabetes. Darüber hinaus verbessert *Immun-Prolong* die Blutwerte und Leberfunktionen. Dieses Produkt enthält etwa ein Drittel mehr Aminosäuren als *Papaya 35* und auch einen noch höheren Gehalt an Papain von 20 Milligramm auf 5 Milliliter.

Die australische Regierung informiert über die Vorzüge von Papaya-Enzymen auch bei Krebs und vielen anderen Krankheiten (http://www.health.gov.au). Ähnliches ist hier noch undenkbar. Der Pionierarbeit von Harald Tietze, José und Veronika Perko sowie der Forschungstätigkeit von Esti und Brian Siebert in der Firma „Rochway", früher „Kombucha House", haben wir es zu verdanken, dass auch bei uns eine Reihe hochwertiger Papaya-Produkte zur Auswahl stehen, die Menschen helfen können, gesund zu bleiben oder gesund zu werden.

Allergien – Das „Fass" ist voll!

„Allergie ist ein letzter verzweifelter Hilfeschrei eines über Generationen gebeutelten Organismus." (Anne Kallatin)

Der „Bundesverband Neurodermitiskranker e.V." spricht inzwischen von zwei Millionen Betroffener in der Bundesrepublik und schätzt die Dunkelziffer genauso hoch. Es gibt insgesamt 25 Millionen Allergiker in der Bundesrepublik. Die Tendenz ist steigend. Die Zuwachsrate allein bei Neurodermitis beträgt pro Jahr sieben Prozent, das sind 140 000 Neuerkrankungen. Wenn diese Entwicklung weiter im gleichen Tempo anhält, wird in zehn Jahren jeder Bundesbürger an einer Allergie leiden!

Das Thema „Allergien" ist vielschichtig, und das Problem gewinnt an Brisanz. Schon ein Fünftel der Kinder leiden an Nahrungsmittel- und anderen Allergien. Der Tipp vieler Ärzte und Heilpraktiker: alles Weiße weglassen, also Weißmehlprodukte und eventuell auch Weizen; Zucker und tierisches Eiweiß wie Milchprodukte meiden. Weizen und Milch sind die Nahrungsmittel, die am häufigsten Allergien auslösen. Weizen ist ein überzüchtetes Getreide: Viele Allergiker, die mit Weizen (auch aus Bioanbau) Probleme bekommen, vertragen Dinkel, seine Ursprungsform. Auch künstliche Zusatzstoffe, die mit „E" anfangen, sind zu umgehen. Das Gefährliche an Allergien: nach ein paar Jahren entwickelt sich oft Asthma daraus.

Am besten ist es, als Säugling möglichst lange – gut wäre ein Jahr – gestillt zu werden und danach keine Milchprodukte und anderes tierisches, „artfremdes" Eiweiß zu essen. In Gemüse und Obst sind genügend hochwertige Proteine vorhanden! Viele Völker dieser Erde nehmen keine Milchprodukte zu sich und erfreuen sich bester Gesundheit.

Es ist kein Wunder, dass wir auf einige dieser eigentlich unnatürlichen Nahrungsstoffe allergisch reagieren. Unser Organismus hat schon mit Umweltgiften und Kunststoffen genug zu tun. Wir wissen nie, wann „das Fass voll" ist und in Form einer Allergie zum Überlaufen kommt! Daher sollten wir für eine möglichst naturbelassene Nahrung sorgen: wenig bearbeitet und möglichst aus biologischem Anbau ohne Pestizide, Insektizide, Fungizide und Kunstdünger. Auch in unserer Wohnumgebung und an unserem Arbeitsplatz ist „Natur pur“ angesagt.

Wandmaker und andere Vertreter der „Natürlichen Gesundheitslehre“ machen die „Toxämie“, die Vergiftung und Verschlackung unseres Körpers, für das wachsende Allergie- und Asthmaproblem verantwortlich. „Wenn die inneren Organe, besonders die große Reinigungsfabrik Leber und das letzte Filterorgan, die Nieren, es nicht mehr schaffen, die sich unentwegt anhäufenden Schlacken auf dem normalen Weg wie Stuhl, Urin und Lunge hinauszubefördern, wird das größte Ausscheidungsorgan, unsere Haut, hinzugezogen, um das Leben des Organismus aufrechtzuerhalten.“[71] Wandmaker empfiehlt, zu hundertprozentiger pflanzlicher Rohkost überzugehen: „Dann verschwinden Allergie, Akne und Neurodermitis in wenigen Wochen.“

Von Seiten der „Natürlichen Gesundheitslehre“ wird die Ansicht vertreten, dass Allergiker gar nicht krank, sondern noch so gesund sind, vitale Widerstandskräfte gegenüber krankmachenden Substanzen zu besitzen. Ich möchte dazu eine eigene Erfahrung beisteuern. Seitdem ich jahrelang tierisches Eiweiß in meiner Ernährung weggelassen habe, bin ich dagegen so sensibilisiert, dass ich es nicht mehr vertrage. Meine eineiige Zwillingsschwester, die Milchprodukte isst, hat damit nach wie vor keine Probleme. Im Gegensatz zu meiner Schwester bin ich nie krank, habe keine Erkältungen und auch keine Arthrose in der Schulter. Vielleicht sind nicht die Allergiker die Kranken, sondern die „Gesunden“, die scheinbar alles vertragen? In diesem Zusammenhang ist interessant, dass Allergiker wesentlich seltener Krebs bekommen als der Durchschnitt der Bevölkerung.

Eine Hauptursache der zunehmenden Allergien ist sicherlich auch der „Eiweißmüll“, den die meisten in ihrem Darm haben. „Gerade Allergiker wie Neurodermitiker leiden unter einer tiefgreifenden Eiweißstoffwechselstörung, kombiniert mit Übersäuerungstendenzen im Dünndarm und dem Übertreten großmolekularer Proteine ins Blut.“[72] Hier hilft zum Beispiel eine Papayakur: Möglichst jeden Tag eine Papaya essen, am besten einschließlich der papainhaltigen

Samen, oder papainhaltige Enzympräparate nehmen! Die Papayaenzyme bauen den „Eiweißmüll“ im Darm ab, heilen die perforierten Darmwände, normalisieren die entgleiste Darmflora und bauen Immunkomplexe ab. Unverdaute Nahrungsmoleküle werden im Blut als Fremdkörper angesehen und behandelt. Die Lymphozyten des Immunsystems produzieren Antikörper, die sich an die Moleküle heften, um sie zu identifizieren. Diese Immunkomplexe werden von den weißen Immunzellen aufgefressen. Sind es aber zu viele, lagern sie sich in Muskeln, Haut, Gehirn, Lungen, Arterien und anderen Körperstellen ab. Dies führt zu Entzündungen, Schmerzen und Degenerationserscheinungen im betroffenen Bereich.

Durch den Kampf gegen „Nahrungsgifte“ hat der Körper oft keine Kapazität mehr, sich erfolgreich gegen Viren und Bakterien zu wehren. Die Nahrunsmittelallergie kann zu den vielfältigsten Problemen führen: Asthma, Durchfall, Colitis, Ekzeme, Nesselsucht, Rheuma und Multiple Sklerose. Papayaenzyme befreien unsere belasteten Magen- und Darmwände von Parasiten, Bakterien und Pilzen (vgl. auch die Kapitel *Darmgesundheit, Papaya als Wurmmittel* und *Papaya – Hilfe bei Pilzbefall).*

Die Vitamine in der Papaya stärken zudem unser geschwächtes Immunsystem. Wir sollten auf jeden Fall – zumindest vorübergehend – das Nahrungsmittel von unserem Speiseplan streichen, das eine allergische Reaktion auslöst. Um unser Immunsystem weiter zu stützen, sollten wir möglichst viel Frischkost zu uns nehmen, uns viel an frischer Luft bewegen, Stress abbauen und uns durch Wechsel- oder Kaltduschen abhärten.

Nach drei Monaten können wir es wieder einmal mit dem entzogenen Nahrungsmittel versuchen, da die Lymphozyten, die eine Immunglobulin-Reaktion auslösen, nur eine Erinnerungszeit von zwei bis drei Monaten besitzen. Zur Aktivierung der Selbstheilungskräfte und Reinigung des Körpers sowie zur Bewältigung von Stress ist auch das Erlernen des „authentischen Reiki“ sehr zu empfehlen. Am besten wäre es, wenn die Betroffenen, auch Kinder, diese Methode selbst erlernen. Kinder, die seit Jahren jede Nacht unter schwersten Asthmaanfällen litten, waren innerhalb von sechs Wochen völlig beschwerdefrei und blieben auch von weiteren Anfällen verschont.

Papaya - Hilfe bei Grippe und Erkältungen

Erkältungen und Grippe werden durch Viren hervorgerufen. Ein grippaler Infekt oder eine Erkältung ist eine akute Erkrankung des Atemtraktes und oft von Fieber begleitet. Eine echte Grippe wird durch Influenza-Viren der Typen A, B und C verursacht.

Bei Erkältungen und Grippe verwenden die Inder traditionell einen Auszug aus fein zerstoßenen Samenkörnern der Papaya und Essig, der schweißtreibend wirkt. Die jungen Blätter, als Gemüse gekocht, sollen im Frühstadium einer Grippe fieberabwehrend sein. Papayas beugen Erkältungskrankheiten vor, indem sie uns reichlich mit Vitamin C versorgen und den Enzymvorrat des Körpers auffüllen. Dadurch sind wir bestens gegenüber dem Angriff von Viren geschützt.

Wer viel frisches Obst und Gemüse oder gar hauptsächlich Rohkost isst, erkältet sich nur selten oder gar nicht mehr.

Professor Max Wolf, der Begründer der modernen Enzymtherapie, führte eine Langzeitstudie mit kanadischen Soldaten durch. Sie erhielten vorbeugend ein geeignetes Enzymgemisch. „In der Folgezeit blieben zwei Drittel aller Versuchsteilnehmer, die gewöhnlich mehrmals jährlich unter Erkältung oder Grippe litten, ganz davon verschont. Die restlichen Teilnehmer erkrankten nur leicht, kein einziger schwerer Grippefall trat ein.“[73] Ein derart gutes Ergebnis ist von keinem anderen vorbeugenden Mittel, das außerdem noch völlig nebenwirkungsfrei ist, bekannt.

Wenn im Organismus ausreichend Enzyme vorhanden sind, kann es nicht zum Ausbruch einer akuten Infektion kommen, weil jedes eindringende Virus sofort angegriffen und vernichtet wird. Auch derjenige, den die Grippe oder Erkältung schon „erwischt“ hat, kann von enzymreicher Nahrung oder Enzymmitteln profitieren. Die Enzyme zerstören die „Nachfolger“ der Viren, die aus den infizierten Zellen hervorgehen. Sie wirken bei einer bestehenden Infektion so, dass der Krankheitsverlauf sich verkürzt, Zelltrümmer schneller abgebaut werden, der zähe Schleim in den Atmungsorganen verflüssigt wird und eine Linderung der Symptome eintritt.

Luc Montagnier erlebte, dass er keine Infektionen mehr kennt, seit er ein fermentiertes Papayaprodukt nimmt. Ich nehme *Papaya 35 Multiply Plus* und kann diese Wirkung bestätigen. Fermentierte Papayaprodukte enthalten extrem viele Antioxidantien (siehe Kapitel *Ein Papaya-Fan: der HIV-Papst Luc Montagnier).*

Papaya – große Hilfe fürs Herz!

Herz-Kreislauf-Erkrankungen stehen bei uns an der ersten Stelle der Todesursachen. Jährlich sterben in Deutschland daran mehr als 460 000 Menschen, das bedeutet, dass durch Herzkrankheiten, statistisch gesehen, pro Jahr eine Stadt von der Größe Nürnbergs „entvölkert“ wird! Gefäßverengungen führen zu Bluthochdruck und zu Schäden vor allem an Herz und Nieren. Forscher gehen davon aus, dass ein Mangel an Enzymen am Anfang der Arteriosklerose steht, weil die fettspaltenden Biokatalysatoren an der Verhütung der Arterienverkalkung oder am Abbau bereits bestehender Einlagerungen in den Gefäßwänden beteiligt sind.

Wandmaker empfiehlt als „Herz-Schutznahrung“: „Iss die Idealnahrung – Rohkost, vorzugsweise Früchte. Du solltest auch im Falle einer Kompromisslösung auf täglich zwei Mahlzeiten Obst und Gemüse ohne Hitzeanwendung nicht verzichten.“[74] Dass die Adern durch Kalkablagerungen verengt und „brüchig“ werden, ist vor allem auf einen Vitamin-C-Mangel zurückzuführen. Den besten Gefäßschutz bietet demnach die rohkostreiche Vollwertkost mit ihrem hohen Gehalt an Enzymen und Koenzymen! Enzympräparate werden in allen Stadien der Arteriosklerose empfohlen, zur Nachbehandlung von Herzinfarkt und Schlaganfall und bei Durchblutungstörungen. „Enzyme können vorbeugend verabreicht werden, am besten kurmäßig mehrmals jährlich für einige Wochen, um die Arterien ‚durchzuputzen‘, unbedenklich aber auch dauernd. Spätestens ab dem 40. Lebensjahr sollten diese vorbeugenden Maßnahmen selbstverständlicher Bestandteil der Gesundheitsvorsorge werden!“[75]

Ross Horne sagt, dass Arteriosklerose rückgängig zu machen ist, sogar im fortgeschrittenen Stadium, wenn die Ernährung umgestellt werde! Das Gleiche gilt für Krankheiten, die damit verbunden sind. Schon der große Enzymforscher Max Wolf hatte herausgefunden, dass Enzymgemische Arterienverkalkung entgegenwirken. Wolf erprobte das WOBE-Enzymgemisch an seinem Herz, das durch einen Kranzaderverschluss in Mitleidenschaft gezogen war. Und er hatte Erfolg! Er konnte bei sich und bei seinen Patienten feststellen, dass die Blutfettwerte nach drei bis fünf Stunden auffallend sanken.

Neuere Forschungen haben ergeben, dass sowohl das Essen von unreifer als auch von reifer Papaya das Risiko für Arteriosklerose, Schlaganfall und Herzinfarkt senkt. Das Alkaloid Carpain, das in der Papaya enthalten ist, senkt die Blutfettwerte und den Cholesterinspiegel und macht eine verhärtete Fettleber wieder gesund. Wir können also mit einer geeigneten Ernährung das Cholesterin abbauen, das sich in den Arterien angesammelt hat.

Papaya bei Entzündungen

Viele Krankheiten werden von einem entzündlichen Prozess begleitet. Durch das Papayaenzym Papain wird der Körper darin unterstützt, die Entzündung auszuheilen, und es wird verhindert, dass eine Entzündung außer Kontrolle gerät. Papain macht das Blut dünnflüssiger, baut Giftstoffe im Entzündungsherd ab und verhindert die Bildung von krankhaften Immunkomplexen, die zu neuen Entzündungen führen und die körpereigene Abwehr behindern können. Die begleitenden Schmerzen werden ursächlich gelindert, indem Enzyme die Schadstoffe, die die empfindlichen Nervenenden reizen, auflösen.

Die Indianer legten zur Förderung der Heilung bei Entzündungen traditionell Fruchtscheiben der Papaya und zerstoßene Samen auf infizierte und entzündete Hautstellen. Statt dessen nimmt man heute papainhaltige Salben und zur Unterstützung des Heilungsprozesses auch innerlich Enzymdragees. Manchmal treten bei Wunden oder Geschwüren nach Anwendung von Enzymsalben geringe Blutungen auf. „Sie erklären sich aus der Verflüssigung der abgestorbenen Gewebsteile und sind für die Heilung günstig.“[76]

Dr. Kunze in Berlin forscht über die Wirkung von Papain auf die Auslösung von „Immunkomplexen", Netzwerken aus mehreren Antigenen. Dabei konnte er nachweisen, dass Papain dem Körper hilft, eindringende Krankheitserreger abzuwehren, indem sie von spezifischen Antikörpern abgefangen werden. Bilden sich aufgrund einer „überschießenden" Immunreaktion zu viele dieser Antikörper-Aggregate (= Immunkomplexe), kann dies für den Körper gefährlich werden, weil diese selbst zu neuen Entzündungsherden werden können und die körpereigene Abwehr verlangsamen. Es kann zu Immunkrankheiten, wie zum Beispiel Rheuma oder Multiple Sklerose, oder auch zu chronischen Entzündungen kommen. Auch bei Krebs hat man zu hohe Immunkomplexzahlen gefunden.

Dr. Kunze fand heraus, dass Papain selbst in geringen Konzentrationen die Bildung von zu vielen Immunkomplexen verhindern kann. Papain ist in vielen Enzympräparaten vorhanden und kann zum Beispiel bei Bronchitis und Nebenhöhlenentzündungen helfen, die Schleimmassen aufzulösen und hinauszubefördern. Bei Verabreichung von Antibiotika reagieren die Schleimhäute oft überempfindlich, diese Reaktion ist bei Enzympräparaten nicht zu beobachten.

Bei allen Entzündungsarten wie Blasenentzündungen, chronischer Eileiterentzündung, Lungenentzündungen und anderen entzündlichen Prozessen werden kombinierte Enzymmittel erfolgreich eingesetzt. „Enzyme wirken nicht wie Antiphlogistika, also entzündungshemmende Medikamente, sondern fördern alles, was hilft, den Schaden zu begrenzen, zu beheben und neues und gesundes Gewebe zu bilden."[77]

In der indischen Volksmedizin werden Papayafrüchte bei Magen- und Darmentzündungen gegessen, und auch die Indianer machen sich die heilende Kraft der Papaya auf diese Weise für die schnellere Heilung von Entzündungen zunutze (vgl. Kapitel *Die Papaya in der Ethnomedizin der Naturvölker)*.

Es gibt viele wissenschaftliche Studien, welche die prophylaktische und therapeutische Wirkung von Papaya-Extrakten auf Entzündungen belegen.

Papaya – Hilfe bei Pilzbefall (Mykosen)

Wolfgang Spiller schreibt: „In der Medizin ist eine neue Ära angebrochen: Das Zeitalter der Mykosen."[78] Als Ursache nennt er den Einsatz von Antibiotika, die Empfängnisverhütung durch die Pille und die Chemotherapie sowie „die miserable diätetische Ausbildung von Ärzten und Heilpraktikern". Anscheinend hat die Schwächung des Immunsystems (zum Beispiel auch durch Umweltgifte) zu einer epidemieartigen Ausbreitung von Pilzen oder Mykosen geführt. Mykosen werden durch bestimmte krankmachende Pilze – Beispiel: *Candida albicans* – hervorgerufen. Die Ansteckung kann unter anderem durch Wäsche, Handtücher oder Geschirr erfolgen.

Nicht alle Menschen sind gleich „empfänglich" für Pilze. Wie Pflanzen gedeihen Pilze am besten dort, wo sie den optimalen Nährboden vorfinden. Lymphatische Personen, die sich vitalstoffarm ernähren, sind besonders gefährdet. Jemand, der genügend Vitamine, Enzyme, Spurenelemente und insgesamt basenüberschüssige Nahrungsmittel zu sich nimmt, ist besser geschützt (vgl. Kapitel *Hilfe bei Azidose)*. Jede Störung des Immunsystems setzt die Hemmschwelle für unerwünschtes Pilzwachstum herab. Konzentrierte Kohlenhydrate wie Süßigkeiten, Cola-Getränke und Kuchen sind ideales „Futter" für Pilze. Aus einer harmlosen Virus- und Pilzinfektion kann sich ein tödlicher Prozess entwickeln.

Christine Heideklang weist auf die erschreckende Zunahme von Pilzkrankheiten schon bei Neugeborenen hin und bringt dies mit dem chronischen Selenmangel der Mütter in Verbindung. Natürlich können sich Neugeborene schon im Geburtskanal mit Candida-Pilzen anstecken. Wer als Kind schon unter Milchschorf und später unter Psoriasis (Schuppenflechte) litt, ist für Pilzkrankheiten besonders empfänglich. Ulla Kinon stellt in ihrem Buch „Mykosen, die (un)heimliche Krankheit", die Frage, warum wir gerade in unserer Zeit einen derartig extremen Anstieg dieser Krankheit erleben. Sie gibt selbst die Antwort: „Mykosen sind immer ein sicherer Hinweis auf energetische oder orthomolekulare (= Nahrungs-)Defizite, auf Säure-Basen-Verschiebungen, auf eine Allergie und auf chronische Giftbelastungen …" Eine Mykose entsteht ihrer Meinung nach immer auf dem Boden eines gestörten pH-Wertes, sei es der Haut oder der inneren Organe (vgl. auch Kapitel *Hilfe bei Azidose).*

Bei Pilzbefall verdrängen die Pilze im Darm allmählich die gesunde Darmflora, und die Nahrung kann nicht mehr voll ausgenutzt werden. Dadurch entsteht eine allgemeine Abwehrschwäche, die einen weiteren Pilzbefall auslöst. Äußere Mykosen der Haut und Schleimhäute gedeihen in einem feuchten Milieu mit pH-Werten, die zu sauer sind. Alle Pilze scheinen einen Wirtsorganismus zu bevorzugen, der sich von einer natürlichen Lebensweise entfernt hat, was heute leider zur Norm geworden ist. Dies erklärt vielleicht die Meinung vieler Experten, die von einem Prozentsatz von 70 bis 90 Prozent Pilzbefall in der Bevölkerung ausgehen.

Einen großen Einfluss auf unsere „Pilzanfälligkeit" hat sicherlich die Ernährung. Die Heilpraktikerin Ulla Kinon hat herausgefunden, dass ein Mensch, dessen Lebenskraft durch Umwelteinflüsse, Stress und falsche Ernährung geschwächt ist, wesentlich häufiger und schwerwiegender von Mykosen betroffen wird. „So wie wir mit naturbelassener, sonnenbestrahlter Nahrung positive Lebenskraft aufnehmen, so vermindern wir – unbemerkt und unbewusst – mit bestrahlten und denaturierten Produkten unsere vitalen Energien bis an die Grenze der Lebensfähigkeit."

Es ist interessant zu wissen, dass pathogene Pilze im menschlichen und tierischen Körper abgestorbenes und krankes Gewebe als Wirtsorgan und Nahrungsspender bevorzugen. Die Pilze der inneren Organe und Schleimhäute sind oft mit denen auf der Haut identisch. Sie ändern ihre Lebensgewohnheiten, wenn sie durch die Abwehrschwäche des betroffenen Menschen von außen nach innen wandern. Deshalb finden wir heute Mykosen nicht nur auf der sichtbaren Haut, sondern erschreckend oft an und in den inneren Organen. Dann entlarvt man eine chronische, atypische Bronchitis plötzlich als Mykose, und die schmerzhaften Blähungen des Säuglings verschwinden schnell durch eine wirksame Mykosetherapie.

Bei chronischen Verdauungsstörungen, Hauterkrankungen, Allergien und Beschwerden, die therapieresistent sind, sollte man an eine krankhafte Candida-Besiedelung denken. Die Symptome sind vielfältig und die Auswirkungen der Stoffwechselgifte, die der Pilz in den Blutkreislauf schüttet, können sein: Migräne, Depressionen,

Libidoverlust, Neurodermitis, Blähungen, Sodbrennen und Koliken.

In der Zeitschrift „Gesundes Leben“ (Nummer 2/93) wird berichtet, dass im Rahmen von Schuluntersuchungen bei 80 Prozent aller untersuchten Kinder Candida-Infektionen festgestellt wurden. Vielfach sind Konzentrationsmangel, Infektanfälligkeit, Lernunlust und Bedrücktheit die Folgen. Halima Neumann schreibt in ihrem Buch „Stop der Azidose, Allergien und Haarausfall“ vom amerikanischen Physiker Steven Rochlitz, der herausfand, dass der Candida-Pilz das giftige Gas Acetaldehyd entwickelt, das den Überträgerstoff im Corpus Callosum zerstört, dem Nervenfaserbündel, das beide Gehirnhälften miteinander verbindet.

Hier einige weitere Krankheitsbilder, die mit Candida-Befall in Verbindung gebracht werden:

- Bronchitis
- Asthma
- Schilddrüsenstörungen
- Gewichtszunahme
- Hormonstörungen
- Neurodermitis
- Parodontose
- Unterzuckerung
- Ausfluss
- Erschöpfung
- Schlafstörungen
- Kopfdruck
- Zuckersucht
- Infektionen
- Durchfall oder Verstopfung
- aggressive Stimmungen

Ulla Kinon beschreibt eindrucksvoll einen typischen Krankheitsverlauf: „Zwangsläufig verstärken sich die Symptome von Blähungen und Schmerzen, denn diese Pilze vergären die Kohlenhydrate, es entstehen Alkohol, Gase und eine schmerzhafte Entzündung der Darmschleimhaut. Die Gase blähen den Magen und die Därme auf, die dann einerseits sehr schmerzhaft auf die naheliegenden

Nerven drücken und andererseits das Herz und die Atmung behindern. Der Alkohol belastet die Leber, die ihn zusammen mit den im Darm gebildeten Fäulnisgiften abbauen und ausscheiden muss. Die Pilze verdrängen langsam die gesunde Darmflora, die angebotene Nahrung wird nicht mehr ausgenutzt, es entstehen Mängel, und diese wiederum bewirken eine allgemeine Abwehrschwäche als verstärkende Ursache für einen neuerlichen Pilzbefall."[79]

Der Candida-Pilz kann sich hauptsächlich an den Darmschleimhäuten ausbreiten, wenn zum Beispiel durch Antibiotika die nützlichen Darmbakterien verdrängt wurden. Viele Medikamente wie die Antibabypille und Cortison, aber auch antibiotikabelastetes Fleisch und Eier sowie Milchprodukte aus Masttieraufzucht wirken sich zerstörerisch auf die Darmflora aus. Schon Babys werden heute mit Candida-Befall geboren: Ihre Mütter waren, meist ohne es zu wissen, mit Candida infiziert.

Halima Neumann schreibt, dass die Symptombehandlung mit Antimykotika das Übel nicht an der Wurzel packt. „Bei 98 Prozent aller 2500 Fälle in der Praxis von Dr. Felix Perger, Österreich, trat nach wenigen Monaten ein Rückfall ein, wenn nur mit Antipilzmitteln ohne nachfolgenden Darmfloraaufbau und gleichzeitige Ernährungsumstellung behandelt wurde." Sie empfiehlt eine Colon-Hydro-Therapie oder eine selbst durchgeführte Darmreinigungskur und Aufbau der Darmflora durch kohlenhydrat- und zuckerarme Ernährung (vgl. hierzu das Kapitel über Candida im Azidose-Buch von Halima Neumann).

Wer sich zu einer gründlichen Darmreinigung durch eine Colon-Hydro-Therapie entschließt, kann diese relativ teure Kur durch Papaya etwa um die Hälfte verkürzen: 30 bis 40 der grauen bis schwarzen Kerne werden 6 bis 8 Wochen vor der Therapie morgens auf nüchternem Magen gut zerkaut und mit einem Viertelliter Wasser heruntergespült. Wenn das Fruchtfleisch nicht zu süß ist, kann man es mitessen. Verstärkt wird der Effekt durch das Essen des Fruchtfleisches der grünen Papaya, fein püriert oder gerieben, dazu isst man einen viertel Teelöffel gemahlene schwarze Samen. So werden schrittweise die Darmwände entkrustet und verhärtete Schlacken aufgeweicht. Eine Symbioselenkung erübrigt sich nach erfolgreicher Darmreinigung und abgeschlossener Pilzdiät.

Halima Neumann empfiehlt bei leichtem Pilzbefall und zur Vorbeugung als natürlichen Pilztöter Lapacho-Tee, Knoblauch und Meerrettich, bei massivem Pilzbefall Grapefruitkernextrakt, Myrrhe oder die Dr. Clark-Kur (vgl. ihr neues Krebsbuch).

Mykosen weisen auf eine tiefgreifende Störung des gesamten Menschen hin. Wer die seelische Ebene vergisst, wird keine dauerhafte Heilung erzielen, weil wir eine Körper-Seele-Geist-Einheit sind. Mykosenbefall bestimmter Organe weist auf Lernaufgaben hin, die nicht akzeptiert oder bewältigt wurden. Durch das Eindringen von Pilzen drängt sich das ungelöste Problem in unser Bewusstsein.

Pilzbefall hat auch immer etwas mit einem mangelnden Selbstwertgefühl zu tun und entsteht, wenn die Forderungen der Seele nach Wachstum und Veränderung ungehört blieben. Krisen und schwierige Situationen kann man als Herausforderung ansehen, oder man flüchtet aufgrund einer negativen, pessimistischen Lebenseinstellung – das Glas ist halb leer statt halb voll – in Krankheiten.

Hier einige Tipps:

- Das Essen von Papaya hilft, das Säure-Basen-Gleichgewicht wiederherzustellen und dem Wuchern des Pilzes im Darm seinen (sauren) Boden zu entziehen. Dr. Renate Collier schreibt in ihrem Buch „Darmreinigung", dass schon das Füttern von Kuhmilch an Säuglinge und Kleinkinder die Darmflora stört und den Boden für Pilzbefall und andere Gesundheitsstörungen bereitet.
- Eine Fastenkur zur Reinigung von Schlacken könnte bei Candida-Besiedelung gefährlich werden, weil der Pilz bei Nahrungsmangel durch die Darmwände wandern und seine gefährlichen Stoffwechselgifte in die Blutbahn schütten kann. Auch eine Beeinträchtigung anderer Organe könnte die Folge sein.
- Empfohlen wird zum „Aushungern" der Candida-Pilze eine kohlenhydratarme und eiweißreiche Kost, allerdings auf Pflanzenbasis. Um die abgestorbenen Pilze und Stoffwechselschlacken auszuräumen, wird Papayagranulat (Spira-Versand, „Papaya Vera") oder frische grüne Papaya, geraspelt, empfohlen, oder

separat Flohsamenschalen (zur Aufnahme von Darmgiften, Spira-Versand). Zur Geschmacksverbesserung kann Zitronensaft, Apfelmus und/oder Olivenöl hinzugefügt werden.
Halima Neumann schrieb in einem Brief an mich: „Frischer grüner Papayasaft ist der beste Zell- und Arterienreinigungsagent und hilft, alle entzündlichen Prozesse, Tumore, Geschwüre usw. abzubauen."

- Natürliche Ballast- und Faserstoffe zum Ausräumen der Pilz-Stoffwechselrückstände sind sehr wichtig. Hierbei bietet sich die kohlenhydratarme grüne Papaya als Gemüse an, das wie Karotten roh oder gegart zubereitet wird und zu jeder Speisekombination passt. Als Mittagessen im Rahmen einer Anti-Candida-Diät empfiehlt Halima Neumann auch „Papaya-Kraut" aus Granulat oder geriebene frische grüne Papaya mit einem säuerlichen Apfel (über „Papaya vera" oder „Spira verde").
  Bei Candida-Befall ist meist die Bauchspeicheldrüse und Enzymaktivität geschwächt. Es kann sein, dass Rohkost und Obst nicht vertragen werden und zu Blähungen führen. Apfelkompott aus geriebenen rohen Äpfeln ohne Schale und Papayakraut sind eine leichtverdauliche Alternative.
- Es hat sich auch die Einnahme einer zehnprozentigen Lösung eines Heißwasserextraktes der Papaya bewährt.
- Zum Aufbau des Selbstwertgefühls und zum Erlernen konstruktiver Problemlösungen bieten sich Gespräche mit erfahrenen Therapeuten oder das Erlernen einer Technik für persönliches Wachstum und Transformation (wie das „authentische Reiki") an.

Papaya als Wurmmittel

Schon Aristoteles befasste sich mit der Parasitologie. Da man noch keine Mikroskope kannte, war er der Ansicht, Darmparasiten seien durch Urzeugung entstanden. Er betrachtete Kleinlebewesen als Ergebnis besonderer Umstände. Hippokrates vertrat die Ansicht, dass Eingeweidewürmer und andere Parasiten generationenübergreifend übertragen werden konnten.

Papaya, vor allem die grüne und die Kerne der reifen Frucht sowie die Blätter, wird in Südseeländern seit Jahrhunderten vorbeugend und therapeutisch bei Wurmbefall von Mensch und Tier eingesetzt.

Besonders in den Tropen und Subtropen wimmelt es von gefährlichen Amöben, Hakenwürmern, Oxyren, Askariden, Geißelwürmern und anderen Schädlingen, die sich durch Millionen von Eiern vermehren. Einige dieser Parasiten saugen das Blut aus den Schleimhäuten des Darmes, andere verursachen Entzündungen, Abszesse und Geschwüre und wandern bis in die Leber hinein, wobei die befallenen Menschen oder Tiere manchmal an den direkten oder indirekten Folgen sterben.

Wurmkrankheiten gelten nicht als harmlos. Oxyren, kleine Madenwürmer, verursachen unangenehmes Beißen am After und können zu Tausenden in den Dickdarmschlingen gefunden werden. Askariden, Spulwürmer, leben im Dünndarm. Es gibt außerdem noch Trichuren, Peitschenwürmer, im Darm und viele andere Darmparasiten. Vielfach führen sie zu schweren gesundheitlichen Störungen. Bei manchen Arten von Wurmbefall kann das Blutbild des Betroffenen typische Veränderungen – „Eosinophilie“ – aufweisen. Blutarmut, Leberschäden und andere Leiden können die Folge sein.

Der Schweizer Naturheilarzt und Buchautor Vogel geht davon aus, dass bei uns mindestens 20 bis 30 Prozent aller Menschen mit Darmparasiten verseucht sind. Er schätzt den Prozentsatz in heißen Ländern auf 50 bis 80 Prozent. Nach Veröffentlichungen der Weltgesundheitsorganisation WHO hat jeder vierte Mensch Spulwürmer. Jeder fünfte soll von einer der beiden Hakenwurmarten befallen sein. Zählt man Geißelwürmer und all die anderen Darmparasiten hinzu, kommt Vogel zu der Vermutung, dass womöglich bereits jeder dritte Mensch mit Darmparasiten infiziert ist. Das sind weltweit etwa zwei Milliarden Menschen!

Alle Kleinlebewesen sind „Mitesser“ und schwächen dadurch den Wirt. Hinzu kommen als weitere Belastung ihre mehr oder weniger giftigen Stoffwechselprodukte. Diese Gifte belasten den gesamten Organismus und schädigen besonders die Leber. Es gibt weitere, sehr kleine Parasiten, die uns gefährlich werden können, zum Beispiel Flagellaten, Lamblien, Salmonellen und Amöben. Lamblien oder kleine Wimperntierchen, früher vor allem in warmen Ländern heimisch, nisten sich heute auch sehr oft bei uns als Darmparasiten ein. In Europa sind je nach Gegend 10 bis 20 Prozent der Bevölkerung davon befallen, in den USA etwa doppelt so viel. Die Tendenz ist aufgrund des zunehmenden Fernverkehrs steigend. Kindern sind stärker betroffen als Erwachsene.

Die Auswirkungen von Parasitenbefall auf Kinder sind oft verheerend. Vogel: „Kinder, die von Spul- oder Madenwürmern befallen sind, leiden meist unter den typischen Zuständen von Bleichsucht, Blutarmut, Appetitlosigkeit, Schlecksucht, Nachlassen der Lern- und Aufnahmefähigkeit, Zerstreutheit, Energielosigkeit und oft auch an starken Störungen des seelischen Gleichgewichts.“[80] Es kann demnach sein, dass blasse Kinder, die immer müde und schlechtgelaunt sind, Würmer in sich tragen. Sie sollten daraufhin untersucht werden. Andere Anzeichen sind Nervosität, Mangel an Geduld, ständiges Grübeln, Schatten unter den Augen und Herumwälzen im Bett.

In tropischen Ländern besteht die Gefahr, durch Baden in Süßwasserflüssen Bilharzia zu bekommen, eine sehr gefährliche Tropenkrankheit. Sie wird durch Parasiten übertragen, die durch die gesunde Haut in den Körper eindringen und dann in den inneren Organen wie Niere, Leber, Lunge und Herz weiße Würmer entwickeln. Schon ein einziges Fußbad in einem Süßwasserfluß kann zu dieser Krankheit führen. Besonders gefährdet sind Touristen in Ägypten, Ost- und Südafrika. Beißende Stellen sollten sofort mit dem Milchsaft einer unreifen Papaya bestrichen werden.

Eine andere Gefahrenquelle sind Rohfischgerichte in Ländern Südostasiens, durch die man sich den Fischbandwurm Diphyllobothrium und andere gefährliche Parasiten zuziehen kann. Vierzig Prozent der Bevölkerung von Südchina und Hongkong sollen mit Leberegeln infiziert sein. In Südostasien führt der Verzehr von Wassernüssen oft zu einem Befall mit Riesendarmegeln, da diese in der Regel mit menschlichen Fäkalien gedüngt werden. Diese Parasiten werden zwei Zentimeter breit und fünf Zentimeter lang. Ein weiterer Egel, der im Dünndarm lebt (wie „Echinostoma ilocanum“) wird vor allem bei Hunden und Ratten auf Java und den Philippinen gefunden.

Dr. A. Vogel empfiehlt in seinem Buch „Der kleine Doktor", in südlichen Ländern, und besonders den Tropen und Subtropen, vorbeugend nach jeder Mahlzeit ein Papayablatt – in der Größe eines Fünfmarkstücks ist ausreichend – zu essen, einen Teelöffel der schwarzen Kerne zu kauen - getrocknet auch über „Papaya Vera" - oder zwei Tabletten *Papayasan* einzunehmen. Das darin enthaltene Papain verdaut alle Parasiten, die sich im Dick- und Dünndarm ansiedeln. Durch diese Vorsichtsmaßnahme schützt man sich außerdem vor Infektionen.

Man kann eine kleine Menge Samen auch mit der reifen Frucht zusammen essen, dann schmecken sie nicht so bitter. In der Papaya hat man also ein hervorragendes Wurmmittel gefunden, das sogar Amöben, solange sie sich im Darm aufhalten, abbaut.

Dr. Sepp Hannak nennt in seinem Artikel „Symptomatologie und Therapie der Trichuriasis" den Peitschenwurm (Trichuris) den „offenbar häufigsten Schmarotzer des Menschen". In Mittel- und Süditalien ist der Befall nach seinen Informationen erheblich und erreicht gebietsweise bis zu 100 Prozent der Bevölkerung. In Deutschland überwiegt oft der Befall mit Trichuren den Askarisbefall. Untersuchungen in Baden ergaben eine Betroffenheit von 25 Prozent der Schulkinder, in Kiel wurden 11 Prozent Trichuris- und 8,2 Prozent Askarisfälle festgestellt. Die geschlechtsreifen Exemplare des Peitschenwurms setzen sich in der Darmschleimhaut fest und saugen Blut aus dem Wirtsorganismus. Die Symptome können ähnlich wie bei einer Tuberkulose sein. Es kommt zu Nabelkoliken, Wesensveränderungen, Kopfschmerzen, Appetitlosigkeit, rheumaähnlichen Gelenkbeschwerden, Müdigkeit und Druckschmerzen im Unterbauch.

Bodo J. Baginski und Shalila Sharamon weisen darauf hin, dass etwa 25 Prozent der Bevölkerung der Stadt New York von Darmparasiten befallen sind und etwa die Hälfte aller Amerikaner zu irgendeinem Zeitpunkt ihres Lebens infiziert werden. Dr. Hulda Clark hat herausgefunden, dass Darm- und Leberegel unzählige Arten von Krebs verursachen können, und Dr. Steven Rochlitz schreibt in seinem Buch „Allergien und Candida", dass in den USA über 50 Prozent der Wasserversorgung mit „Giardia lamblia", einer Parasitenart, verseucht sind.

Die Eingeborenen Süd- und Mittelamerikas setzen seit alters her enzymhaltige Säfte der Feigenbaumarten – auch die des *Ficus carica* – und des Melonenbaumes (*Carica Papaya*) gegen Würmer ein. In der amerikanischen Literatur wird besonders auf die fast spezifische Wirkung auf Trichuren von diesen enzymhaltigen Säften hingewiesen. Analog dazu erschien Dr. Hannak zur Therapie der eigenen Patienten ein Enzympräparat sehr erfolgversprechend: das Präparat *Vermizym* der Firma Dr. Schwab GmbH in München, dessen wirksame Substanz das Enzym der tropischen Baummelone *Carica Papaya* ist. Es ist das stärkste bekannte pflanzliche Enzym, welches frei von toxischen Substanzen ist. Die Patienten wurden während der Kur angewiesen, eiweißhaltige Nahrungsmittel zu vermeiden, um das eiweißspaltende Enzym voll auf die Wurmkörper einwirken zu lassen. In 70 Prozent der Fälle konnten danach keine Wurmeier mehr im Stuhl nachgewiesen werden. Bei den restlichen Patienten, die eine starke Verwurmung oder eine Mischinfektion mit Askariden aufwiesen, war eine zweite Kur notwendig.

Statt *Vermizym*, das es leider nicht mehr gibt, kann man getrocknete Papayakerne, z. B. von der Firma Pharmos (Biovital-Shop) oder „Papaya Vera“ nehmen.

Zum Abschluss möchte ich aber noch einen grundsätzlichen Gesichtspunkt erwähnen. Helmut Wandmaker erwähnt in seinem Buch „Willst du gesund sein, vergiss den Kochtopf!“, dass Menschenaffen normalerweise von Parasitenverfall verschont bleiben, solange sie ihre natürliche Nahrung bekommen. Erst wenn sie mit gekochten Lebensmitteln gefüttert werden, bekommen sie zum Beispiel Parasiten auf der Haut und in den Eingeweiden. Als Ursache macht er daher die „degenerierte“, denaturierte Nahrung verantwortlich.

Dazu einige Tipps:

- Vogel empfiehlt zur Beseitigung von Darmparasiten eine Kur mit Papayakernen: drei Wochen lang etwa zehn Papayakerne kauen (oder einen Eßlöffel Papayakerne essen); nach etwa drei Wochen Pause sollte die Kur einmal wiederholt werden, da man mit Naturmitteln wie Papaya die Würmer, aber nicht die Eier abtöten kann. Man wiederholt diese Kur so lange, bis sich keine Würmer mehr zeigen.

Sie kann auch bei Tieren angewendet werden.
Vorbeugend empfiehlt Vogel, diese Kur jedes Jahr einmal zu machen.

- Erfreulich daran ist, dass Papaya als Anti-Wurmmittel keine Nebenwirkungen hat. Viele andere Medikamente sind mit großen Gesundheitsrisiken behaftet.
- Glaesel empfiehlt als weitere Möglichkeit, zur Abtreibung von Madenwürmern (Oxyren) regelmäßig morgens nüchtern und abends einige rohe Möhren zu essen. Sie enthalten ätherische Öle, die antibakterielle und vermifuge (lat. *vermis* = Wurm und *fugare* = vertreiben) Wirkungen zeigen.
  Zur Abtreibung von Spulwürmern (Askariden) ist es allerdings nötig, über 24 Stunden lang ausschließlich rohe Möhren, etwa ein Kilo, zu verzehren. Bei dieser Menge fällt es leichter, sie in geriebenem Zustand zu essen.
- Zur Abtreibung von Parasiten kommt auch Grapefruitkernextrakt in Frage.

Papaya in der Homöopathie

Die in den Blättern der Papayapflanze vorhandenen Alkaloide Carpain, Papain und Carpsoid finden in der Homöopathie Verwendung. In dem „Homöopathischen Ratgeber Reisen, Prophylaxe und Behandlung von Tropenkrankheiten“ empfehlen die Autoren Ravi und Carola Roy, die auch Seminare über Homöopathie anbieten, Papaya als begleitende Diät für verschiedene Krankheiten.

Bei Hepatitis wird zur Prophylaxe „Hepatitis-Nosode C 200“ angeraten. Als Begleitdiät sollte man reife Papayas als Obst und unreife als Gemüse (gekocht mit Reis) essen.

Bei akutem Parasitenbefall, der hartnäckigen Bilharziose, die Spätschäden an Blase, Leber oder Darm verursachen kann, wird eine Papayadiät empfohlen: „Wenn Sie sich drei Wochen lang streng an die folgende Diät halten, haben Sie sehr hohe Chancen, dass Sie die Parasiten loswerden.“[81] Man nimmt rohe, grüne Papaya, schneidet sie klein und kocht sie mit viel Wasser und nur mäßig

Salz. Zweimal täglich isst man dieses Gemüse mit Reis, außerdem darf man nur Wasser trinken. Erst nach drei Wochen sollte langsam andere Kost eingebaut werden. Wenn man einigermaßen scharfgewürzt isst, ist man zum größten Teil vor den meisten Würmern geschützt. Es bietet sich der Verzehr von frischen oder getrockneten Papayasamen an. Wenn ein Esslöffel Kerne zusammen mit der süßen, reifen Frucht gegessen wird, mildert das die Schärfe.

Bei Typhus wird während der Fieberphase totales Fasten dringend angeraten. Als homöopathisches Mittel wird „Typhus-Nosode" (Typhinum) empfohlen, das morgens und abends in einer Gabe C 200 gegeben wird. Als Diät nach dem Fieber kann man mit reifem, saftigem Obst anfangen, wobei nur eine Sorte auf einmal verzehrt werden soll. Zu grünen, gekochten Bananen und Papayas können gut Reis und Joghurt gegessen werden.

Jeder, der auf Reisen geht, sollte sich diesen kleinen Ratgeber besorgen. Sogar gegen die tropische Malaria gibt es wirksame homöopathische Mittel zur Prophylaxe: „Malaria officinalis" und „Malaria-Nosode", die keinerlei Nebenwirkungen haben, sondern sogar noch die allgemeine Abwehrkraft erhöhen.

In der homöopathischen Urtinktur der Papaya findet sich eine Silberzahl von 0,030 bis 0,047, die auf einen niedrigen Senfölgehalt schließen lässt. Hinweise auf die Verwendung als Urtinktur (Essenz) bzw. eine Potenz daraus finden sich in dem Buch „Materia Medica of Indian Drugs" von Dr. Prosad Banerjee (siehe auch das Kapitel *Papaya in der Volksmedizin Indiens).*

Aus jungen, frischen Blättern wird das sogenannte „Teep" hergestellt, der Ausgangsstoff für die homöopathische Essenz nach dem HAB, § 3.

Bei Blasenbeschwerden und Harnröhrenschmerzen empfiehlt „Das Lehrbuch der Homöopathie" von Otto Leeger Papaya in einer Dosierung von C4 oder C5, und bei nässenden Ekzemen der Handflächen eine Dosierung von D3 oder C4.

Das DHV-Arzneimittel „Carica Papaya D3" wirkt günstig bei Verdauungsstörungen wie Blähungen und auch bei Mundgeruch.

Die Papaya in der Ethnomedizin der Naturvölker

*„Jede Krankheit, jeder Schmerz hat seinen Ursprung.
Das ist der Preis, den man zahlen muss,
für eine Tat in der Vergangenheit
oder aber in der Zukunft.“*

(Rolling Thunder, Medizinmann vom Volk der Cherokee)

*„Papaya ist das Geschenk der Götter
für den Menschen mit einem traurigen Magen.“*

(Indianerweisheit)

Viele alte Heilkräuterrezepte der Naturvölker werden wiederentdeckt, Bücher und Seminare über Ethnomedizin sind gefragt. Dieser Wissenschaftszweig hat sich vor etwa 20 Jahren durch gemeinsame Anstrengungen von Biologen, Ärzten und Ethnologen (Völkerkundler) herausgebildet. Ethnomediziner studieren während jahrelanger Forschungsaufenthalte bei fremden Völkern deren Umgang mit Krankheit und Heilung. Ihr Ziel ist es, Behandlungsweisen von naturnah lebenden Völkern zu erforschen und, soweit es geht, in westliche Kulturen zu integrieren.

Ethnomediziner transferieren das alte Wissen um die Heilkraft von Pflanzen und sorgen so dafür, dass es erhalten bleibt und auch für uns nutzbar wird. Wer mehr dazu wissen möchte, kann sich an die „AGEM“, Arbeitsgemeinschaft Ethnomedizin (siehe Internetadressen und Bezugsquellen), wenden, einem Zusammenschluss von knapp 500 Wissenschaftlern, Ethnologen, Medizinern, Psychologen und Hebammen, die auf Vortragsreihen und in Büchern ihr auf langen Forschungsreisen gesammeltes Wissen weitergeben.

Die zusammengetragenen Beispiele, wie die Papaya seit Jahrhunderten als Heilpflanze verwendet wurde und wird, können eine Anregung für Heilpraktiker, Ärzte, Naturheilmittelhersteller und

Laien darstellen, die die hervorragenden medizinischen Eigenschaften der Tropenfrucht stärker nutzen wollen.

Drei von vier pflanzlichen Wirkstoffen in unseren Medikamenten verdanken wir den Kenntnissen der Indianer der tropischen Regenwälder und anderen „Wächtern der Wälder". Zahlreiche Nutzpflanzen, auf die sich heute die Welternährung stützt, wurden zuerst von den „indigenen" Völkern kultiviert. Wissenschaftler gehen davon aus, dass die indianischen Waldvölker der Erde mehr als 90 Prozent aller menschlichen Kenntnisse über die Nutzung von Tier- und Pflanzenarten entwickelt haben.

Die Organisation „ARA – Arbeitsgemeinschaft Regenwald und Artenschutz e.V." unterstützt die indianischen Völker im Kampf um den Erhalt ihrer Lebensräume. Ein Gesundheitszentrum im brasilianischen Bundesstaat Rondonia soll die noch vorhandenen traditionellen Kenntnisse der einzelnen Völker zusammentragen, erhalten und allen nutzbar machen. ARA unterstützt auch Projekte in Costa Rica und Vietnam, verhandelt mit Politikern weltweit und informiert in Broschüren, Büchern (auch für Kinder), Vorträgen und Seminaren über Möglichkeiten der Erhaltung der Wälder mit ihrer biologischen Vielfalt und dem Schutz der in ihnen lebenden Menschen (siehe Internetadressen und Bezugsquellen). Jede Spenden verfünffacht sich durch die Unterstützung aus öffentlichen Mitteln und ist somit optimal für den eigentlichen Zweck angelegt.

In einem Aufsatz von Chung-Shih Tang findet sich eine – unvollständige – Übersicht über den Gebrauch der Papaya in der Volksmedizin („Use of Papaya in Folk Medicine" in: „Tropical Foods, Vol. 1", S. 56).

Die Papaya als Heilpflanze bei den Indianern Mittel- und Südamerikas

Die tropische Papaya ist ursprünglich eine zentralamerikanische Pflanze und stammt aus dem südlichen Mexiko und Costa Rica. Sie ist eine alte indianische Kultpflanze. Die Indianer Süd- und Mittelamerikas verwenden die Papaya als Allheilmittel und bezeichnen sie als „Baum der Gesundheit". Papayabäume werden immer noch

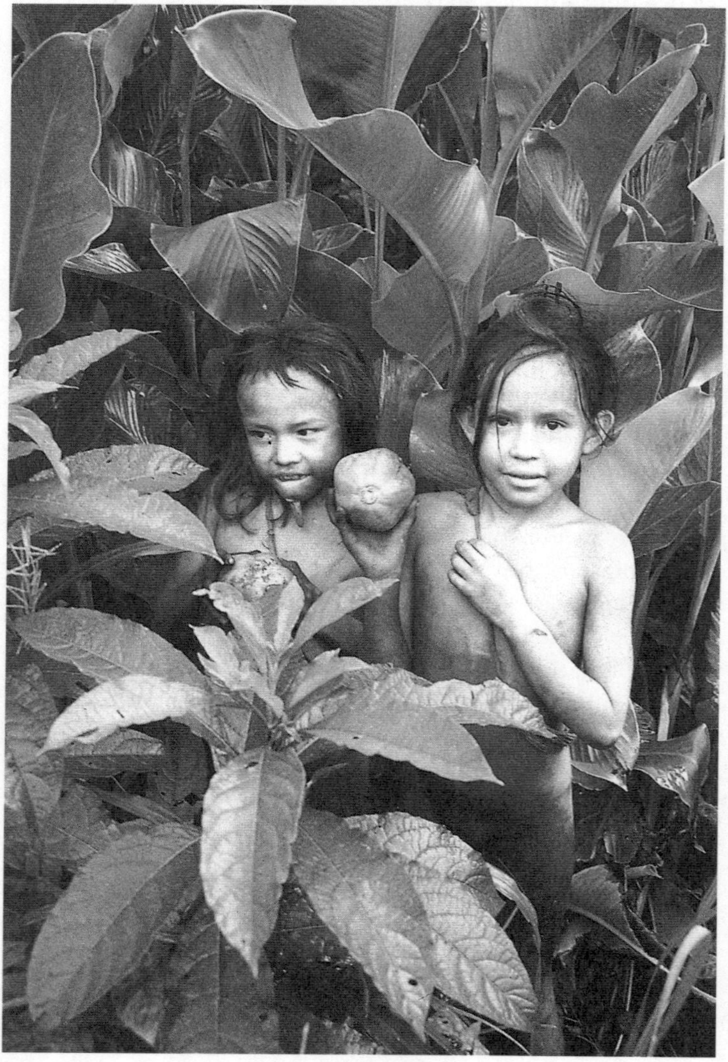

Brasilien, Mato Grosso:
Mädchen des Nambi cuara Stammes mit grüner Papaya

wegen der wohlschmeckenden Früchte und den hervorragenden medizinischen Eigenschaften der ganzen Pflanze angebaut.

Schon bei den Mayas wurde die Frucht bei **Verstopfung,** bei „träger Leber" und **Verdauungsstörungen** angewandt, außerdem bei hohem Blutdruck und bei Darmparasiten. Diego de Landa, der erste Bischof von Yucatán, wies bereits Anfang des 16. Jahrhunderts auf die verdauungsfördernden Eigenschaften der Papaya hin. In dem kolonialzeitlichen Text „Libro de Judio" heißt es über die medizinische Verwendung bei den Mayas: „Die Tugenden dieser Pflanze sind wunderbar. Die Früchte isst man, um die Verdauung und die Gallenblase anzuregen; der Saft normalisiert die Tätigkeit des Magens und der Galle und die Arbeit der Leber. Der Milchsaft, der in der Rinde und in den grünen Früchten enthalten ist, heilt sofort die Durchfälle, auch ist er gut, um Asthma zu behandeln und um Würmer auszutreiben. Die Samen, zu Pulver zerrieben und getrunken, stoßen die Bandwürmer aus."[82] Nach einem alten Mayatext wurde auch die Wurzel medizinisch verwendet: „Das Feuer, das auf den Menschen brennt (...) dafür nimmst du (...) die Wurzel der Papaya (...), zermahlst alles und schmierst es über die Haut; so gesundet es."[83]

Das Fruchtfleisch und die zerstoßenen Samen werden bei den Indianern auch heute noch auf entzündete Wunden und Verletzungen aufgelegt. Auch der zerstoßene Brei der Papayafrucht ist ein ausgezeichnetes **Wundheilmittel,** wobei selbst die schwierigsten Verletzungen rasch ausheilen sollen. Die mexikanischen Indianer legen bei Verstauchungen, Prellungen, Blutergüssen und **kleineren Verletzungen** getrocknete Papayakerne (ein Eßlöffel) mit einer Tasse Wasser und Kürbiskernen vermischt in die Sonne (Alternative: Backofen bei schwacher Hitze) und tragen den eingedickten Brei auf die betroffenen Stellen auf.

Der milchige Saft, der nach dem Anritzen der unreifen Frucht hervorquillt, wird bei **Hautausschlägen und Brandwunden** verwendet. Wenn man Brandstellen sofort mit dem Saft behandelt, entstehen keine Blasen, und auch die Schmerzen verschwinden sofort. Allerdings sollte man darauf achten, diese Pflanzenflüssigkeit nicht in die Augen zu bringen, weil sonst Sehstörungen auftreten können.

Der Latexsaft der unreifen Papayafrucht wird von den Indianern erfolgreich zum Bestreichen von **Warzen** eingesetzt. Den Saft, der durch das Anritzen des Stängels gewonnen wird, verwenden sie zur Auflösung von **Hühneraugen.** Auszüge der Wurzel werden zur Behandlung von **Gelenkschmerzen** eingesetzt. Die gekochte Wurzel ist Bestandteil eines Rezeptes gegen **Geschlechtskrankheiten.** Der Papayasaft wird auch als universelles Gegengift bei **Tierbissen** angewandt. Rötungen und Reizungen, die durch Feuerkorallen hervorgerufen werden, werden gelindert, indem die betroffene Hautstelle mit der sehr reifen oder sogar schon faulenden Frucht eingerieben wird.

Alfred Vogel beobachtete bei seinen Reisen zu den Eingeborenen Südamerikas, dass die Indianer 2-Euro-große Stücke von Papayablättern mehrmals am Tag in den Mund steckten und kauten, um sich vor **Infektionskrankheiten** und Epidemien zu schützen. Papaya saniert die Darmflora und wirkt antibakteriell, weshalb die indianischen Heiler sie als **Durchfallmittel** (roh mit etwas Salz) einsetzen. Wenn keine Papayas zur Hand sind, können bei Durchfall alternativ Ananasstücke mit Chilischoten vermischt (stark gesalzen) gegessen werden. Durch das Kauen von Blättern oder Samen der Papayafrucht eliminieren die Indianer Amöben und beseitigen **Würmer.**

Gegen Würmer wird auch ein Tee aus Blättern und Samen getrunken. Die Indianer verwenden Tee aus getrockneten Blättern, der Carpain enthält, zudem gegen **Bluthochdruck und Herzbeschwerden.** Auch in Guayana und auf einigen Karibikinseln setzt man noch heute den aus unreifen Früchten gequetschten Saft bei **erhöhtem Blutdruck** ein.

Bronchitis wird als eine „Pfeilkrankheit" angesehen. Aus Mittelamerika kommen Rezepturen mit Papayablättern und Kürbiskernen. Man kocht die Blätter mit einem halben Liter Wasser auf und seiht sie ab. Dieser Sud wird zweimal täglich, nach dem Aufstehen und vor dem Schlafengehen, heiß und in kleinen Schlucken getrunken. Die Kürbiskerne kocht man mit etwas Salz und nimmt mehrmals täglich je einen Eßlöffel ein.

Die Wurzel der Papayapflanze wird bei den Indianern Mittel- und Südamerikas gegen **Nieren- und Blasenleiden** eingesetzt. Man isst die reife Frucht bei **Beriberi** und verwendet den Milchsaft zum Gerinnen von Milch.

R. E. Schultes berichtet in seinem Buch „The healing Forest, Medical and Toxic Plants of the Northwest Amazonia", dass der Indianerstamm der Tikunas die Papaya benutzt, um **Abtreibungen** durchzuführen. Die Tikuna-Frauen essen dazu die geriebene, unreife Frucht zusammen mit zwei bis sechs Aspirin. Die Leibesfrucht wird dann zwei Tage nach der Einnahme dieser Mittel abgestoßen. Hinweise auf den Gebrauch der Papaya als Abtreibungs- und Verhütungsmittel gibt es auch in Indien und Papua-Neuguinea (vgl. Stichwort „Verhütungsmittel" im A-Z-Teil). In Polynesien sollen Frauen täglich 25 Samenkerne zerkauen, um eine empfängnisverhütende Wirkung zu erzielen (ohne Gewähr!). Samen der reifen und Fleisch der unreifen Frucht sollten daher vorsorglich nicht in größeren Mengen während der Schwangerschaft zu sich genommen werden!

Auch zur Krebsbehandlung wird die Papaya in Mittel- und Südamerika seit Jahrhunderten verwendet. Der Autor Gerhard Leibold tituliert deshalb die Indios als „Begründer der Enzymtherapie gegen Krebs". Sie wussten offenbar instinktiv, dass Papaya zu den wichtigsten pflanzlichen Enzymträgern gehört. Jahrhunderte später identifizierten Dr. Wolf und Dr. Christian den Abwehrstoff, der bei Gesunden Krebswachstum verhindern und Krebszellen zerstören kann, als eiweißspaltendes Enzym.

Die Naturvölker Südamerikas verwenden auch Tee aus Papayablüten bei **Fieber, Asthma und Bronchitis.** Asthma wird von den Indianern als „Windansteckung" angesehen.

Allgemein schätzen die Ureinwohner Mittel- und Südamerikas die Papaya als Delikatesse, die nicht nur den Gaumen erfreut, sondern auch der Gesundheit dient. Fast nach jeder Mahlzeit essen sie ein Stück der Frucht, um üppige und belastende Speisen leichter verdaulich zu machen. Sie wissen, dass die Papaya Übelkeit nach dem Genuss fetter Speisen oder alkoholischer Getränke verschwinden lässt.

Die Papaya in der Volksmedizin Indiens

Dass die Papaya erst nach der Entdeckung Amerikas nach China und Ostindien kam, wie es in vielen Büchern steht, stimmt wahrscheinlich nicht. Sie wird schon in alten chinesischen Geschichtsbüchern erwähnt. In Indien ist die Anwendung der *Carica Papaya* außerordentlich beliebt. Dabei wird die ganze Pflanze verwendet. Der Milchsaft wird in Ostindien gegen alle möglichen **Hautkrankheiten** eingesetzt. Wenn man **Brandwunden** sofort damit einreibt, entstehen keine Brandblasen.

Latexsaft wird benutzt, um **Sommersprossen, Alters- und Hautflecken** aufgrund von Sonneneinstrahlung zu entfernen. Bei **Diphtherie** pinselt man die Kehle mit dem Milchsaft aus. Den papainhaltigen Latexsaft nimmt man auch zum Bestreichen von **Warzen.** Falls das nicht den erwünschten Erfolg bringt, bindet man ein Stück Rinde 24 Stunden lang auf die Warze, womit sie in der Regel verschwindet. Bei der **„Englischen Krankheit"** reiben die Inder die unteren Gliedmaßen mit einem Wurzelauszug der Papaya in Alkohol ein.

Bei **Gelenkschmerzen** benutzt man zum Einreiben folgendes Öl: Man füllt eine Weinflasche zur Hälfte mit Wurzelstückchen der Papaya, fügt einen Esslöffel Kochsalz und zwei Löffel Eukalyptusöl hinzu. Dann füllt man mit Branntwein auf. Zehn Tage stellt man die Flasche gut verschlossen in die Sonne. Mit diesem Papayaöl reibt man abends die schmerzenden Stellen ein. Es wird auch bei **Muskelschwäche** und **Muskelverspannungen** verwendet. Außerdem wird das Öl bei Muskellähmung in Folge eines **Schlaganfalles** benutzt.

Die Blüten der Papaya, in Milch und Butter gedämpft, wirken **appetitanregend** und werden daher besonders gern schwächlichen, appetitlosen Kindern zum Essen gegeben. Ebenfalls die Esslust anregen soll ein Gemisch aus rohen jungen Blättern, mit Salz zerstampft und mit Wasser vermengt. Es wird vor allem blassen, mageren Kindern verabreicht.

Die reifen Früchte werden allgemein bei **Magenerkrankungen, Verdauungsbeschwerden** und **Mastdarmentzündung** gegessen. Sie fördern die Verdauung und sind gut für die Bauchspeicheldrüse. Außerdem verursacht rohe Papaya Kontraktionen der Muskelfasern des Bauches und bewirkt leichten und deutlichen **Menstruationsfluss.**

Der Milchsaft der Papaya, likörgläschenweise und mit der Hälfte Wasser vermengt, wird auch eingesetzt, um Madenwürmern, Askariden und anderen **Darmparasiten** den Garaus zu machen, außerdem bei **Darmkoliken** und Schleimabsonderung des Darmes. Bei einer Wurmbehandlung wird am nächsten Tag Eukalyptusöl verabreicht, um die Würmer abzutreiben. Ein anderes Rezept bei Madenwürmern: Man kocht die Wurzeln mit Knoblauch in 250 Gramm Wasser und lässt das Ganze auf die Hälfte eindicken. Zweimal am Tag nimmt man die halbe Menge davon mit Milch zu sich. Kinder sollen während dieser Behandlung wenig essen; wahrscheinlich, weil eiweißhaltige Nahrung durch das Papain zersetzt werden könnte (siehe auch Kapitel *Papaya als Wurmmittel).*

Die jungen Blätter als Gemüse gekocht wirken galletreibend. Außerdem sollen die Blätter allgemein fieberabwehrend und leberreinigend sein. Auch rohe Papaya ist gut für **Leberkranke.** Junge Papayablätter werden bei **Malaria** gegessen und Kindern mit unregelmäßigem Stuhlgang gegeben. Der Saft aus den rohen Blättern hilft bei **Weißfluss:** In fünfzehn Tagen stellt man einen Salzwasserauszug aus den jungen Blättern her. Wenn man die Rinde kocht, entsteht ein Aufguss, mit dem man in Indien **Fußgicht** heilt. Bei **Syphilis** trinkt man diesen Aufguss likörgläschenweise.

Bei Fieber im Zusammenhang mit **Erkältungen und Grippe** nimmt man eine äußerliche Einreibung mit einem Auszug aus fein zerstoßenen Samenkörnern und Essig vor, der schweißtreibend wirkt. In Indien werden Kühe mit grünen Papayablättern gefüttert, um ihre Verdauung zu verbessern. Hinweise über die Papaya in der Volksmedizin Indiens finden sich auch im Buch „Materia Medica of Indian Drugs“ von Dr. Prasad Banerjee.

Die Papaya in der Ayurveda-Heil- und Lebensweise Indiens

„Ayurveda“ heißt „Lehre vom (langen) Leben“. Äther, Luft, Feuer, Wasser und Erde, die fünf Grundelemente, manifestieren sich im menschlichen Körper als die drei Grundprinzipien oder Körpersäfte, die als drei *Doshas* oder *Tridoshas* bezeichnet werden. Sie regeln die Entstehung, Erhaltung und Zerstörung der Körpergewebe und die Ausscheidung von Abfallprodukten. Außerdem sind sie auch für psychologische Phänomene wie der Gefühle von Liebe bis Zorn zuständig. Als *Vata* tritt das Luftprinzip aus Äther und Luft im Körper in Erscheinung, die Elemente Feuer und Wasser manifestieren sich zusammen als *Pitta* und die Elemente Erde und Wasser als Körperflüssigkeit, die als *Kapha* bezeichnet wird. Ein ausgeglichener Zustand unter den drei *Doshas* ist nach der Ayurveda-Lehre Grundvoraussetzung für körperliche und seelische Gesundheit. „Im Ayurveda besagt ein Grundprinzip der Heilung, dass man durch Änderung der Ernährung und der Lebensweise unter den im Inneren des Menschen wirkenden Kräften einen Zustand des Gleichgewichts herstellen kann, um so Veränderungen in der äußeren Umwelt entgegenzuwirken und auszugleichen.“[84]

In der Ayurveda wird Papaya empfohlen, um die Konstitutionsgrundtypen Vata und Pitta auszugleichen. Sie schafft *Virja*, heiße Energie, im Körper, und entfacht damit *Agni*, das Verdauungsfeuer. Durch eine bessere Verdauung wiederum werden Toxine verbrannt.

Wer einen Vata-Überhang hat wie ich und viel Papaya isst, fühlt sich dadurch geerdeter, zufriedener und seelisch ausgeglichener, da Papaya Pitta vermehrt. Ein Mensch mit einer Vata-Konstitution, die in etwa dem schlanken, leicht erschöpfbaren und nervösen „Bewegungsnaturell“ entspricht, sollte überhaupt reichlich süße Früchte wie Bananen, Trauben und Kirschen essen. Kapha-Menschen sind im allgemeinen gesund und ausgeglichen. Sie bewegen sich langsam, auch geistig, und haben eine Neigung zu Übergewicht. Ist die Kapha-Disposition zu stark ausgeprägt, neigen sie zu Verhaftung, Neid und Besitzgier. Pitta-Menschen vertragen weder Sonneneinstrahlung, Hitze noch harte körperliche Arbeit besonders gut. Sie sind im allgemeinen ehrgeizig mit Führungsambitionen und neigen in emotionaler Hinsicht zu Hass, Zorn und Eifersucht. Papaya reduziert die Gallenaktivität (typisch bei Pitta-geprägten Menschen) und hilft bei Gesundheitsstörungen, die durch ein Übermaß an Pitta verursacht wurden.

Auch im Ayurveda-System wird als „Wurzel aller Krankheiten“, ähnlich wie bei der „Natürlichen Gesundheitslehre“ (vgl. vor allem das Kapitel *Krebs – Ursachen und Auswege),* eine Verschlackung oder Toxämie, *Ama*, verantwortlich gemacht. Toxine entstehen aber nicht nur durch Nahrungsmittel, die untereinander schlecht verträglich und daher schwerverdaulich sind, durch zu schnelles oder unmäßiges Essen, sondern auch durch emotionale Faktoren. Ayurveda lehrt, ähnlich wie der Buddhismus, dass alle negativen Gefühle durch Bewusstheit losgelassen werden können.

In der indischen Ayurveda wird die Papaya (auf Hindi *Papitá*) bei Störungen der Magen-Darm-Sekretionen – wir würden wahrscheinlich „Enzymmangel" sagen –, **Entzündungen der** Bauchspeicheldrüse, Eingeweidewürmern, **Hauterkrankungen und Leberverhärtungen** verschrieben, außerdem bei **Dyspepsien** in Zusammenhang mit dekompensierten Herzerkrankungen, da in der Papaya Carpain enthalten ist, das ähnlich wie Digitalis wirkt. Das Fruchtfleisch wird bei Milzvergrößerungen verzehrt, die auch bei Krebs oft auftreten. Heiße Papaya ist in der Ayurveda ein gutes Mittel zur Stärkung der Leberfunktionen. Außerdem fördert Papaya die Urinausscheidung und hilft, bei einem Vata-Überhang Gase im Darm leichter nach unten abzulassen (Blähungen).

In der Ayurveda-Lehre wird Papaya nur bei **Verstopfung,** nicht aber bei Durchfall empfohlen. Nach den drei *Gunas* ist *Sattva* Licht, Klarheit und Wissen; *Rajas* ist Inspiration, Aktivität und Schmerz; *Tamas* ist Zweifel, Dunkelheit und Zwang. Sattva hat die höchste Schwingung, lässt uns leicht und energiegeladen werden, Wonne und Glückseligkeit erleben und bringt unsere Seele in einen Zustand der Harmonie. Um mehr Sattva zu entwickeln, ist eine Diät ideal, die nur aus süßen Früchten besteht. Als reinste sattvische Nahrung gelten frisch gepresste Fruchtsäfte aus süßen, reifen Früchten wie Papaya (vgl. auch das Kapitel *Papayasäfte – Ein Gesundheitscocktail)*.

Die Papaya in der chinesischen Medizin

Die Papaya wird schon im chinesischen Arzneipflanzenbuch des 16. Jahrhunderts, dem „Bencao gangmu", beschrieben, das zwischen 1552 und 1578 entstand. In anderen alten chinesischen Heilpflanzenbüchern wird die Papaya auch als „Frucht des langen Lebens" bezeichnet, weil sie die Kraft hat, alles Unverdauliche bekömmlich zu machen. Die Chinesen bezeichnen die Papaya als *Fanmugua*, wobei *Fan* ausländisch bedeutet und darauf hinweist, dass die Frucht aus dem Ausland, wahrscheinlich über die Philippinen, nach China eingeführt worden ist.

Traditionell verwendet man die Papaya in China zur Behandlung von **Verdauungsstörungen, Verstopfung, Magenschmerzen, Beschwerden beim Wasserlassen, Rheumatismus und Geschwüren.** Entweder wird die Frucht roh gegessen oder mit Wasser gekocht, und diese Abkochung wird dann getrunken. Bei Verdauungs- und Magenbeschwerden wird vor allem die unreife, grüne Papaya, und bei Ruhr, Beschwerden beim Wasserlassen und Verstopfung die reife Frucht benutzt.

Stillende Kantonesinnen essen die grüne Papaya zusammen mit Fleisch zur Förderung des Milchflusses. Dazu lässt man eine kleine grüne Papaya von etwa 250 Gramm mit 60 Gramm magerem Schweinefleisch in 2 Liter Wasser eine Stunde lang leise köcheln, bis die Flüssigkeit auf ein Viertel eingedickt ist. Die stillende Frau trinkt dann die milchige Brühe und isst möglichst viel von der Papaya und dem Fleisch. Diese Suppe sollte über einen Zeitraum von mehreren Tagen verzehrt werden. Bei **Hautgeschwüren** und **Entzündungen** werden Papayablätter zerstampft und zur Abdeckung der betroffenen Stellen verwendet.

Bei **Verstopfung** isst man zwei bis drei Scheiben der reifen Papaya (wenn man zu viel davon isst, bekommt man allerdings Durchfall).

Die Papaya in der Voodoo-Medizin

Die Voodoo-Medizin ist in großen Teilen Schwarzafrikas und der Karibik, zum Beispiel in Haiti, verbreitet. Uwe Karsten beschreibt in seinem Buch „Die geheimen Erfolgsrezepte der Voodoo-Medizin“ (Medien & Natur Verlagsgesellschaft), dass die Papaya als Breiumschlag bei **Beulen, Warzen** und **Ringwürmern** verwendet wird. Man braucht dazu ein Papayablatt, einen viertel Teelöffel Schweinefett und eine Bandage. Das Blatt wäscht man gründlich und befreit es von allen Fremdkörpern. Dann zerreibt man es, vermischt es mit dem Fett und trägt es auf die betroffenen Hautstellen auf.

Danach legt man sorgfältig einen Verband an und fixiert ihn. Diese Prozedur sollte vier bis fünf Tage wiederholt werden.

Die Papaya in der Volksmedizin Nigerias, Ghanas und Ibolands

In Nigeria raucht man die getrockneten Blätter der Papaya bei Atembeschwerden wie **Husten, Asthma und Bronchitis**, um die oberen Atmungswege zu beruhigen. In Alkoholauszügen der Papayablätter fanden Forscher vier Stoffe: Carpain, Pseudocarpain, Nikotin und ein weiteres, noch nicht identifiziertes Alkaloid. Das Rauchen von nur ein bis zwei Zigaretten aus Papayablättern bewirkt außerdem eine Beschleunigung der Gehirnströme, eine Entspannung der Muskeln, eine deutliche Zunahme der Konzentration von Wachstumshormonen, ADH und Glycerin im Blutplasma. Entsprechende Versuche mit Ratten bestätigten, dass durch Papayablätter das Zentralnervensystem entspannt und das Schmerzempfinden herabgesetzt wird.

Aufgrund dieser Beobachtungen ist es sinnvoll, in der weiteren Forschung zu untersuchen, wie Papayablätter und Auszüge davon angesichts dieses stark sedierenden Effekts in der Chirurgie, bei Epileptikern zum Schutz vor Anfällen und in der Elektrotherapie eingesetzt werden können.

In Nordnigeria wird außerdem ein Kaltwasserauszug aus der reifen Frucht genommen, um Menschen zu kontrollieren und zu beruhigen, die mental übererregt sind und „ausflippen". Zerstampfte Blätter und Samen werden bei **Würmern** und bei **Fieber** gegessen.

In Iboland und Ghana wird ein Auszug aus den getrockneten Blättern bei **Magen- und Verdauungsproblemen** verwendet. In Ghana soll die Papaya auch gegen **Gelbsucht, Ringwürmer und Darmparasiten** eingesetzt werden, außerdem bei **Fieber, Beriberi** und **Amöbenruhr.** Die Wurzel wird dort bei **Nieren- und Blasenerkrankungen** verwendet, außerdem bei **Hämorrhoiden.**

In Zimbabwe nutzen Medizinmänner die Papaya für Babies, deren Fontanelle eingedrückt ist. Sie verwenden die geriebenen Wurzeln, mit Haferschleim gemischt. Als Alternative werden Papayawurzeln mit Bananen- oder Zitronenbaumwurzeln vermengt, abgekocht und als Infusion verabreicht.

Die Papaya als Heilpflanze bei den Kahunas, Hawaii

Auch die „Kahunas-La`au-Lapa`au“ auf Hawaii haben Papaya verwendet, und sie verwenden sie heute noch. *Kahuna* heißt ursprünglich „Hohepriester“, „Hüter des Geheimnisses“. Die moderne Übersetzung wäre „Meister der Heilkräuter“, was unserem Doktortitel entspräche.

Auf hawaiisch heißt die Papayafrucht *Mikana*. Sie wird bei folgenden Krankheitsbildern eingesetzt:

1. **Krebs** im Frühstadium: mehrmals täglich werden Papayasamen gegessen.
2. **Verdauungsprobleme:** Papayasamen werden gegessen oder getrocknet und, statt Pfeffer, zerrieben auf das Essen gestreut.
3. **Wunden, Schnitte, offene Stellen:** Für die Ausleitung von Giften wird die Unterseite (Schattenseite) des Lau-Kahi-Blattes (breitblättrige Plantane, lat. *Plantago major L.*) auf die Wunde gelegt. Zur Heilung wird die Oberseite (Sonnenseite) aufgelegt. Dann wird der milchige Saft der Papaya mit dem Wirkstoff Papain darübergesalbt.

Nach Auskunft von Dietrich Kempski, von dem ich diese Informationen habe, waren Wurmerkrankungen auf Hawaii sehr selten. Falls sie auftraten, wurde die reife, weiche, blasse Noni-Frucht (indianische Maulbeere, *Morinda citrifolia L.*) in der Sonne getrocknet und wie eine Frucht gegessen. Ein Hinweis auf Papaya als Wurmheilmittel hat sich in den Unterlagen von Dietrich Kempski nicht gefunden.

Ich hatte das Glück, dass eine „Kahuna Pule“, „eine, die mit der Kraft des Gebetes heilt“, und seit vielen Jahren auch mit der Kraft der Papaya, mir einen längeren Bericht geschickt hat. Sie assistiert einem Kahuna und gehört zum „Ku Hina Hawaiian Healing Institute“ in Kihei, Maui, Hawaii.

Um die **Geburt** einzuleiten, trinkt die Gebärende folgendes Papayagetränk: Man braucht sieben Erdnussschalen, ein Papayablatt, sieben Pistazien, übergießt alles mit kochendem Wasser und lässt es zwanzig Minuten ziehen. Falls der erwünschte Erfolg ausbleibt, wird nach einer Stunde ein rohes Eiweiß mit etwas Papayasaft gemischt getrunken. Bei **Darmparasiten** mischt man Papayasaft zu gleichen Teilen mit Honig und trinkt dies in heißem Kaffee. Eine halbe Stunde später nimmt man einen Esslöffel voll Rizinusöl zu sich. Astara Kim Hill schreibt, dass Papayasaft die wirksamste Medizin gegen Würmer sei, die die Kahunas kennen. Um Würmer schnell loszuwerden, kann man auch zu einem Papayabaum gehen und die grüne Frucht mehrmals einschneiden, den Milchsaft sammeln und langsam trinken. Bei Gewichtsverlust infolge von Parasitenbefall schneidet man die Papayawurzel in kleine Stück, kocht sie mit wenig Wasser und trinkt das Kochwasser viermal täglich zwischen den Mahlzeiten. Bei Kindern, die von Würmern befallen sind, gibt man morgens 20 bis 30 Gramm Kohl- und Papayasaft, gefolgt von einer Scheibe frischer Ananas.

Um **Krebs** vorzubeugen, essen die Kahunas von Hawaii zweimal im Monat (oder öfter) Datteln, die viel Magnesium enthalten, rohe Zwiebel oder Knoblauch und Papayasamen. Wenn Krebskranke Schmerzen haben, wird ihnen Saft von Papayas und Erdbeeren verabreicht, mit natürlichem Rohrzucker oder Zuckersaft. Bei Blutkrebs nehmen die Patienten dreimal am Tag ein Getränk aus 5 Gramm Calendula und 5 Gramm Gänseblümchen, in einem Liter Milch und mit etwas grüner Papaya gekocht.

Bei **Asthmaanfällen** nimmt man drei Blätter Aloe Vera, macht aus dem Fleisch einen Saft und vermischt ihn mit drei Teelöffeln starkem Kaffee. Wenn der Betroffene sich beruhigt hat, soll er Scheiben einer reifen Papaya essen. Ansonsten sollen Asthmakranke Papayasaft trinken und den Duft der Beladonnablume riechen (nicht essen, giftig!).

Eine Alternative: Papaya- mit Mandelblättern mischen, einen Tee zubereiten, und dazu drei bis fünf Scheiben Papaya essen.

Rheumakranke baden in einem Wasser, dem Cherimoya-, Zitronen-, Papaya- und Beladonnablätter zugefügt wurden. Man lässt die Blätter in heißem Wasser ziehen und badet dann darin.

Bei **Syphilis** wird folgendes Getränk empfohlen: Samen von einer halben Papaya werden in warmes Wasser gegeben. Das Wasser wird getrunken, bis die Krankheit weg ist.

Bei **Hautbeulen** kocht man ein Papayablatt mit Rizinusöl und Schweineschmalz. Man macht damit einen Wickel, den man für ein bis drei Stunden auflegt.

Bei **Blasenentzündungen** kocht man Papayawurzeln und mischt das Wasser mit frischem Petersiliensaft. Vor den Mahlzeiten trinken. Sofern vorhanden, isst man eine junge Kokosnuss dazu.

Bei **Wunden und Schnitten** nimmt man den Milchsaft der Papaya und deckt mit einem Papayablatt ab.

Bei **Bronchitis** macht man einen Tee von Papayablüten. Man gießt kochendes Wasser über die Blüten und trinkt den Absud. Man kann auch Papaya essen, dreimal am Tag, zusammen mit einer Hibiskusblüte.

Bei **Lymphdrüsenentzündungen** kocht man die Blätter der Papaya und gießt den Tee in ein vorbereitetes warmes Bad. Zwei Tassen Steinsalz können dazugegeben werden, um Toxine aus dem Lymphsystem zu ziehen. Die Blätter reibt man in die Lymphgegenden ein (mit einem nassen Handtuch, das mit dem Blättersud getränkt ist). Das Ganze sollte so heiß wie möglich sein.

Bei **Verstopfung** werden drei Scheiben Papaya mit einem Teelöffel Steinsalz oder Meersalz in einem halben Glas warmem Wasser aufgelöst und getrunken.

Bei **Zahnschmerzen** wird aus frischen Wurzeln ein Brei hergestellt und auf Zähne und Zahnfleisch aufgetragen.

Bei **Durchfall** werden grüne Papayas geraspelt, Wasser darübergegossen und einige Minuten stehengelassen. Dies seiht man ab und gibt es dreimal täglich mit einem Teelöffel Saft der grünen oder reifen Papaya. Das Rezept ist auch gut für Kinder.

Bei **Magenschmerzen** trinkt man sieben Tage lang einen Sud von kleinen männlichen Blüten und Wasser.

Bei **Muskelschmerzen** pulverisiert man Papayablätter, mischt sie mit Rizinusöl, umwickelt die betroffene Stelle und legt ein angewärmtes Handtuch darüber. Bei Magenbeschwerden kann man eine solche warme Auflage auch auf den Magen legen.

Die gleiche Auflage, angereichert mit vier Noni-Blättern, benutzt man zum Wickeln der Brüste bei **Brustkrebs** (drei bis vier Stunden, mindestens fünf Tage lang).

Hinweis: Getrocknete, fermentierte Papayablätter zur Herstellung von Tees, Umschlägen, etc. bekommt man bei der Firma „Papaya Vera“.

Ich habe noch weitere Rezepte, die ich aus Platzgründen nicht alle wiedergeben kann. Astara schreibt zum Schluss: „Menschen sollten den Geist der Mikana-Pflanze spüren, egal, wo auf der Welt sie wächst, und die Pflanze fragen, ob sie einem helfen möchte, bevor man sie gebraucht." Wenn man andere behandelt, soll man sich zudem seiner Motivation für sich selbst und für den anderen in allen Stadien der Behandlung bewusst sein.

Die Papaya als Heilpflanze bei den Aborigines

Seit dem Erscheinen des Artikels aus der Zeitschrift „Bio" (Nummer 1/1997, Ritter Verlag) von Rüdiger Schlegel über Papaya als „Die Krebsheilpflanze der Aborigines" wird die Pflanze im deutschsprachigen Raum als Heilmittel diskutiert. Viele naturheilkundlich orientierte Menschen setzen sie zur Prävention und Heilung von Krebs ein.

In dem Artikel wird von der Patientin June Benett aus Pottsville Beach, Australien, berichtet, bei der die Ärzte **Lungenkrebs** diagnostiziert hatten. Doch sie wollte sich mit dem Todesurteil nicht abfinden und forschte nach naturheilkundlichen Alternativen. Durch das Trinken von Papayatee (seit undenklichen Zeiten eine Art Geheimrezept der Aborigines, der Ureinwohner Australiens) über drei Monate hinweg kam es zu einer erstaunlichen Verbesserung ihres Zustandes. Auch **Knochenkrebs**, der nach drei Jahren entstand, heilte diese Frau angeblich mit Papayatee.

Laut Schlegel kann man alternativ zum Tee aus Papayablättern, auch die Schale der unreifen Frucht abkochen. Der Krebsforscher Dr. Antoine Palade soll in einem Interview der australischen „Sunday Mail" vom 9. April 1995 berichtet haben, dass er mit einer Papayatinktur erfolgreich **Hautkrebs** bei Mensch und Tier behandelt habe.

Harald Tietze beschreibt in seinem Buch „Kombucha" das Teerezept der Aborigines gegen Krebs: Sieben mittelgroße Papayablätter, nicht zu alt und nicht zu jung, sorgfältig waschen und antrocknen. Dann wie Weißkohl kleinschneiden und mit zwei Litern Wasser zum Kochen bringen, bis ein Liter Flüssigkeit übrig ist. Anschließend seiht man die Flüssigkeit durch und füllt sie in Glasbehälter um. Im Kühlschrank hält sich der Sud drei bis vier Tage, wenn er trübe wird, sollte man ihn weggießen. Von diesem Originalrezept nimmt man dreimal täglich 50 Milliliter zu sich. Man kann den Sud auch mit anderen Säften mischen.

Wer keine Papayablätter bekommt - es gibt sie z. B. über „Papaya Vera" oder die Firma Pharmos -, kann auch eine noch halbgrüne, unreife Papaya mit Kernen und Haut verwenden. Entweder macht man einen Tee nach obigem Rezept (ich habe ihn ausprobiert und fand ihn sehr bitter) oder man zerkleinert die Frucht im Mixer und mischt sie mit anderen Früchten. Nach Auskunft von Harald Tietze ist die frische Frucht an Heilkraft Fertigpräparaten oder Tees ebenbürtig.

Dr. Wolf-Dieter Storl, bekannter Ethnomediziner und Buchautor, schreibt mir allerdings in einem Brief vom 20.5.1997: „Die Papaya ist noch nicht allzulange in Australien etabliert, und ich bezweifle sehr, dass die Pflanze ein Bestandteil traditioneller Heilkunde der australischen Ureinwohner war. Eventuell hat ein Aboriginal-Heiler die Pflanze als Krebsmittel eingesetzt." Bei Totemfesten werden Geistwesen in Tieren und Pflanzen verehrt. Aus diesem Anlass werden auch Pflanzen in den Mittelpunkt gestellt und gegessen, um ihre Vermehrung und ihr Wachstum zu fördern. Harald Tietze räumte ein, dass es sich nicht um eine „uralte bzw. traditionelle Heilpflanze der Aborigenes" handeln könne. Ich zitiere aus seinem Fax an mich vom 1.7.1997: „In den letzten Jahrzehnten sind einige Berichte bekanntgeworden, wo Aborigines weißen Australiern Rezepte über die Anwendung der Papaya gegen verschiedene Krankheiten, insbesondere gegen Krebs, weitergegeben haben. Diese Berichte über eine erfolgreiche Behandlung mit Papaya wurden sehr populär und damit die irrtümliche Annahme, dass sie eine traditionelle Heilpflanze der Aborigines sei. Trotzdem ist es richtig, dass die Papaya eine Heilpflanze der Aborigines ist, was man nicht nur in anderen westlichen Ländern, sondern auch in Australien anerkennt. (...) Papaya genießt bei den Aborigines ein sehr hohes Ansehen als Heilpflanze, aber auch als Frucht, um gesund zu bleiben."

Offenbar können sich die Aborigines die Heilwirkung von Pflanzen oft nicht erklären. Wenn man nach dem „warum" fragt, antworten sie einfach: „Das ist eben so." Für hauptsächlich logisch denkende Menschen, wie wir es sind, ist eine solche Antwort natürlich wenig befriedigend. Intuitiv sollen Aborigines, die im Bergwerk arbeiten, Bergwerksunglücke vorausahnen und vor dem Ereignis einfach im Busch verschwinden. Vielleicht schulen sie ihre **Intuition** mit Papaya: Sie verwenden die süßduftenden Papayablüten, um in Kontakt mit ihrem „Höheren Selbst" zu kommen.

Näheres über die Nutzung der Heilkraft der Papaya bei den Aborigines findet sich im Buch von Harald Tietze mit dem Titel „Die wunderbare Heilkraft der Papaya", (Falken Verlag).

Papaya in der Kosmetik

Enzyme und Vitamine werden seit einiger Zeit auch in der Kosmetik verwendet. Vor allem in den Forschungsbereichen „Hautalterung" und „Faltenbildung" beschäftigt man sich seit einigen Jahren intensiv mit dem Thema Enzyme. Enzyme bringen Nährstoffe zu den Hautzellen und schleusen Gift- und Schlackenstoffe aus dem Organismus und dabei auch durch die Hautporen. Wir haben mehr als 100 Schweißdrüsen auf einem einzigen Quadratzentimeter Haut! Schwitzen ist nicht nur lebenswichtig, sondern macht auch schön. Ideal sind daher Sport, Saunabesuche oder Gartenarbeit. Auch hat die Haut eine wichtige Aufgabe in unserem Immunsystem zu erfüllen, und wir können durch enzym- und vitaminreiche Ernährung und Kosmetika – Vitamine sind Koenzyme, die die Enzyme für ihre Arbeit brauchen – unsere Abwehr wirkungsvoll unterstützen.

Man findet heute vor allem „Radikalenfänger" wie die Vitamine E und C, Betakarotin und Selen in Kosmetikprodukten. Es befinden sich Anti-Cellulitis-Cremes mit Enzymen auf dem Markt. Einige Pflegeserien für die reifere Haut enthalten bereits die sogenannten SOD-Enzyme, die Superoxiddismutasen, die vorzeitige Faltenbildung und frühes Altern der Haut verhindern, weil sie vor hautschädigenden freien Radikalen, Schadstoffen aus der Umwelt und UV-Strahlung schützen. Enzymen in der Kosmetik steht noch eine große Zukunft bevor, da sie die Abwehrmechanismen der

Haut stärken und uns vor vielen schädlichen Umwelteinflüssen bewahren. Außerdem sind sie in der Lage, elastische und kollagene Fasern zu schützen und zu reparieren und können damit Faltenbildung vorbeugen und schon vorhandene Falten von innen heraus „ausbügeln".

Es liegt nahe, dass die enzymhaltige Papaya auch für Schönheitszwecke eingesetzt wird. In den USA gibt es ganze Kosmetikserien auf Papayabasis zur Reinigung, Straffung und Regeneration der Haut. Durch die Enzyme werden abgestorbene Hautzellen gelöst und verdaut; der Teint wirkt nach einer Behandlung mit Papayaenzymen jugendlich, straff und frisch.

Schon 1972 beschrieb Chester French in seinem Büchlein „Papaya, the Melon of Health" verschiedene Kosmetikprodukte auf Papayabasis, so die Papayagesichtscreme *Payacado Cream*, deren Produktion schon 1937 begann und die als exzellentes Reinigungsmittel für die Haut beschrieben wird. Sie macht die Haut gleichzeitig weich und geschmeidig und beseitigt sogar Sonnenflecken, die durch übermäßigen Aufenthalt in der Sonne entstanden sind. Diese Salbe, aus Papain und Avocadoöl gemischt, soll sich auch ohne Werbung blendend verkaufen. Eine andere Creme, *Maya-Papaya*, wurde 1970 entwickelt und erfreut sich ebenfalls großer Beliebtheit als Feuchtigkeits- und Reinigungsmittel für die Haut.

Eine ganze Serie, „Green Papaya Enzyme Products" wurde von der US-amerikanischen Firma „beauty naturally" auf der Basis von Papain aus der grünen Papaya entwickelt: *Skin Zyme* (Enzymmaske), *Clean Zyme* (Enzymreinigungscreme), *Green Papaya Enzyme Cleanser* (Gesichtsreinigungsmittel) und *Green Magic Grains* (ein Puder aus der grünen Papaya). Die Entwicklung dieser Linie, von der die ersten beiden Produkte seit 1987 erfolgreich angeboten werden, wird von der Herstellungsfirma als „einer der größten Durchbrüche aller Zeiten in der Hautpflege" gefeiert.

Im Alter lässt die Regenerationskraft der Haut nach: Die Schicht abgestorbener Hautzellen wird dicker und fester, feine Linien und später tiefe Falten bilden sich. Durch das in den Produkten aktive Papayaenzym Papain werden abgestorbene Hautschichten aufgeweicht und aufgelöst, während gesunde Haut nicht angegriffen wird. Außerdem wird das Wachstum neuer Hautzellen stimuliert, und das Gewebe wird gestrafft. Die Produkte sind auch für empfindliche Haut gut verträglich (ich habe sie selbst ausprobiert).

Ich habe mir aus den USA verschiedene hervorragende Kosmetikprodukte mitbringen lassen. Dazu gehört eine wohlriechende, honiggelbe Duschlotion *Source Papaya Body Wash.* Zehn Prozent des Verkaufserlöses spendet die Firma zur Erhaltung des Regenwaldes. Die Firma „Papaya Vera" bemüht sich auch um die Lizenz für die Einfuhr dieser Kosmetiklinie. Ein ähnliches Anliegen hat die Firma Shaman mit ihrem *Papaya & Peppermint Extra Body Shampoo* für feines und dünnes Haar. Fünf Prozent der Gewinne werden für Umweltzwecke abgeführt, ein Beispiel, das auch in Deutschland Schule machen sollte! Das Shampoo macht die Haare weich und glänzend.

Hervorragende Erfahrungen habe ich mit einer *Fresh Papaya Enzyme Peel*-Maske gemacht. Die Haut wird davon wunderbar glatt und rosig. Die Maske ist darüber hinaus geeignet, Sonnenschäden, Altersflecken und Verfärbungen der Haut zu reparieren. Sie ist auch für empfindliche Haut gedacht, allerdings sollte vorher ein Allergietest gemacht werden, weil einige Menschen allergisch auf Papain reagieren (siehe Internetadressen und Bezugsquellen).

In der „Elle beauty" ist im Internet ein Artikel „Miami, Relaxen mit Stil" zu lesen, in dem das Delano Hotel in Miami Beach, Florida, ein 90-minütiges „Deluxe Aroma Facial" anbietet, das eine Nacken-, Kopf- und Handmassage beinhaltet und die Haut mit Papayaenzymen und essentiellen Ölen geschmeidig macht. Seit der Hoteleröffnung 1995 soll besonders Hollywoodprominenz wie Donna Karan und Madonna auf diese Behandlung für 75 Dollar schwören. Die Zeitschrift „Elle" verlieh der „Deluxe Aroma Facial"-Therapie einen „Beauty-Oscar" (Buchung siehe Internetadressen und Bezugsquellen).

In deutschsprachigen Ländern sieht es mit Kosmetikpräparaten auf Papayabasis leider dürftig aus: Es gibt keine, bis auf die wenigen, die von der Firma „Papaya Vera" vertrieben werden! Daher heißt es vorläufig bei uns: „Selbst ist die Frau" (oder der schönheitsbewusste Mann). Die Zeitschrift „Für Sie" brachte immerhin in einer Ausgabe (26.2.1997) einen Artikel für die Selbstherstellung einer Maske: „Exotikmaske für glatten Teint: Das Fruchtfleisch einer Papaya mit der Gabel zerdrücken, mit 1–2 Teelöffeln Sahne zu einer geschmeidigen Masse verrühren und aufs gereinigte Gesicht auftragen. 30 Minuten einwirken lassen, dann abwaschen." Ich habe das Rezept auch erfolgreich mit Avocado statt Sahne ausprobiert.

Auf eine Anfrage hin schrieb die „Für Sie"-Redaktion: „Unseres Wissens nach gibt es in Deutschland noch keine Kosmetikprodukte mit Papayaextrakten. Also müssen Sie leider vorerst mit Frucht pur vorliebnehmen. Auch gut – eine Schönheitskur von innen mit einem Obsttag, bei dem Sie ausschließlich Ananas und Papaya essen. Wirkt wie ein ‚Großputz' auf den Körper." So heißt es auch in dem Buch „Enzyme, Aktivstoffe für Frauen": „Wenn Sie Ihre Haut besonders verwöhnen möchten, verwenden Sie nicht nur enzymhaltige Kosmetika, sondern nehmen Sie zusätzlich noch Enzyme in Tablettenform ein!"[85]

Genausogut ist natürlich das Essen der frischen Früchte. Die Samen der reifen und das Fruchtfleisch der noch nicht ganz reifen Frucht enthalten besonders viel Papain. Ein Rezept eines Massageöls, das auch bei Muskelverspannungen hilft, ist uns aus Indien überliefert: „Man füllt eine Weinflasche bis zur Hälfte mit Wurzelstückchen der Carica Papaya, fügt einen Esslöffel Kochsalz und zwei Löffel Eukalyptus-alba-Öl hinzu, füllt dann die Flasche mit Branntwein und lässt sie zehn Tage gut verschlossen in der Sonne stehen. Abends vor dem Schlafengehen werden die schmerzenden Stellen eingerieben. Dieses Öl wird auch gerne bei Muskelschwäche, besonders auch zum Einreiben der Muskeln von Wöchnerinnen und allgemein als Massageöl verwendet."[86]

Wer an halbreife oder grüne Papayas herankommt, kann auch die Frucht anschneiden und sich mit dem weißen Latexsaft – wie die schönen Südseeinsulanerinnen schon vor Hunderten von Jahren – das Gesicht abreiben, um die Haut zu reinigen und zu klären. Für eine solche Intensivbehandlung (auch bei Sonnenflecken, Warzen und Hautunreinheiten) kann man auch die Kerne der reifen Papaya trocknen und mahlen und zusammen mit Avocado als Paste auftragen. Diese Maske enthält viel Papain und wirkt. Sie sieht nur furchterregend aus, und man sollte eine Zeit auswählen, in der nicht gerade der Briefträger klingelt!

Neuerdings bietet die Firma „Papaya Vera" in Kiel eine Kosmetik- und Fußpflegeserie auf Papaya-Basis an. Alle Zutaten wie grüne

Papaya, Ringelblume und Weihrauch kommen aus australischem Bioanbau. Es gibt eine Papaya-Hautreinigungslotion, ein Papaya-Gesichtswasser, eine Papaya-Feuchtigkeitslotion, eine Gesichtsmaske zum Anrühren sowie Tag- und Nachtcreme. Ich habe sehr gute Erfahrungen mit diesen Produkten gemacht. Die Cremes und die Maske lösen abgestorbene Hautschichten und haben einen Verjüngungs- und Glättungseffekt: Sie „bügeln" Falten aus. Außerdem gibt es spezielle Cremes für Akne (A10), Schuppenflechte (PS10) und Ekzeme (E10), die hervorragend wirken. Bei einer Freundin verschwanden Pickel nach vier Tagen, bei einer anderen Ekzeme und Schuppenflechte nach nur zwölf Tagen Behandlung mit Papaya-Hautpflege. Außerdem gibt es jetzt auch eine ganze Serie zur Fußpflege mit wohltuendem Fußbadesalz, -pflegelotion, -pflegecreme, und sogar ein Reflexzonenöl für die intensive Fußmassage.

In Australien wird eine Salbe hergestellt, die sehr gut bei Sonnenbrand wirkt. Es gibt sie neuerdings auch bei uns (siehe Kapitel *Papayaprodukte bei uns)*.

Zum Abschluss hier noch einige Rezepte zum Selbermachen:

Gesichtsmaske für eine frische, glatte Haut

⅓ Papaya
1 Teelöffel Honig
1 Eigelb
1 Avocado
1 Teelöffel Olivenöl

Mischen Sie alle Zutaten miteinander, und tragen Sie die Maske auf die gereinigte Haut auf. Etwa 15 Minuten einwirken lassen. Sorgfältig mit warmem Wasser abspülen.

Papaya-Entspannungsbad

¼ Liter Papayasaft oder -tee (aus getrockneten Blättern oder Fruchtschalen)
oder ¼ Liter Melissen- oder Kamillentee
3 Tropfen Lavendelöl

Erst das Wasser in die Badewanne einlassen, dann die Mixtur hineingeben.

Papaya-Erfrischungsbad

¼ Liter Papayasaft oder -tee (aus getrockneten Blättern oder Fruchtschalen)

Je 3 Tropfen Zitronen-, Orangen- und Neruliöl

Nach diesem Bad fühlt man sich energetisiert und gut gelaunt. Die Badezeit sollte etwa 20 Minuten betragen.

Papayaöl

Man nimmt für dieses Öl die Fruchtschale der Papaya, schneidet sie klein und gibt sie in einen Topf (kein Aluminium, da Papain Aluminium angreift). Oliven- oder Sonnenblumenöl hinzufügen, bis alles gut bedeckt ist, und 5 Minuten leicht köcheln lassen. Das Ganze stellt man an einen kühlen Platz, presst es nach zwei Tagen durch ein Tuch und füllt es in Flaschen ab. Mit diesem Öl kann man Gesicht und Körper einreiben. Es wirkt erfrischend und nährend auf die Haut. Wer möchte, kann das Öl auch mit Calendula- oder Mandelöl mischen.

Als Massageöl kann es auch zur Bauchmassage bei Verstopfung, Blähungen und anderen Verdauungsstörungen verwendet werden. Massagen mit Papayaöl helfen auch bei Husten und Bronchitis sowie bei nervösen Herzbeschwerden.

Papaya-Essig (für Salat und Bad)

Fruchtschalen, ganze Früchte oder Papayablätter (trocken oder frisch) werden in dünne Scheiben geschnitten. Man füllt ein Einmachglas damit zu zwei Dritteln und gießt dann Apfelessig dazu.

Dieser Papaya-Essig hält sich lange Zeit. Wenn man ihn als Badezusatz verwendet, wird die Haut schön und straff. Außerdem hilft das Bad unterstützend bei Infektionen. Eine Haarspülung mit Papaya-Essig lässt (mehrmals angewendet) Schuppen verschwinden.

Papaya-Verjüngungskuren mit Halima Neumann auf La Palma

La Palma ist die „Isla Verde", die grüne Insel der Kanarischen Inseln. Sie liegt ganz im Westen gegen den offenen Atlantik hin. Durch diese Lage gibt es hier relativ viele Niederschläge und eine sehr klare Luft. So liegt an diesem Ort auch die Sternwarte der Europäischen Gemeinschaft – analog der amerikanischen Sternwarte auf Hawaii. La Palma wird von vielen als „die schönste der Kanaren", bezeichnet, von den Einheimischen „Isla Bonita": ein Wanderparadies mit idyllischen Lavastränden, kristallklarem Wasser, einer üppigen Vegetation, von der UNESCO geschützten Urwäldern mit Riesenfarnen und vielen weiteren Naturschönheiten. Die kanarische Vulkaninsel ist auch nach meinen Erfahrungen als Kraftort ideal für Transformation und grundlegende Wandlung auf allen Ebenen.

Halima Neumann heilte sich vor mehr als zwanzig Jahren auf Hawaii von Krebs durch das Trinken des Saftes der grünen Papaya (siehe Kapitel *Krebs – Ursachen und Auswege). I*n der grünen, unreifen Papaya findet sich ein Mehrfaches am Papayaenzym Papain als in der reifen Frucht. Begeistert von ihrem Erfolg, beschäftigt sie sich seither intensiv mit den Wirkungen der Papaya und neuerdings auch der Noni-Frucht auf unsere Gesundheit und gibt ihr umfangreiches Wissen in Büchern und Seminaren weiter.

Unter dem Thema „Entsäuern, Entschlacken, Verjüngen" bietet Halima Neumann zusammen mit einer erfahrenen Sozialpädagogin und Wellnesstrainerin mehrmals im Jahre für kleine Gruppen vierzehn Tage „Gesundheits- und Verwöhnurlaub" auf La Palma an. Während dieser Kuren kann man entsäuern, entschlacken und sich rundherum regenerieren. Während des Gesundheits-Urlaubs wird die Blutgruppen-Diät nach Dr. D` Adamo berücksichtigt, um das Idealgewicht zu erreichen und auf Dauer zu erhalten. Halima Neumann: „Somit können Sie Ihren ‚Idealzustand' auf der körperlichen und seelischen Ebene erleben." Bei Bedarf wird für die Teilnehmer eine Anti-Candida-Ernährung durchgeführt.

Die Teilnehmer lernen natürlich auch grüne und reife Papaya aus Bio-Anbau kennen und schätzen. Bereits nach zehn Tagen erleben

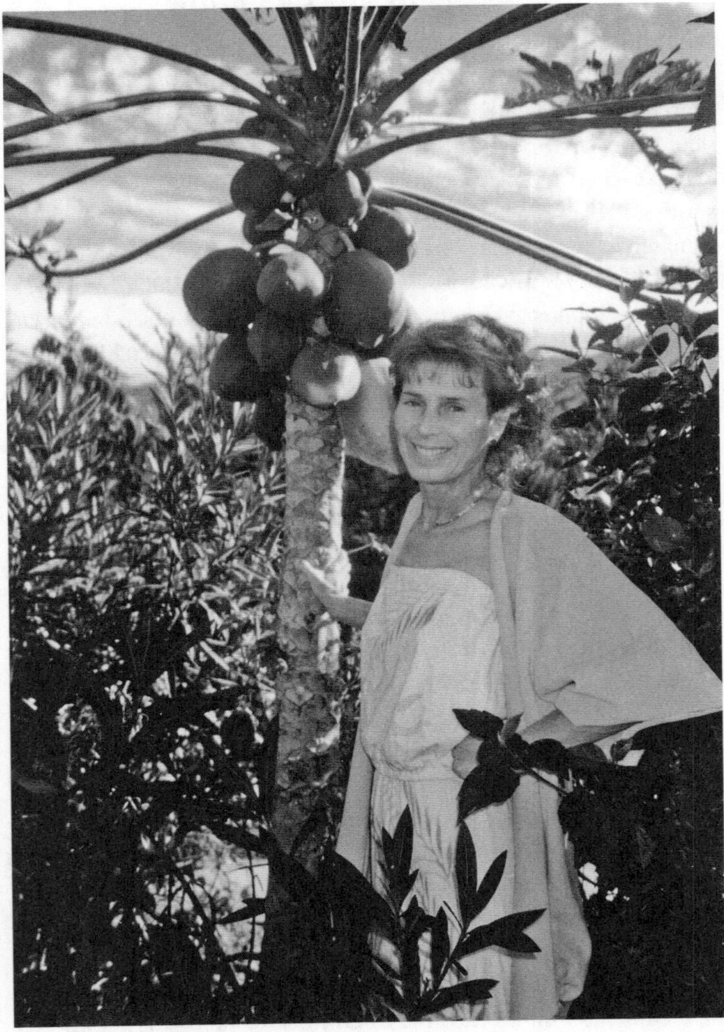

Halima Neumann an einem Papayabaum auf La Palma

viele eine „Rundum-Erneuerung“, eine Verjüngung von außen und innen. Diese Verjüngung wird durch die täglichen Gaben von frischen Aloe-Vera-, Noni- und grünen Papaya-Säften aus Bio-Anbau gefördert. Wahrscheinlich ist La Palma der einzige Ort in Europa, wo Noni-Früchte – auf Anregung von Halima Neumann – außerhalb der Tropen wachsen. Etwa 500 Noni-Bäume sowie weitere Fruchtbäume und Aloe wachsen auf dem Grundstück von Daniel Garcia, einem auch über die Kanaren hinaus bekannter und geschätzter Botaniker. Die Erde ist sehr ursprünglich mit einem hohen Anteil an mineralstoffhaltigem Lava-Gestein. 1989 wurde er von der spanischen Regierung mit einer Urkunde für die besten Agrarprodukte im Land ausgezeichnet. Aloe-Gel-Auflagen werden äußerlich zur Verbesserung des Hautbildes eingesetzt. Kolloidales Silberwasser, innerlich und äußerlich angewendet, bewirkt selbst bei Neurodermitis, Akne und hartnäckigen Hautproblemen erstaunlich Erfolge auf Kopfhaut und Haarstruktur. Die leckeren Trennkostgerichte aus sonnengereiften Naturalien der Inseln wie Früchte, Gemüse, Keimlinge und Nüsse werden unter Anleitung einer Diätassistentin gemeinsam zubereitet. So lernen die Teilnehmer spielerisch, auch zu Hause eine neue, gesündere Ernährungsweise in ihren Alltag zu integrieren.

Zum Tagesprogramm gehören auch Entsäuerungsübungen mit anschließend entspannender Tiefenatmung, Aqua-Gymnastik, Lavasand-Schwitzbäder, Schwimmen im Meer, Wandern und Nordic Walking. Gelegenheit für Wandertouren gibt es auch. Wer Glück hat – ich hatte dies vor einigen Jahren – kann auch Grind- und Finnwale per Boot beobachten und mit Delphinen schwimmen.

Eine Papaya-Meditation

Wenn Sie dieses Buch gekauft oder geschenkt bekommen haben, haben Sie wahrscheinlich schon Kontakt mit dem „Deva“, dem Pflanzengeist der Papayapflanze. Es gibt keinen Zufall. Wenn Sie bewusst einen engen Kontakt zu dem Papayadeva aufbauen möchten, sollten Sie viel Zeit mit der Pflanze verbringen. Ich habe meinen kolumbianischen Bergpapayas im Garten zum Beispiel den I. und II. Grad des „authentischen Reiki" gegeben, um sie in diesem für sie fremden Klima zu unterstützen. Außerdem behandele ich sie öfter mit universaler Energie und spreche mit ihnen.

Pflanzen sind sehr empfänglich für Schwingungen, also auch und ganz besonders für Liebe. Wer tiefen Kontakt zu exotischen Pflanzen sucht, sollte am besten in ihre Heimat, in die Tropen reisen und dort längere Zeit mit ihnen meditieren. In ihrer heimischen Umgebung sind die Pflanzen kraftvoller und „selbstbewusster". Wir können uns unter einen Melonenbaum setzen oder uns an den Stamm einer Papaya anlehnen und dabei eine Hand auf unser Solar-Plexus-Zentrum legen, die andere Hand gegenüber am Rücken mit der Handinnenfläche zum Baum. Wir können auch eine Frucht in unsere Hände nehmen, die Augen schließen und über die Gaben, die sie für uns bereithält, meditieren.

Wenn wir mit der Papaya meditieren, sollten wir leer werden, um die Schwingung und Stimmung des Bäumchens wahr- und aufnehmen zu können. Wir achten dabei auf eventuelle Eingebungen. Um unsere Resonanz für den Melonenbaum zu verstärken, essen wir viel Papaya. Wir können uns auch einige Tage ausschließlich von Papaya ernähren!

Beim Essen schließen wir die Augen und richten unser meditatives Bewusstsein auf die Pflanze: ihren Geschmack und ihre Wirkung auf den Körper und die Seele. Wir brauchen nicht warten, bis wir die Frucht verdaut haben, weil subtile Informationen schon im Mund aufgenommen und ausgewertet werden. Wir können uns zum Beispiel unmittelbar nach dem Essen einer Frucht leichter, beschwingter und klarer fühlen! Ich habe erfahren, dass Papayas nicht nur meine Stimmung aufhellen, sondern auch meine Gedanken klarer werden lassen. Sie sind anscheinend „Futter für die Seele" und enthalten nicht nur bioaktive, sondern auch psychoaktive Substanzen, die noch nicht entdeckt sind, aber natürlich trotzdem wirken.

Früchte sollte man nur auf leeren Magen und zur Meditation allein, das heißt als Monodiät, essen. Die tiefsten Genusserfahrungen machen wahrscheinlich Rohköstler oder Menschen, die sich hauptsächlich von Rohkost ernähren. Für Rohköstler ist zum Beispiel die thailändische Durianfrucht „der Himmel auf Erden", während sie von Gemischtköstlern oft als „Stinkfrucht" wahrgenommen und bezeichnet wird.

Wenn wir Wahrnehmungen beim Meditieren mit der Pflanze oder beim Essen der Frucht haben, sollten wir ihnen vertrauen, wie subtil sie auch sind. Eigene, authentische Erfahrungen sind allemal wertvoller als Wissen aus zweiter Hand aus noch so guten Büchern.

Auch wenn wir am Anfang bewusst nicht viel wahrnehmen, wirken die Informationen der Pflanze auf unser Unterbewusstsein, und wir sollten uns dadurch nicht entmutigen lassen. Vielleicht gibt uns die Papaya im Traum „Botschaften" weiter oder vermittelt uns mit zeitlicher Verzögerung Erkenntnisse.

Wenn wir die Liebe zu dieser Pflanze entdeckt haben, entwickeln wir vielleicht Lust, Geschichten, Märchen und Sagen zu sammeln, in der die Papaya vorkommt. Diese Legenden sind nicht bloß Phantasien, sondern stellen bildhafte Darstellungen davon dar, was die Naturvölker von dem Geist der Pflanze wahrgenommen haben. Auch darüber können wir meditieren und dabei die Bilderkomplexe ganzheitlich erfassen und interpretieren. Oder wir sammeln Bilder und Rezepte von der Papaya und entwickeln eigene Zubereitungsformen. Unserer Fantasie sind dabei keine Grenzen gesetzt. Vielleicht haben wir auch Lust, eigene Salben und Masken auf Papayabasis herzustellen, Blütenessenzen oder Duftöle (siehe auch *Rezepte zum Selbermachen* im Kapitel *Papaya in der Kosmetik).*

Viele Anregungen für das Entwickeln einer tiefen Verbindung zu Pflanzen habe ich außer von den Menschen in der Findhorn-Gesellschaft von dem Ethnomediziner Wolf-Dieter Storl bekommen. Er schreibt auch schöne Bücher – zum Beispiel „Pflanzendevas – Die Göttin und ihre Pflanzenengel. Heilkunde, Kulturgeschichte, Mythologie und Religion der Völker" – und gibt Seminare für das Erlernen eines meditativen Umgangs mit Pflanzen.

Die Aborigines benutzen die Blüten der Papaya unter anderem, um zum Beispiel vor wichtigen Entscheidungen in Kontakt mit ihrem Höheren Selbst zu kommen. Die Blüten duften betörend süß, ähnlich wie Maiglöckchen, und führen uns in höhere Bewusstseinsspähren. Wir können auch einen Kaltauszug aus den Blüten machen und sie wie Bachblüten zur Bewusstseinserweiterung verwenden, oder Massage- und Duftöle (für Duftlampen) oder Parfums selbst herstellen.

Vielleicht gibt es bald Räucherstäbchen mit dem Geruch von Papayablüten zu kaufen? Ich wünsche mir, dass die robuste kolumbianische Bergpapaya aus der Andenregion bei uns bald weite Verbreitung findet und Gesundheitsbewusste und Pflanzenfreunde sie in ihren Gärten oder als Kübelpflanze auf dem Balkon heimisch machen (siehe Kapitel P*apayaanbau zu Hause)*.

Rezepte für die Küche

Viele essen Papaya mit Parmaschinken, im Geflügelsalat, mit Hüttenkäse oder in Drinks mit Gin und Pfefferminzlikör.
Da ich selbst Vegetarierin bin und keinen Alkohol trinke, habe ich Rezepte mit Milchprodukten, Alkohol und Fleisch auch aus ernährungsphysiologischen Gründen – siehe Kapitel über Hilfe bei Azidose – weitgehend weggelassen.

Ein Tipp allerdings: Papaya in, zu oder nach Eiweißgerichten mit Fleisch oder Käse macht sie leichter verdaulich!

Die Rezepte sind als Anregung zu verstehen, und Ihrer Fantasie sind keine Grenzen gesetzt. Papaya schmeckt und passt zu fast allen Speisen, probieren Sie es aus!

Papayarezepte bekommen Sie kostenlos, wenn Sie dem Spira-Versand (siehe Internetadressen und Bezugsquellen) einen Freiumschlag zuschicken.

Papayas allein sind köstlich, und wer will, kann sie mit Limonen- oder Zitronensaft beträufeln. Die Kerne können getrocknet und wie Pfeffer gemahlen und verwendet werden. Sie enthalten wie die reife Frucht sehr viel Vitamin C und dazu das Enzym Papain, das Eiweiß, Fett und Stärke schneller verdaut.

In tropischen Ländern wird Papaya zur Anregung der Verdauung schon zum Frühstück oft mit anderen Früchten wie Ananas zusammen verzehrt. Man kann auch die jungen Blätter oder Papayasprossen in den Salat tun. Dadurch wird er gesundheitlich aufgewertet, da Papayablätter mehr Papain, Betakarotin und Vitamin C als die reifen Früchte enthalten. Auch die Fruchtschalen sollte man nie wegwerfen, sondern kleingeschnitten in den Salat mengen oder Papayaessig für Dressings oder kosmetische Zwecke (Rezept siehe Kapitel *Papaya in der Kosmetik)* herstellen.

In der Südsee werden unreife Früchte zusammen mit kleingehackten Erdnüssen gekocht und als Beigabe serviert. Viele Mohammedaner brechen ihre tägliche Fastenzeit während des Rammadan mit „Mamboga": Unreife Papaya werden gekocht und mit kleingehackten Erdnüssen, Salz und Chillies zu einem Brei verarbeitet.

Reife Papaya kann man bei „Überangebot" zum Beispiel auf Wochenmärkten preiswert kaufen, schälen, in Stücke schneiden und sie im Ofen bei niedrigster Stufe trocknen. Man sollte einen Holzlöffel in die Ofentür klemmen, um für Belüftung zu sorgen. Bewährt haben sich hierfür auch Dörrex-Trockengeräte (siehe Internetadressen und Bezugsquellen). Man kann ihre Temperatur genau einstellen und auch die Papayakerne trocknen. Getrocknete Papayas sind sehr lecker, da ihr Geschmack intensiver als bei der frischen Frucht ist. Sie sind als Reiseproviant, Pausensnack und Wandernahrung bei Kindern und Erwachsenen sehr beliebt.

Man kann Papaya als Trockenobst auch in Reformhäusern und Naturkostläden bekommen. Wichtig ist, darauf zu achten, dass die Früchte weder geschwefelt noch gezuckert sind. Auch sollte man sich vor dem Kauf erkundigen, ob sie bei niedriger Temperatur (in tropischen Ländern nicht in der prallen Sonne!) von unter 50 Grad Celsius getrocknet wurden und damit vitamin- und enzymreich geblieben sind. Um die Enzyme zu aktivieren, kann man die getrockneten Papayas über Nacht in Wasser einweichen.

Wenn ich verreise und nicht weiß, ob ich am Zielort Papaya bekomme, nehme ich das Pulver der grünen Papaya (*Papayafruchtgranulat* aus Bioanbau, erhältlich beim Spira-Versand und „Papaya Vera") und Mehl aus Papayakernen als Alternative zu frischen Früchten mit. Das Pulver muss man vor dem Verzehr etwa 20 Minuten einweichen. Sehr lecker!

Papaya-Traum

Acht getrocknete Aprikosenhälften (ungeschwefelt), ein großer Apfel, eine halbe Papaya, geschält und in Stücke geschnitten.

Weichen Sie die Aprikosen über Nacht ein. Heben Sie das Einweichwasser zum späteren Trinken auf. Entsaften Sie den Apfel und die Papaya. Mischen Sie den Saft mit den Aprikosen, und mixen Sie das Ganze im Mixer oder „Champion Juicer" bei mittlerer Einstellung.

Entweder allein genießen oder als Dressing für Obstsalate verwenden.

Pina Colada

Zwei Tassen frisches Ananasfleisch, eine halbe Papaya, geschält und in Stücke geschnitten, zwei Tassen frisches Kokosnussfleisch, zerkleinert, eine Tasse Wasser (nach Wunsch).

Ananas und Papaya entsaften. Alle Zutaten auf höchster Stufe für zwei Minuten mixen. Anschließend durchsieben und mit einer Zitronenscheibe und einem Minzblatt servieren.

Papaya-Salsa

Drei Tassen zerkleinerte Papaya, eine Tasse zerkleinerte, süße, rote Pepperoni, ein Teelöffel Zitronensaft, ein Teelöffel Honig, eine Messerspitze gemahlenen, roten Pfeffer.

Alle Zutaten mischen. Lecker zu Maischips oder Reis oder als Dip für Rohkost.

Papaya-Pudding

Man rührt Papayafruchtgranulat mit der empfohlenen Menge Wasser oder Rote-Beete-Saft an und mischt ein bis zwei Teelöffel Flohsamenschalen (gibt es ebenfalls beim Spira-Versand) unter. Dann 20 Minuten warten.

Der Pudding kann auf Wunsch mit etwas Honig verfeinert werden.

Papaya-Aspik

Man schält eine reife Papaya und entfernt die Kerne. Man kann sie als Saatgut benutzen, als Darmreinigungs- und Verdauungsmittel sowie zur Wurmkur trocknen und bei Bedarf kauen, wie Pfeffer mahlen und mit Wasser anrühren oder wie Pfeffer im Salat usw. verwenden. Die reifen Papayas werden in Stücke geschnitten und in einem Mixer oder „Champion Juicer" verflüssigt. Für zwei Becher Papaya fügt man den Saft einer Zitrone hinzu. Zur Verfeinerung kann etwas Honig beigemengt werden. Das Ganze füllt man in einen Glasbehälter und stellt ihn in den Kühlschrank. In einigen Stunden geliert die Papaya zu „Papaya-Aspik" und kann allein oder zu anderen Mahlzeiten verzehrt werden.

Papaya-Pudding II

Papayas aus dem Glas werden mit Saft und mit einem Teelöffel Flohsamenschalen sowie einem Teelöffel Acerolakirschenpulver, Ascorbinsäure oder Zitronensaft umgerührt und 20 Minuten stehengelassen. Auf Wunsch mit Sahnehäubchen verfeinern.

Für das gleiche Rezept kann man auch frische Papayas verwenden, wobei man die Hälfte der Früchte im Mixer verflüssigt. Alternative: Getrocknete Papayas über Nacht einweichen lassen und wie oben verfahren.

Papaya-Salat asiatisch

Man braucht für diesen vegetarischen Salat zwei grüne oder halbgrüne Papayas, zwei mittelgroße Tomaten, eine halbe Tasse Erdnüsse, etwa zwei Esslöffel Ahornsirup, drei Knoblauchzehen, 4 Esslöffel Limettensaft, drei Esslöffel helle Sojasoße und, wer es scharf liebt, drei Chilis.

Die Papayas werden mit dem Gurkenhobel in feine Streifen gerieben. Die Tomaten würfeln. Die Knoblauchzehen mit der Gabel zerquetschen, die Chilis zerkleinern und mit den anderen Zutaten vermischen. Papayas und Tomaten darin wenden und servieren.

Salat „Südseezauber“

Für sechs Portionen braucht man eine große Ananas, eine weiche Mango, eine noch feste Papaya, zwei reife Sternfrüchte (Karambola), drei Bananen, 250 Gramm Lychees (wenn es geht, frisch!) und den Saft von einer Zitrone.

Das Obst kleinschneiden und mit Zitronensaft beträufeln. Dieser Salat ist eine Vitamin- und Enzym-„Bombe“!

Papaya-Fruchtdip

Man püriert im Mixer: eine halbe Papaya, eine viertel Tasse frischen Orangensaft und eine Messerspitze Muskat oder Vanille.

Diesen Fruchtdip serviert man über oder mit Obstsalat.

Papaya-Fruchtsorbet

Bei einem Überangebot von Papayas, die oft sehr reif günstig auf Wochenmärkten erhältlich sind, schälen wir die Früchte, schneiden sie in Stücke und frieren sie in luftdichten Behältern ein.

Aus gefrorenen Früchten können mit dem Champion-Entsafter wunderbare Fruchtsorbets hergestellt werden. Papaya-Sorbet Ananas und Papaya werden zu gleichen Teilen püriert und tiefgefroren. Eine Alternative: Reife Papaya pürieren, mit Zitronen- oder Limettensaft abschmecken und tiefgefrieren.

Papaya-Apfelmus

Ein Papaya-Apfelmus ist eine schöne Abwechslung zum Frühstück und schmeckt auch Kindern.

Man nimmt eine halbe Tasse frisch gepressten Apfelsaft oder eine halbe Tasse Wasser. Zwei große Äpfel schält und viertelt man. Mit einem halben Teelöffel Zimt oder Muskat (oder je einem Viertel von beiden) mischen. Dazu kommen eine frische oder gefrorene Banane, eine halbe Papaya oder zwei reife, sehr weiche Dattelpflaumen. Alle Zutaten gibt man in einen Mixer und püriert sie, bis eine glatte Soße entsteht.

Die Menge reicht für ein bis zwei Portionen.

Gefüllte Papaya

Für dieses Rezept braucht man eine Zwiebel, zwei Esslöffel Sonnenblumenöl, 200 Gramm Naturreis, einen Würfel Gemüsesuppe, eine Packung (450 g) tiefgefrorene Riesen-Tiefsee-Shrimps, Zitronensaft, zwei Papayas, eine Packung helle Soße (Holländische Art), zwei Esslöffel süße Sahne, 50 Gramm geriebenen Gouda.

Man schält die Zwiebel und schneidet sie in Würfel. Öl erhitzen, Zwiebelwürfel darin glasig braten. Reis hinzufügen und kurz mitdünsten. Vier Tassen Wasser und Gemüsesuppe dazugeben, aufkochen und in einem geschlossenen Topf bei geringer Wärmezufuhr in etwa 40 Minuten aufquellen lassen. Shrimps auftauen, mit Zitronensaft beträufeln und unter den Reis mischen. Papaya waschen, schälen, halbieren, Kerne mit einem Löffel entfernen, mit Krabbenreis füllen, den restlichen Reis in eine feuerfeste Form geben und die gefüllten Papayas daraufgeben. Ein Viertelliter Wasser erwärmen. Helle Soße einrühren und eine Minute kochen. Süße Sahne und Gouda unterrühren.

Die Soße über die Papayas gießen und im Backofen bei 200 Grad etwa 15 Minuten backen.

Papaya-Chili-Soße

Für diese scharfe Soße benötigt man zwei Esslöffel feingehackte Chilischoten, ein viertel gehackte Papaya, 60 Gramm Rosinen, eine halbe feingehackte Zwiebel, drei zerdrückte Knoblauchzehen, einen halben Teelöffel gemahlenen Gelbwurz und 50 Milliliter Essig.

Man kann diese Soße entweder roh im Mixer zubereiten oder unter ständigem Rühren fünf Minuten garen und dann pürieren. Übriggebliebene Soße in einem fest verschlossenen Glas (Papain greift Plastik an) im Kühlschrank aufbewahren.

Köstlich als Dip für Mais- oder Kartoffelchips oder frische Möhrenstifte.

Milli Brasilli

Ein exotischer Milchcocktail, der in den Restaurants des Alpamare-Hotels am Zürichsee erhältlich ist. Es handelt sich um eine

Mischung Papaya/Guanabana mit mildem Joghurt aus entrahmter Milch, Süßmolke, Rahm, Buttermilch, den Vitaminen E, B6, B2 und B12 mit nur 4,5 Prozent Fett im Milchanteil, ohne Konservierungsmittel. Bei der Selbstzubereitung würde ich vorschlagen, auf die Vitamine zu verzichten, da sie in der Papaya reichlich vorhanden sind!

Papaya-Creme

Eine vollreife Papaya halbieren, entkernen und das Fruchtfleisch mit dem Löffel auslösen. Mit dem Saft einer frischen Grapefruit im Mixer oder „Champion Juicer" pürieren. Steifgeschlagene Sahne darunterheben und mit einem Klacks Sahne im Dessertglas servieren.

Alternative: Statt steifgeschlagener Sahne nimmt man Vanilleeis (gibt es auch schon mit Honig und auf Sojabasis), das man mitpüriert.

Papaya-Drink I

Man braucht zwei reife Papayas, zwei Teelöffel Zitronensaft, zwei Teelöffel Honig und etwas Ingwerpulver.

Das Papayafleisch wird gewürfelt und auf vier Gläser verteilt. Je eine Prise Ingwerpulver darüberstreuen, mit Zitronensaft und Honig beträufel, das Ganze mit Mineral- oder Sodawasser auffüllen und mit Strohhalmen servieren.

Papaya-Drink II

Man mischt den Saft von Ananas und Papaya zu gleichen Teilen.

Papaya-Früchtebecher

Man benötigt hierfür eine reife Papaya, ein Stück Wassermelone (ca. ⅛), eine kleine Honigmelone, Benedictine oder Grand Marnier, 2 Esslöffel Vollrohrzucker oder Ahornsirup, ⅛ Liter steifgeschlagene Sahne, Vanillezucker.

Mit einem Kartoffel- oder Eisausstecher runde Bällchen aus Papaya und Melonen ausstechen. 4 Sektgläser mit orangefarbenen, grünen und roten Bällchen füllen, mit Likör beträufeln, etwas Vollrohrzucker darüberstreuen oder mit Ahornsirup beträufeln. Auf jeden Becher eine mit Vanillezucker gewürzte Schlagsahnehaube setzen.

Papaya-Obstsalat I

Die reife Papaya wird geschält und in Würfel geschnitten. Dazu gibt man Ananaswürfel, Bananenscheiben, Himbeeren, Stachel- oder Johannisbeeren, frisch oder aufgetaut aus der Tiefkühltruhe. Man würzt mit Zitronensaft und übergießt mit Papaya-Püree „Vollfrucht Papaya“ (Firma Donath, Reformhaus) oder etwas Ahornsirup.

Papaya-Obstsalat II

Man mischt Stücke reifer Papaya mit Bananenscheiben und Mangowürfeln. Mit Zitronen- oder Limettensaft abschmecken.

Papaya-Sauerkraut

Auf den Philippinen legt man grüne, geraspelte Papayas mit Zwiebeln und Pfefferschoten in Essig ein.

Papaya-Kompott

Man schält, entkernt und würfelt unreife Früchte. Danach kocht man sie in wenig Zuckerwasser – Alternativen: Ahornsirup oder Honig – mit Limonen- oder Zitronenschale, Ingwer, Nelken und Zimt weich.

Papaya-Marmelade I

Auf ein Kilo grüne Papaya, die schon gelbes Fruchtfleisch haben muss, nimmt man 750 Gramm Vollrohrzucker und eine Zitrone, die man in kleine Stücke teilt. Die Papaya schneidet man in Würfel und bringt sie mit den weiteren Zutaten zum Kochen, bis unter Rühren die gewünschte Festigkeit erreicht ist.

Man kann für die Marmeladenherstellung auch Mango oder Ananas im Verhältnis 50:50 nehmen.

Papaya-Marmelade II

Hierfür nimmt man reife Papayas und die gleiche Menge Bio-Gelierzucker. Man hält sich einfach an die Anweisungen auf der Gelierzucker-Tüte. Wer mag, kann die Marmelade mit abgeriebener Schale von Biozitronen verfeinern.

Papaya-Pfannkuchen

Man braucht hierfür 1 Tütchen Weinsteinpulver (Bioladen), 30 Gramm Vollkornmehl, 2 Eier, etwa 6 Esslöffel Milch, Cayennepfeffer, Himalaya- oder Stein-Salz, 2 Knoblauchzehen, eine nicht ganz reife Papaya, 2 Esslöffel Ghee (gereinigte Butter aus dem Bioladen), 60 Gramm gekochte Maiskörner (Dose), 2 Esslöffel Olivenöl und 1 reife Papaya zum Garnieren. Mehl, Eier, Weinsteinpulver und Milch zu einem Pfannkuchenteig verarbeiten und mit Pfeffer und Salz nach Geschmack würzen. Knoblauch schälen, fein würfeln und mit einer Gabel auf einem Holzbrett in Kräutersalz zerquetschen. Halbreife Papaya halbieren, entkernen, schälen und in kleine Stücke schneiden. Maiskörner und Papayastücke vorsichtig unter den Teig rühren. Ghee und Öl in einer Pfanne erhitzen und handtellergroße Pfannkuchen ausbraten und mit Scheiben von reifer Papaya servieren.

Papaya mit Vanilleeis

Hierfür braucht man eine reife Papaya, 10 Gramm Ursüße (Rohrohrzucker, Reformhaus), 30 Gramm Ghee, 100 Milliliter Organgensaft, eine Wassermelone, 200 Gramm Schlagsahne und vier Kugeln Vanilleeis (z. B. „Demeter“, Bioladen, mit echter Vanille). Papaya halbieren, entkernen und in Streifen schneiden. In einer Pfanne Sirup aus Ghee, Zucker und Orangensaft herstellen. Dabei den Saft nach und nach unterrühren. Die Hälfte der Papayastreifen darin karamellisieren lassen, den anderen Teil einkochen und pürieren. Wassermelone halbieren und kleine Kugeln Fruchtfleisch ausstechen. Sahne steif schlagen. Die karamellisierten Papayastreifen auf vier Teller verteilen. Das Eis darauf geben und mit Zitronenmelisse-Blättern garnieren. Die Wassermelonenkugeln daneben auf einer Unterlage aus Papayapüree anrichten und drum herum mit Sahneklecksen garnieren.

Papaya als Heilmittel

Die grüne, unreife Papaya, die Blätter und die Kerne der reifen Papaya werden therapeutisch verwendet, zum Beispiel als Tumor- und Krebszellenauflöser (siehe Kapitel *Krebs – Ursachen und Auswege).* Die reife und unreife Papaya nutzt man gegen Arterienverkalkungen, Rheuma, Osteoporose, Bandscheibenbeschwerden aufgrund von Knorpelschwund, Azidose (siehe Kapitel *Hilfe bei Azidose),* Diabetes, chronische Verdauungsstörungen, Bronchitis, Asthma, Entzündungen, Hautprobleme, Cellulitis, Übergewicht, Bluthochdruck und Herzschwäche.

Wer enzymarme Kost isst, kann sich angewöhnen, geschälte Papayascheiben dazuzukauen oder mit Pulver aus Papayakernen zu würzen. Die Enzyme regen die Tätigkeit der Bauchspeicheldrüse an und beschleunigen die Aufspaltung von schwerverdaulicher Eiweißnahrung wie Fleisch, Fisch, Käse, Pizzas, Eiern usw. Die Verdauung wird angeregt und der Säure-Basen-Haushalt ausgeglichen.

Als Alternative kann man auch das Fleisch noch bissfester Früchte trocknen (siehe Kapitel *Rezepte für die Küche)* und hat damit eine ideale Nahrungsergänzung auch für unterwegs. Getrocknete unreife Papaya schmecken besser als frische und brauchen nicht zur Geschmacksverbesserung gewürzt werden.

Entsäuerungstrunk

Der Saft von 250 Gramm Papaya kann mit einem halben Liter Wasser und einem halben Liter frischem Sellerie- oder Gurkensaft vermischt werden. Dieser Trunk dient auch zur Entschlackung und Gewichtsreduzierung.

Papaya-Tee

Mit den Kernen der grünen und reifen Papaya lässt sich ein sehr wertvoller, verdauungsanregender Tee zubereiten, der einen hohen Anteil an Vitamin C enthält. Man lässt eine viertel Tasse Kerne mit zwei Liter Wasser etwa eine halbe Stunde köcheln. Dann siebt man ab und würzt mit Ingwer oder Cayennepfeffer. Wer möchte, kann Zitronensaft dazugeben. Dieser Tee wird auch zur Ausschwemmung von Ablagerungen empfohlen, idealerweise nimmt man eine größere Menge (ein Liter) eine Stunde nach Einnahme der grünen Papaya als Mus oder Kraut zu sich.

Ich habe festgestellt, dass Papaya-Tee mit *Yogi-Tee classic* zusammen gut schmeckt. Man kocht einfach die Kerne mit der angegebenen Menge Wasser und zwei flachen Esslöffeln Yogi-Tee zusammen und siebt ab.

Man kann auch Tee aus Papayablättern zubereiten (Firma „Papaya Vera"), dem neben verdauungsfördernden auch krebsverhütende und heilende Wirkungen zugeschrieben werden.

Papaya-Gemüse

Die grüne Papaya macht als Gemüsebeilage Fleisch zarter und leichter verdaulich. Sie wird ohne Kerne in Stücke geschnitten und mit Fleisch oder Geflügel mitgekocht. Papaya-Gemüse wird als delikate Beilage zu Fischgerichten oder zu schwer verdaulichen Proteinen und Fetten empfohlen.

Auf den Westindischen Inseln werden junge Papayablätter gekocht und wie Spinat gegessen.

Papaya-„Pfeffer"

Die dunklen Kerne der reifen Frucht enthalten wie das Fruchtfleisch der grünen Papaya krebs- und pilzhemmende Substanzen und sind außerdem gut als Wurmmittel, zur Therapie und Vorbeugung. Von der reifen Frucht kann man etwa 20 bis 30 Kerne gut kauen, die restlichen sollte man trocknen, indem man sie einfach in einem Teller auf die Heizung stellt. Die getrockneten Kerne können wie Pfefferkörner in jeder Kaffee- oder Pfeffermühle fein gemahlen als Gewürz für Suppen, Salate und Dips verwendet werden.

Papaya-Saft

Der Saft der reifen Papaya regt die Verdauung und Funktion der Drüsen an (siehe Kapitel *Papaya als Verdauungshilfe)* und schmeckt köstlich, allein oder mit frischem Ananassaft gemischt. Am ergiebigsten hat sich der unverwüstliche „Champion Juicer" bewährt (aus den USA mitbringen oder über Keimling Naturkost beziehen).

Therapeutischen Wert hat auch und vor allem der Saft der grünen Papaya: bei chronischen Entzündungen, Verschlackung des Darms, Drüsenschwäche, Tumoren, Übersäuerung, Fettleibigkeit und Cellulitis.

Man nimmt die ganzen Früchte ohne Kerne, aber mit Schale (pro Person 250 bis 500 Gramm) und entsaftet sie. Dann wird der Saft mit einem halben Liter frischgepreßtem Apfel- oder Gemüsesaft vermischt. Allein schmeckt er zu bitter und wirkt zu intensiv. Es wird empfohlen, morgens eine halbe Stunde vor dem Einnehmen von Papaya-Saft oder -kraut einen halben Liter stilles Wasser, Grün- oder Kräutertee zu trinken.

Wenn ein Entsafter benutzt wird, kann man die Faserstoffe feuchthalten, gekühlt aufbewahren und als leckere Rohkost zubereiten (siehe Papaya-Kraut). Papayasaft sollte wie alle frisch gepressten Säfte immer sofort getrunken werden, um Vitamin- und Enzymverlust zu vermeiden. Beim Saft der grünen Papaya darf man keine Plastikgefäße benutzen, weil das Papain Plastik angreift. Wer keinen Entsafter hat, kann die grüne Papaya ohne Kerne wie Äpfel fein reiben, mit frischgeriebenem Apfel oder reifer Papaya mischen und gründlich kauen.

Je nach Grad der Körperverschlackung, Übergewicht oder Cellulitis können täglich dreimal 250 Gramm grüne Papaya als Saft (50:50 verdünnt) vor dem Essen oder püriert als Mahlzeit verzehrt werden.

Wer den Saft der grünen Papaya aus therapeutischen Gründen oder als Anti-Aging-Trunk zu sich nimmt, sollte ihn nicht mit Algen- oder Gerstengrassaft mischen. Es kann sonst zu starken Entgiftungserscheinungen kommen. Die grüne Papaya kann zum Beispiel mit Ananas, Grapefruit, Guave, Kaktusfeige und Apfel gemischt werden. Grassäfte lassen sich vorzugsweise mit wasserreichem, basischem Gemüse mischen wie z. B. Fenchel, Karotten, Gurke, Kürbis, Rote Bete, Kohl, Sellerie, frischem Spargel, Rettichen, Topinambur, Zwiebeln und Zucchini.

Antikrebs-Rezeptur (von Halima Neumann)

Die gründlich gewaschene, grüne, harte Frucht (ca. 250 Gramm) aus Bio-Anbau zusammen mit der Schale, einer halben geschälten Zitrone und 200 Gramm Rote Bete, Gärtner-Gurke oder Zucchini entsaften. Den Saft mit Wasser oder Kokoswasser auf eine 500-ml-Menge verdünnen. Mit Papaya-Samenpulver oder Cayenne-Pfeffer würzen, mit 2 bis 3 Tropfen Stevia Fluid oder Honig süßen. Die verbleibenden Faserstoffe ergeben das „Papayakraut". Ohne die Verwendung der grünen Schale schmeckt Papayakraut angenehm mild. Den Trester mit etwas Zitronenwasser luftdicht und kühl feuchthalten. Das Papayakraut ein bis zwei Stunden später mit zuckerarmen Obstsorten wie Aprikosen, auch Trockenfrüchten, schwarzen Beeren, Äpfeln, Apfelmark usw. als Obstfrühstück verzehren.

Entgiftungstrunk zur Stärkung von Leber und Nieren (von Halima Neumann)

250 Gramm grüne, geschälte Papaya mit 100 Gramm Rettich und 200 Gramm Kürbis oder Steckrüben entsaften und sofort trinken. Die Faserstoffe mit ¼ Liter Rote-Beete- oder Selleriesaft anfeuchten und kühl stellen. Zum Mittagessen das Papayakraut mit 2 Esslöffel Hanföl oder 3 Esslöffel Rapsöl und 1 Esslöffel Spirulinapulver vermischen und mit etwas Steinsalz würzen (bei Nierenschäden und Krebs Salz weglassen). Kauen Sie dazu Kresse, Rucola, Sprossen und pulverfein gemahlenen Sesam. Das frische Sesampulver wirkt

leberstärkend durch seinen hohen Calcium-Magnesium- und Lecithingehalt.

Schnelle Rohkostküche (von Halima Neumann)

2 Esslöffel getrocknetes Papayagranulat (z. B. über „Papaya Vera“ oder „Spira Verde“) in 200 Milliliter Rote-Bete-Sauerkraut- oder Selleriesaft im Verhältnis 50 zu 50 einweichen. Nach einer Stunde Quellzeit fein geriebenen schwarzen Rettich und rohen geraspelten Kürbis oder eine Karotte zugeben. Als Dip 2 bis 3 Teelöffel Spirulinapulver mit 3 Esslöffel Hanf- oder Rapsöl und einer Prise Steinsalz sämig rühren. Je nach Verträglichkeit klein gehackten Knoblauch oder Zwiebeln unterziehen.

Papaya zur Gewichtsreduzierung (von Halima Neumann)

Frühmorgens einen Trunk aus 500 Milliliter Wasser mit 5 Gramm Kurkumapulver zu sich nehmen. Der zweite Trunk besteht aus dem frischen Saft der grünen Papaya, verfeinert mit 1 Esslöffel Topinambursaftpulver. Anstelle des Frühstücks wird der Papaya-Trester (Papayakraut) verwendet. Diesen nach dem Entsaften mit Wasser und etwas Zitronensaft feucht halten. Zum Verzehr mit einer rosa Grapefruit, einem säuerlichen geriebenen Apfel oder zuckerfreiem Apfelmus vermengen, mit Cayenne-Pfeffer würzen. Für den Fettabbau eignet sich die Zugabe von 1 Esslöffel Soja-Lecithingranulat. Anstelle der Grapefruit kann man auch Ananas nehmen, am besten eine säuerliche Sorte von der Elfenbeinküste oder Ghana.

Mittags-Rohkost mit Papaya zur Entschlackung und für eine gute Figur (von Halima Neumann)

Zum Mittagessen eignet sich zu Papayakraut die kalorienarme rohe Gurke, welche leicht abführend und entgiftend wirkt durch das eiweißspaltende Enzym Erepsin, das ebenso wie Papain Bakterien und Würmer eliminieren kann. Gurkensaft lindert Nieren- und Blasenbeschwerden, kräftigt die Darmschleimhaut und das Bindegewebe durch Silizium und Vitamin E. Ein weiterer hilfreicher

Verbündeter gegen Übergewicht ist die provitamin-A- und magnesiumreiche Zucchini, in deren grüner Schale das meiste Vitamin E steckt. Zucchini wirkt wie die Gurke entwässernd, ausschwemmend und entsäuernd, jedoch nur im rohen Zustand. Beide Gemüsesorten schmecken vortrefflich roh geraspelt mit Hanf-, Lein- oder Rapsöl und Papayakraut, gewürzt mit Zwiebeln und Knoblauch, Misopaste und Stein- oder Himalayasalz. Das Ganze bereichert geraspelter Kürbis. Sein Kaliumreichtum wirkt ausschwemmend, wasserregulierend und abspeckend. Roher Kürbis- oder Kürbissaft liefert alle Vitamine und Mineralien im optimalen Verhältnis für den Stoffwechsel. Mit Papayasaft kombiniert ist es eine sehr sinnvolle und wohlschmeckende Kombination zum Abnehmen.

Papaya-Apfel-Kraut

Eine mittelgroße grüne bis gelbgrüne Papaya, etwa 500 Gramm schwer, wird halbiert. Die eine Hälfte wird gut abgedeckt auf einem Porzellan- oder Glasteller kühlgestellt. Die bittere Schale der anderen Hälfte wird abgeschält. Nur bei Krebsdiät und starker Körperverschlackung wird sie mitverwendet. Dann würfelt man die geschälte Papaya und zwei geschälte Boskopäpfel (Boskop weist den höchsten Vitamin-C-Gehalt aller Apfelsorten auf). Im Elektromixer verflüssigt man die Äpfel mit ⅛ Liter Wasser oder Apfelsaft. Dann gibt man die Papayastücke ohne Kerne (für Pfeffer oder Tee trocknen!) dazu und zerkleinert das Ganze zu Mus. Zur Entschlackung von Lymphe und Atemwegen kann 5 – 10 Gramm frischgeschälter Meerrettich oder frischer Ingwer dazugegeben werden.

Wer will, kann die Mischung mit gemahlenen Fenchelkörnern, Anis oder Süßholzpulver verfeinern.

Papaya-Kraut I, herb-würzig

Die grüne Papaya, noch bissfest, mit dem wertvollen Papain wird wie beim Papaya-Apfelkraut zubereitet. Die gewürfelten Stücke verflüssigt man mit einer halben Tasse Sauerkraut-, Rote-Beete- oder Ananassaft. Dann vermischt man zwei Esslöffel kaltgepresstes Olivenöl aus erster Pressung mit frischgepresstem Meerrettich, mit einer Prise Meersalz abschmecken. Bei Verwendung von Rote-Beete-Saft kann das Kraut mit einem oder zwei Teelöffeln *Molkosan* (Flüssig-Molke von Bioforce) mild gesäuert werden.

Die Olivenölmischung gießt man über das Papaya-Kraut.

Als Alternative zum Gemüse- oder Obstsaft kann man eine reife Zitrone entsaften, mit einer halben Tasse Wasser verdünnen und dann mit Olivenöl, Salz und Gewürzen vermengen.

Drei Tagesportionen können luftdicht verschlossen in einem Glas- oder Porzellangefäß gekühlt aufbewahrt werden, aber nicht für mehrere Tage.

Papaya-Kraut II

Wir entkernen eine noch bissfeste Papaya, reiben sie mit Schale oder verflüssigen sie im Mixer. Alternative: Papayafruchtgranulat (Spira-Versand, Papaya Vera). Man gibt frisch gepressten Orangen- oder Zitronensaft hinzu und würzt mit Zitrone, Knoblauch oder gemahlenen dunklen Papayakernen.

Papayafruchtgranulat

Zur Darmentschlackung und Entsäuerung nimmt man zwei bis drei Esslöffel des Papayafruchtgranulats (Spira-Versand, Papaya Vera), schonend bei 50 Grad getrocknet aus biologisch angebauten grünen Papayas. Man löst das Granulat in einem Viertelliter warmem Wasser, Obst- oder Gemüsesaft auf und lässt es für eine halbe Stunde quellen. Mit Apfel-, Rote-Beete- oder Möhrensaft habe ich geschmacklich die besten Erfahrungen gemacht. Der Entschlackungseffekt wird durch Zugabe von Papayakernpulver verstärkt.

Wer möchte, kann das wohlschmeckende Granulat mit geriebenen Äpfeln, Ananas oder Grapefruit (für Heilzwecke möglichst aus Bioanbau) verfeinern. Bei Übersäuerung des Magens sollten keine Fruchtsäuren dazugegeben werden. Ausnahme: die nicht säuernde reife Papayafrucht.

Zur **Leberentgiftung:** Das Papayafruchtgranulat oder selbsthergestelltes Papaya-Kraut in Rote-Beete-, Sauerkrautsaft oder Artischocken-Löwenzahnsaftmischung einweichen. Nach der Quellzeit feingeriebenen Rettich dazugeben.

Alternative: Sellerie- oder Rote-Beete-Saft zum Quellen verwenden und dann ein bis zwei Esslöffel Gerstengraspulver (Spira-Versand, La Vita, Papaya Vera) und einen Teelöffel Papayakernpulver unterrühren. Nochmals fünf Minuten quellen lassen und gut kauen!

Bei **Durchfall:** Das Papayafruchtgranulat oder selbsthergestelltes Papaya-Kraut mit 50 zu 50 verdünntem Heidelbeer-Muttersaft (Firma Eden, Reformhaus) einweichen, dann zwei Esslöffel Metz-Aktivkalk (Apotheke) einrühren und weitere zehn Minuten quellen lassen.

Bei **Pilzbefall:** Das Granulat in warmem Gemüsesud aufquellen lassen oder selbsthergestelltes Papaya-Kraut mit Gemüsesud mischen. Man kann auch Gemüsesaft, verdünnte Muttersäfte (z. B. schwarzer Johannisbeer-Muttersaft) ohne Zucker oder verdünntes Apfelmus verwenden. Mit Papayakernpulver, Ingwer, Knoblauch oder Meerrettich würzen.

Zur **Adern-, Blut- und Lymphentschlackung:** Frischen Meerrettich und einen nicht süßen Apfel wie Boskop in das vorgeweichte Granulat oder das selbsthergestellte Papaya-Kraut reiben.

Als **Wurmmittel:** A. Vogel empfiehlt einmal im Jahr prophylaktisch und im akuten Fall eine Wurmkur: Drei Wochen werden jeden Tag ein Esslöffel Papayakerne aus der reifen Frucht gekaut oder getrocknet und gemahlen als Pulver über Speisen gestreut.

Nach drei Wochen Pause sollte diese Kur bei Parasitenbefall wiederholt werden, da Papain die Würmer, aber nicht die Eier abtötet. Man wiederholt die Kur so lange, bis sich keine Würmer mehr zeigen.

Als Alternative bietet sich an, Papaya-Kraut aus der noch unreifen Papaya, eventuell gemischt mit geriebener Möhre und abgeschmeckt mit Zitronensaft, zu essen. Auch rohe Möhren vertreiben Darmparasiten (siehe Kapitel *Papaya als Wurmmittel).*

Als **Krebsheilmittel:** Halima Neumann schreibt in ihrem Buch „Stop dem Krebs“ über ihre Heilung von Krebs nach erfolgloser Chemotherapie durch das Trinken von Papaya-Saft der grünen Papaya und das Essen von Papaya-Kraut (nähere Informationen siehe in den entsprechenden Kapiteln).

Papaya – Heilsames von A bis Z

Erfahrungen haben gezeigt, dass Papaya bei folgenden Problemen hilft und auf vielen dieser Gebiete auch zur Vorbeugung nützlich ist. Bei ernsteren Gesundheitsstörungen sollte selbstverständlich immer ein Fachmann konsultiert werden!

Abnehmen

Die Papaya hilft durch ihren Enzymreichtum, die Verdauung in Schwung zu bringen. Durch die bessere und schnellere Aufschließung von Eiweißen, Kohlenhydraten und Fetten wird die Gewichtsabnahme erleichtert. Wer bei der reifen Frucht die Samen mitisst, regt seine Verdauung an und hat damit einen zusätzlichen Abnahmeeffekt ohne Nebenwirkungen, weil Papaya den Darm nicht reizt, sondern schützt und reinigt.

Bekannt wurde die Papaya als Obst zur leichten Gewichtsabnahme durch die „Hollywood-Star-Diät“ (siehe Literaturverzeichnis), die tropische Früchte wegen ihres Enzymreichtums propagiert.

Abtreibungen

Frauen von Indianerstämmen und Polynesierinnen sollen unreife Papaya oder Samen essen, um Abtreibungen hervorzurufen (vgl. Kapitel *Die Papaya als Heilpflanze bei den Indianern Mittel- und Südamerikas).* Ähnliche Informationen gibt es aus Indien und Papua-Neuguinea. Schwangere sollten daher die Kerne der reifen und das Fruchtfleisch der unreifen Frucht meiden (siehe auch Stichwort *Empfängnisverhütung).*

Aids

Unter dem Titel „New Hope for AIDS“ beschreibt Anthony J. Cichoke Erfolge mit der Enzymtherapie bei Aidspatienten in den USA, Australien und Costa Rica. Die Todesursache ist in den meisten Fällen die Zerstörung der Helferzellen durch Immunkomplexe, die zu einem Zusammenbruch der Abwehr führt. Hier setzt die Enzymtherapie an: eiweißspaltende Enzyme sind in der Lage, Immunkomplexe in den Blutkreislauf zurückzubringen und aufzulösen. Die Folge: Der Patient bleibt HIV-positiv, aber er wird symptomfrei. Durch Enzymtherapie wird die Aidserkrankung im Frühstadium zum Stillstehen gebracht, Helferzellen werden aktiviert, und Infektionskrankheiten und bösartige Geschwulstbildung werden verhindert.

Professor Luc Montagnier macht positive Erfahrungen mit einem fermentierten Papayaprodukt bei Menschen mit Aids (siehe Kapitel Ein *Papaya-Fan: Der HIV-Papst Luc Montagnier).* Montagnier hat den HIV-Virus entdeckt und ist Vorsitzender einer Aids-Stiftung. Weil das Produkt FFP auch für Gesunde zur Stärkung des Immunsystems wichtig und nützlich ist, nimmt er es täglich. Er hat seither weder Infekte noch Erschöpfungszustände erlebt.

Alkohol

In tropischen Ländern und den Inseln der Südsee wird Papaya nach dem Genuss von Alkohol verzehrt, um die Auswirkungen – Kater, Kopfweh – abzumildern. Dieser Tipp sollte aber nicht zu erhöhtem Alkoholkonsum führen! Wer auf die Dauer gesund leben will, sollte Alkohol nur sehr sparsam zu sich nehmen, um einer Übersäuerung und anderen Gesundheitsproblemen vorzubeugen. Die Stoffe im Rotwein, die Herzinfarkt und möglicherweise Krebs verhüten, finden sich auch in roten und orangefarbigen Früchten wie roten Trauben und Papayas.

Mexikanisches Bier wird neuerdings bei uns als „Gesundheitsbier" vermarktet, weil bei der Herstellung Papain, das wichtigste Papayaenzym, verwendet wird. Das ist Augenwischerei, und die frischen Früchte sind allemal gehaltvoller als industriell hergestellte Nahrungsmittel.

Allergien

Das Thema „Allergien" ist sehr vielschichtig, und das Problem gewinnt an Brisanz. Schon ein Fünftel der Kinder leiden an Nahrungsmittel- und anderen Allergien! Eine der Hauptursachen ist falsche Ernährung und damit zusammenhängend „Eiweißmüll" im Darm. Papayas und papainhaltige Enzymmittel können hier eine große Hilfe sein (siehe Kapitel *Allergien – das „Fass" ist voll!).*

Altern, frühzeitiges

Papayas können den Alterungsprozess verlangsamen und uns verjüngen (vgl. Kapitel *Papaya, ein Jungbrunnen* und Stichwort *Verjüngungsmittel),* was viele Studien und Erfahrungsberichte belegen.

Amöbenruhr

Kerne einer reifen Papaya werden gemahlen und bei den ersten Symptomen genommen: ein Teelöffel in warmem Wasser alle drei Stunden. Alternative: Man kaut die Kerne oder nimmt *Papayasan.* Diese Behandlung ist nur wirksam, solange die Amöben noch nicht in der Leber sind. Vogel empfiehlt, in tropischen Ländern nach den Mahlzeiten zur Vorbeugung Papayasamen oder -blätter oder zwei Tabletten *Papayasan* zu essen.

French rät, in 6-Stunden-Intervallen zwei Teelöffel Papayakerne in Honig oder Sirup einzunehmen.

Appetit

In den USA („Pap Tea") und Australien wird Tee aus Papayablättern angeboten, der appetitanregend wirkt. Bei uns bietet die Firma „Papaya Vera" fermentierte Papayablätter an. Tee aus Kernen kann man auch selbst zubereiten (siehe Rezepte für die Küche). Er hat ebenfalls eine appetitanregende Wirkung. Ebenso wirkt auch die reife Papaya, ganz oder als frischgepresster Saft, und fermentierte Papayaprodukte. (Weitere Rezepte siehe Kapitel *Papaya in der Volksmedizin Indiens.)*

Arteriosklerose

Siehe Stichwort *Herz.*

Arthritis, Arthrose

Papain wird zusammen mit anderen Enzymen erfolgreich zur Prophylaxe und Therapie von Gelenkentzündungen und Abnutzungserscheinungen eingesetzt (z. B. *Mulsal, Wobenzym, Lucas(R) Papaya Ointment*), sowohl innerlich als auch äußerlich in Salbenform (vgl. auch Kapitel *Papaya bei Entzündungen).*

Asthma

Die Indianer in Mexiko kochen frische (oder getrocknete) Papayablätter mit einem halben Liter Wasser auf und seihen sie ab. Der Absud wird zweimal täglich frühmorgens und abends heiß und in kleinen Schlucken getrunken (vgl. Kapitel *Die Papaya als Heilpflanze bei den Indianern Mittel- und Südamerikas).*

Azidose

Heute gibt es kaum einen Menschen, der nicht übersäuert ist. Alle chronischen Krankheiten brauchen einen „sauren Boden"! Die Papaya als Obst, das extrem basisch verstoffwechselt wird, kann uns neben einer grundsätzlichen Änderung unserer Ernährung und Lebensführung daher helfen, wieder ins Säure-Basen-Gleichgewicht zu kommen. „Säurekrankheiten" sind zum Beispiel Rheuma, Diabetes, Arthrosen und Krebs. Weitere Informationen im Kapitel *Hilfe bei Azidose (Übersäuerung).*

Bauchspeicheldrüse

Bei einer Störung der Bauchspeicheldrüse ist die Eiweißverdauung erschwert und es entsteht nach Eiweißmahlzeiten oft ein unangenehmes Völlegefühl. Wer nach Eiweißnahrung Papaya oder z. B. *Papayasan* – aus den Blättern und dem Saft der unreifen Früchte hergestellt – isst, verliert dieses Völlegefühl oft schon nach wenigen Minuten. Auch bei Pankreasfettstühlen und Pankreatitis hat sich *Papayasan* in Zusammenhang mit Kelp-Präparaten (Jodkali) bewährt. Papaya wird wegen ihrer guten Verträglichkeit vor allem in der Geriatrie eingesetzt, meistens in Form von Enzymkombinationen wie beispielsweise *Wobenzym N Dragees.*

Blähungen

Papaya wirkt allgemein bei Verdauungsschwäche unterstützend und hilft, Blähungen zu vermeiden und bei schon vorhandener Gasbildung im Darm diese Luft loszulassen. Blähungen sind immer ein Zeichen für einen unphysiologischen Verdauungsprozess (siehe auch Kapitel *Darmgesundheit* und Stichwort *Verdauung).*

Wer auf gesunde Rohkost umstellen möchte, aber diese Kost am Anfang schlecht verträgt und Blähungen bekommt, sollte ein paar

Tage fasten oder mit frisch gepressten Säften beginnen und seine „Rohkostdosis“ mit der Zeit steigern. Auf Dauer ist Rohkost wesentlich leichter verdaulich als Gekochtes, Gebratenes und Gebackenes, besonders Obst, das kaum Verdauungskraft erfordert!

Blutdruck

Der in den USA verkaufte Tee aus Papayablättern, „Pap Tea“, wirkt aufgrund seines geringen Carpaingehaltes als mildes blutdruckregulierendes Mittel. Bei uns bekommt man Tee aus fermentierten Papayablättern bei der Firma „Papaya Vera“. Zur Senkung eines zu hohen Blutdrucks hat sich Papaya bewährt, da sie das Blut verdünnt und das Herz entlastet. Man isst das reife Fruchtfleisch (siehe auch Kapitel *Die Papaya als Heilpflanze bei den Indianern Mittel- und Südamerikas* sowie *Die Papaya in der Volksmedizin Indiens).* Diese blutdrucksenkende Eigenschaft wurde auch bei Verwendung von Enzympräparaten, die Papain enthalten, beobachtet (siehe auch Stichwort *Herz).*

Brandwunden

Papain wird appliziert, um totes Gewebe zu entfernen. Wenn die Wunde nach Auftragen einer Enzymsalbe brennt, kann man die Salbe mit Wasser verdünnt auftragen. Man kann auch den Milchsaft der unreifen Frucht nehmen. Wenn man bei Verbrennungen sofort reagiert, kommt es nicht zu Brandblasen (vgl. auch Kapitel *Die Papaya als Heilpflanze bei den Indianern Mittel- und Südamerikas* sowie *Die Papaya in der Volksmedizin Indiens).*

Bronchitis

Bei Bronchitis trinken die Indianer Mittelamerikas einen Absud aus Papayablättern: Die Blätter werden in einem halben Liter Wasser aufgekocht und abgeseiht. Diesen Absud trinkt man zweimal täglich, nach dem Aufstehen und vor dem Schlafengehen, heiß und schluckweise (siehe Kapitel *Die Papaya als Heilpflanze bei den Indianern Mittel- und Südamerikas* sowie *Die Papaya in der Volksmedizin Indiens).* Die Firma „Papaya Vera“ bietet Papayablätter an.

Bei Bronchitis helfen auch Enzympräparate wie *Wobenzym* (Apotheke), die Entzündungen schneller abklingen zu lassen.

Candida

Siehe Stichwort *Pilze.*

Cellulitis

Bei Cellulitis hat sich das Bindegewebe durch Stoffwechselstörungen verändert. Daher nützen auch keine Cremes oder Lotionen! Zu einem erfolgreichen Kampf gegen Orangenhaut wird mehr Bewegung, eine Ernährung mit enzymreichen, stoffwechselaktiven Früchten wie Papaya, Kiwi und Ananas empfohlen.

Chronisches Müdigkeitssyndrom (CFS)

Das Chronische Müdigkeitssyndrom wird wahrscheinlich vom Herpes-Virus-Typ 6 ausgelöst und betrifft allein in den USA mehr als zwei Millionen Patienten, meist zwischen 25 und 40 Jahren. Als Grund für die extreme Müdigkeit nimmt man an, dass das Virus bis in das zentrale Nervensystem gelangt. Eine Enzymtherapie ist in der Lage, die natürlichen Killerzellen des Immunsystems zu aktivieren. Zusätzlich zu Enzymen werden Vitamine (A, E und D) und Thymuspräparate mit Erfolg verabreicht. Diese Therapie deutet darauf hin, dass zur Ursache der Krankheit auch Fehler in der Ernährung zählen: Sie war bei CFS-Patienten sicher nicht enzym- und vitaminreich genug und führte, neben anderen Faktoren, zu einer Schwächung des Abwehrsystems.

Darmflora

Papaya saniert die Darmflora (siehe auch Kapitel *Darmgesundheit)* und wirkt antibakteriell. Eine gesunde Darmflora ist für eine gute Verdauung und optimale Zellversorgung mit Nährstoffen lebenswichtig.

Diät

Siehe Stichwort *Abnehmen.*

Diabetes

Papainhaltige Mittel helfen bei der Verarbeitung von Fett und Eiweiß und dienen daher Zuckerkranken als vorzügliches Heilmittel, zum Beispiel in Form von *Papayasan.* Man kann nach den Mahlzeiten zwei Tabletten zu sich nehmen. Diese Therapie sollte jedoch mit dem für dieses Thema aufgeschlossenen Arzt besprochen und abgestimmt werden. Auf den Bahamas trinkt man einen Tee aus dem Sud von Papayasamen.

Dickdarmentzündung (Colitis)

In der inneren Medizin werden papainhaltige Medikamente mit Wismut bei entzündlichen Darmerkrankungen wie Diarrhöe, Reizkolon, chronische Dickdarmentzündung gebraucht. Da sie antibakterielle Stoffe enthalten, werden die Kerne in Indien gegen Schleimhautentzündungen des Verdauungstraktes gegeben.

Diuretikum

Das reife Fruchtfleisch der Papaya wird als harntreibendes Mittel (Diuretikum) empfohlen.

Drüsen

Papayas haben eine hervorragende Wirkung auf unser endokrines Drüsensystem und helfen uns dabei, gesund zu werden, zu bleiben und ein hohes Alter im Vollbesitz unserer geistigen und körperlichen Kräfte zu erreichen. Diese Frucht hat nach Dr. Norman Walker einen sehr guten Effekt auf Brustdrüsen, Eierstöcke, Leber, Nieren (siehe entsprechendes Stichwort), Zirbeldrüse (siehe entsprechendes Stichwort) und Follikel. Nähere Informationen auch am Ende des Kapitels *Papayasäfte – Ein Gesundheitscocktail.*

Durchfall

Grüne Papaya oder ein papainhaltiges Verdauungsmittel hat sich bei Durchfall (auch bei Kindern) bewährt. In Dritte-Welt-Ländern sterben viele Kinder in Zusammenhang mit Durchfall, und dieses natürliche, preiswerte und unschädliche Mittel, das dort wie Unkraut überall wächst, sollte verstärkt zum Einsatz kommen.

Die Indianer Mittelamerikas essen bei Durchfall mehrmals am Tag einige Stücke Papaya mit etwas Salz. Wer keine Papaya zur Hand hat, kann auch einen Tee aus Früchten und Wurzeln der Brombeere trinken, wie es die kanadischen Indianer machen.

Dyspepsie

Bei einer Dyspepsie liegt eine Funktionsstörung der Enzymproduktion und Enzymleistung im Darm vor, die länger andauernde Oberbauchbeschwerden nach sich ziehen. Papaya, vor allem die noch nicht ganz reife, und papainhaltige Mittel fördern die Verdauung im Sinne einer Enzymsubstitution.

Eiweissversorgung und -verdauung

Die Deutschen sind weltweit die Hauptverbraucher von tierischem Eiweiß! Heute verbraucht der Bundesdeutsche durchschnittlich 100 Kilogramm Fleisch und Wurstwaren im Jahr, 1900 waren es nur 14 Kilo Fleisch. Hinzu kommen noch Milchprodukte. Eiweißmast führt zu Eiweißablagerungen in den Gefäßen, zu Übersäuerung (siehe Stichwort Azidose und Kapitel *Hilfe bei Azidose)* und zu Eiweißspeicherkrankheiten. Enzymmangel führt schon ab dem 35sten Lebensjahr zu einer miserablen Eiweißverdauung. In diesem Zusammenhang wird eine „Papayakur“ empfohlen: Eine Woche lang täglich eine Papaya essen. Ich empfehle, diese Kur unbegrenzt fortzusetzen!

Zur Darmreinigung kann man auch morgens auf nüchternen Magen etwa einen Eßlöffel Papayasamen kauen. Besser wäre natürlich, wie von Ärzten empfohlen, auch im Hinblick auf eine Krebsprophylaxe die täglich verzehrte Menge an tierischem Eiweiß zu halbieren und nur einmal in der Woche Fleisch zu essen.

Man hat festgestellt, dass Veganer, die vegetarisch ohne Eier und Milchprodukte leben, keinen Eiweißmangel haben, sondern noch gesünder als die sogenannten „Lakto-Vegetarier“ leben (nähere Informationen im Kapitel *Krebs – Ursachen und Auswege).*

Ekzeme

Die Eingeborenen der Tropen nutzen den Milchsaft der grünen Papaya seit Jahrhunderten zur Behandlung von Ekzemen. Man kann die betroffenen Hautstellen mit Latexsaft einpinseln oder Saftumschläge machen. Eine Alternative ist die papainhaltige Salbe *Lucas(R) Papaya Ointment,* die man über den „Australien-Shop“ in Frankfurt beziehen kann und die in keiner Hausapotheke fehlen sollte. Sie hilft auch bei Hautjucken, Neurodermitis und trockenen Hautstellen sowie bei Herpes, Warzen und Gürtelrose.

Elephantitis

Elephantitis wird in Indien mit einer Auflage von zerquetschten Papayablättern behandelt.

Embolien

Siehe Stichwort *Thrombosen.*

Englische Krankheit

Bei der Englischen Krankheit reiben die Inder die unteren Gliedmaßen mit einem Wurzelauszug aus der Papaya ein, der mit Alkohol versetzt wurde.

Entschlackung

Papain wirkt auf den ganzen Organismus entschlackend, entgiftend und reinigend. Nahrungsschlacken werden durch Papain gründlich verdaut und abgeführt. Außerdem entgiftet das Verdauungsenzym die inneren Organe.

Entzündungen

Das in der Papaya enthaltene Papain wirkt entzündungshemmend. Es hat eine günstige Auswirkung auf Entzündungen, Schwellungen und Ödeme. Zur Förderung der Heilung werden in der indischen und indianischen Volksmedizin traditionell Fruchtscheiben und zerstoßene Samen auf infizierte Hautstellen gelegt. Statt dessen nimmt man heute papainhaltige Salben und Enzympräparate (siehe auch Kapitel *Papaya bei Entzündungen,* Stichwort *Gastritis, Dickdarmentzündung* und Kapitel *Papaya – Hilfe bei Grippe und Erkältungen).*

Enzyme

Enzyme sind Biokatalysatoren, die Leben erst ermöglichen. Sie werden schon bei Temperaturen über 40 Grad zerstört. Da auch Enzympräparate aus pflanzlichen oder Enzymgemischen auf Koenzyme in Form von anderen Vitalstoffen wie Vitaminen, Mineralien und Spurenelementen angewiesen sind, sollten wir uns grundsätzlich jeden Tag Obst, Salate und Gemüse auch roh zuführen. Je mehr Frischkost (möglichst aus biologischem Anbau), desto besser.

Experten empfehlen, mindestens zwischen 30 und 50 Prozent der Lebensmittel als Rohkost zu essen.

Papayaenzyme wie Papain, Chymopapain und Papayalysozym sind im Milchsaft der unreifen Früchte wesentlich reichhaltiger vorhanden als in der reifen Frucht. Der Grund: Die dünnschalige Papaya wehrt sich in der Reifezeit vor angreifenden Insekten mit diesen Enzymen. Diese „Killerenzyme" machen wir uns bei der Eiweißverdauung oder in der Medizin bei Parasitenbefall, fehlenden Verdauungsenzymen oder bei der Wundheilung zunutze, ja sogar vorbeugend und im Krankheitsfall bei Virusinfektionen jeder Art und bösartigen Geschwulsten.

Erstaunlicherweise sind viele der breitgefächerten Heilanzeigen für eine Enzymtherapie nur wenig bekannt. Dabei sind Enzympräparate zuverlässig und wirksam und auch langfristig eingenommen und in hohen Dosen gut verträglich und nebenwirkungsfrei (siehe auch Kapitel *Enzyme und Enzympräparate).* Am besten suchen Sie sich daher einen Arzt oder Heilpraktiker, der sich mit diesem Thema auskennt, oder Sie ergreifen selbst die Initiative und versorgen sich auch vorbeugend mit reichlich Enzymen aus der Nahrung (siehe oben) oder rezeptfrei aus der Apotheke.

Erkältungen, Grippe

Papayas wurden schon vor Jahrhunderten innerlich und äußerlich bei Grippe und Erkältungen eingesetzt. Papayas stärken auch vorbeugend unser Immunsystem (vgl. Kapitel *Papaya – Hilfe bei Grippe und Erkältungen).* Papayaenzymtabletten lassen Schwellungen bei Nebenhöhlenproblemen und Bronchitis abklingen und klären die betroffenen Bereiche von Bakterien und Schleim. Es wird empfohlen, viermal täglich eine Papayaenzymtablette langsam im Mund zergehen zu lassen.

Ernährung

Die Papaya ist eine große Bereicherung unserer Ernährung. Sie enthält mehr Vitamin C als Orange oder Kiwi, viel Betakarotin, die Vorstufe vom Vitamin A, viel Vitamin D, etliche B-Vitamine sowie zahlreiche Mineralstoffe und sogenannte „bioaktive Substanzen", die als krebsvorbeugend angesehen werden (siehe Kapitel *Krebs – Ursachen und Auswege*).

Außerdem hat die Papaya eine stark Basen bildende (siehe Kapitel *Hilfe bei Azidose)* und entschlackende Wirkung. Sie ist äußerst kalorienarm, hilft durch ihren Enzymreichtum, Eiweiß, Fette und Kohlenhydrate schneller abzubauen und damit leichter abzunehmen, ohne dass die Nahrungsmenge notwendigerweise reduziert werden müsste. Papain hilft zudem, den Cholesterinspiegel niedrig zu halten.

Die Papaya ist ein so gutverträgliches Nahrungsmittel, dass sie auch als Babynahrung empfohlen wird.

Gastritis

Da Papain Eiweiße schneller abbaut und entzündungshemmend wirkt, unterstützen papainhaltige Mittel, kombinierte Enzympräparate oder grüne Früchte bzw. die Kerne der reifen Frucht die Gastritistherapie. Vitamin C ist ebenfalls wichtig zur Vorbeugung und Therapie von Magenschleimhautentzündungen und in der Papaya reichlich vorhanden, wobei sie im Gegensatz zu anderen Vitamin-C-haltigen Früchten und Ascorbinsäure wegen der mangelnden Fruchtsäure gut vertragen wird.

Geschlechtskrankheiten

Die gekochte Wurzel der Papaya ist Bestandteil einer Formel gegen Geschlechtskrankheiten. In Indien kocht man einen Aufguss aus der Rinde und trinkt diesen likörgläschenweise bei Syphilis. In Ostafrika verwendet man bei Syphilis ein „Infus“ der Wurzel.

Papain hilft auch in Enzympräparaten bei der „neuen Geschlechtskrankheit“ Herpes vom Typ B, weil Enzyme „Virenkiller“ sind (siehe Stichwort *Herpes)*.

Gewichtsabnahme

Die Papaya ist von unschätzbarem Wert für Menschen, die abnehmen möchten. Sie enthält kaum Kalorien und beschleunigt Stoffwechsel und Verdauung (siehe auch Stichwort *Abnehmen)*.

Grippe

Siehe Stichwort *Erkältungen.*

Gürtelrose

Mir ist nicht bekannt, ob die Indianer Südamerikas die Papaya auch bei Gürtelrose einsetzen. Heute werden jedenfalls papainhaltige Enzympräparate mit sehr gutem Erfolg bei dieser Erkrankung (auch prophylaktisch bei Windpocken in der Familie) eingesetzt. Da Gürtelrose schwere Komplikationen und Folgeerscheinungen wie Hirnhautentzündung, Entstellung durch Narben, Erblindung und Krebs nach sich ziehen kann, betrachtet es Gerhard Leibold als „Kunstfehler" des Therapeuten, wenn er bei dieser Viruserkrankung nicht Enzymsalben und innerlich anzuwendende Arzneimittel mit Enzymgemischen verordnet. Manchmal klingen die Beschwerden wie Nervenschmerzen, die sich sonst oft über Monate hinziehen, durch Enzymtherapie schon nach Stunden ab, bis zur völligen Beschwerdefreiheit dauert es maximal eine Woche.

Wenn Ihr Arzt die Erfolge der Enzymtherapie nicht kennt, können Sie sich einen anderen – zum Beispiel mit dem Zusatzschild „Naturheilkunde" – suchen oder „auf eigene Faust" Enzympräparate nehmen, die rezeptfrei in jeder Apotheke zu haben sind und auch langfristig keinerlei Nebenwirkungen haben.

Hämorrhoiden

In afrikanischen Ländern wie Ghana wird die Wurzel der Papayapflanze seit alters her bei Hämorrhoiden verwendet.

Halsschmerzen

Auf den Philippinen wird grüne Papaya bei Halsschmerzen gegessen, um totes Gewebe und Schleim zu verdauen. Gesundes Gewebe wird nicht angegriffen. Wer keine grüne Papaya bekommt, kann Kerne der reifen Frucht langsam kauen oder einige Stücke reife Ananas, die ein ähnlich wirkendes Enzym enthält, essen.

Enzymhaltige Präparate helfen auch bei Erkältungen und Halsentzündungen (siehe Stichworte *Erkältungen, Grippe).* Es wird empfohlen, viermal am Tag eine Papayaenzymtablette im Mund zergehen zu lassen. Bei Mandelentzündungen ist die gleiche Behandlung angezeigt. Die Schwellung der Mandeln geht zurück, und die Wirkung von Antibiotika wird erhöht.

Haut

Seit Jahrhunderten benutzen Menschen in Ländern, in denen Papayas wachsen, den milchigen Saft der grünen Papaya als Hautpflegemittel, um die Haut zu reinigen und zarter zu machen. In den USA gibt es Kosmetikserien auf Papayabasis (vgl. auch Kapitel *Papaya in der Kosmetik* und Stichwort *Kosmetik).*

Positive Erfahrungen habe ich früher beim Behandeln von Neurodermitis aufgrund einer Nahrungsmittelallergie mit der papainhaltigen Salbe *Wobe-Mugos E* gemacht: Das Jucken hörte auf, und die Haut regenerierte sich. Diese Salbe gibt es nicht mehr; eine gute Alternative ist *Lucas(R) Papaya Ointment* vom „Australien Shop“ Frankfurt.

Herpes

Die Indianer und Inder nutzen den papainhaltigen Saft der unreifen Papaya seit Jahrhunderten bei allen möglichen Hautproblemen, so auch bei Herpes. Bei Herpes simplex stehen uns papainhaltige Enzymsalben zur Verfügung. Gleichzeitig wird die innere Enzymtherapie empfohlen, da Enzyme auch Viren angreifen und dadurch der Heilungsprozess verkürzt und die Zeitspanne bis zum nächsten Rückfall erheblich verlängert wird. Herpesausbruch weist auf eine geschwächte Abwehrlage hin, und die Ernährung sollte möglichst viel enzymhaltige Rohkost enthalten, außerdem sind Sport, Stressabbau und Entspannung wichtig.

Der Herpes-B-Virus macht den Fachleuten viel mehr Sorgen. Dieser Virus wird beim Geschlechtsverkehr übertragen und führt zu Entzündungen, die leicht chronisch werden und sogar maßgeblich zur Entstehung von Unterleibskrebs beitragen können. Man spricht bereits von einer neuen, seuchenartigen Geschlechtskrankheit. Bisher gibt es kein zuverlässiges Arzneimittel gegen diese Krankheit.

Mehrere Versuche an Universitätskliniken ergaben bei einer dreimonatigen Enzymtherapie mit Salben und innerlich anzuwendenden Enzymmedikamenten Heilungsquoten von bis zu 80 Prozent und in allen Fällen zumindest eine deutliche Besserung. Beide Geschlechtspartner müssen sich einer solchen Behandlung unterziehen, um erneute Infektionen auszuschließen.

Herz

Papaya kräftigt Herz und Kreislauf, indem die Wirkstoffe das Blut dünnflüssiger machen, Ablagerungen in den Arterien auflösen und damit das Herz entlasten. Längerfristig sinkt dadurch zu hoher Blutdruck (vgl. Kapitel *Papaya – große Hilfe fürs Herz!).*

Herzkrankheiten

In einer Dosierung von 0,2 Gramm pro Person zeigte ein Heißwasserextrakt der Frucht eine herabsetzende Wirkung auf die Herztätigkeit beim Menschen. Papain wird auch bei „dekompensierten Herzerkrankungen" (Herzschwäche) eingesetzt. Entzündungen und Zersetzungsprozesse im Querdarm können die Herzfunktionen beeinträchtigen. Auch hierbei hilft Papaya: als ganze Frucht, Saft oder papainhaltiges Verdauungsmittel (siehe auch Stichwort *Herz).*

HIV

Siehe Stichwort *Aids.*

Immunsystem

Das Immunsystem wird durch die Papaya gestärkt: Die Abwehr kann wieder effizient funktionieren. Das geschieht durch den hohen Gehalt an Vitamin C, den Abbau von Eiweißstoffwechselprodukten, die Reinigung der Darmzotten (siehe Kapitel *Darmgesundheit)* und die Beschleunigung des Stoffwechsels und der Ausscheidungsfunktionen. Eine starke Abwehr setzt das ausreichende Vorhandensein von Enzymen voraus, um Viren abzutöten. Enzymreiche Früchte wie Papaya helfen, unseren Enzymvorrat wieder aufzufüllen. Gleichzeitig liefert Papaya die notwendigen Koenzyme in Form von Vitaminen, Spurenelementen und Mineralien gleich mit (siehe Kapitel *Die Inhaltsstoffe der Papaya).*

Viele Ärzte empfehlen, in der „Schnupfenzeit" prophylaktisch Enzympräparate einzunehmen, um die körpereigene Abwehr zu stärken.

Informationen

Informationen über Enzyme allgemein erhalten Sie kostenlos beim **„Arbeitskreis Pro Enzyme e.V."** (APE). Der Arbeitskreis verschickt kostenlos Informationsmaterial an Laien und Fachleute, „um das mangelnde Wissen bei Medizinern und Laien über Enzyme und ihren vielfältigen Nutzen bei verschiedensten Indikationen zu beseitigen" (aus einem APE-Informationsblatt). Der Leiter des Arbeitskreises ist Dr. med. Rudolf Interst, ein bekannter Enzymforscher und Autor verschiedener wissenschaftlicher Beiträge zum Thema „Enzyme".

Wer Interesse an einem englischsprachigen Text „12 Points on Nature Green Papaya Powder" hat, in dem viele gesundheitliche Wirkungen der Papaya angesprochen werden (u. a., dass Arginin das Wachstum von Brustkrebs eindämmen soll) kann sich wenden an: **„Enzymes International"**, Inc. (siehe Internetadressen und Bezugsquellen).

Wer sich über das Thema „Papaya in der Naturheilkunde", über die Verwendung anderer Heilpflanzen oder Naturheilkunde überhaupt informieren will, ist bei der **„Patienteninformation für Naturheilkunde"** an der richtigen Adresse (siehe Internetadressen und Bezugsquellen). Diese Organisation hat sich dem Wissenstransfer zwischen Patienten und Naturheilkunde verschrieben, gibt Kontaktadressen weiter und bezieht auch die Ethnomedizin mit ein. Das Nutzen dieser Auskunftsstelle ist aber nicht kostenlos.

Ich werde die „Patienteninformation für Naturheilkunde" ständig weiter mit Forschungsberichten und Informationen über die Papaya versorgen und auf dem Laufenden halten. Richten Sie bitte entsprechende Anfragen nicht an mich, sondern direkt an diese Organisation. Wer mir Berichte über seine Erfahrungen beim Essen von Papaya, bei eigenen Experimenten oder bezüglich Papayaprodukten schicken möchte, ist herzlich dazu eingeladen (siehe Internetadressen und Bezugsquellen). Wenn ich über ausreichendes Material und neue Erkenntnisse verfüge, plane ich einen Folgeband dieses Buches. Ich freue mich über „Papaya-Informationen" aus allen Ecken der Erde!

Insektenstiche

US-Ärzte empfehlen, papainhaltige Salben auf schmerzhafte Insektenstiche zu streichen. Schon von den Indianern wurde Papaya bei

Insektenstichen eingesetzt, außerdem bei Tierbissen jeder Art und bei Verletzungen von Feuerkorallen. In der Regel wurde der Milchsaft der unreifen Frucht verwendet (siehe Kapitel *Die Papaya als Heilpflanze bei den Indianern Mittel- und Südamerikas).* Ich habe immer die enzymhaltige *Wobenzym-N-Salbe* dabei, die auch bei Verletzungen, Verstauchungen und Sonnenbrand hilft.

Kehlkopfdiphterie

In Indien pinselt man die Kehle mit dem Milchsaft der Papaya aus (siehe Kapitel *Die Papaya in der Volksmedizin Indiens).*

Kosmetik

Die Papaya reinigt die Haut, verdaut abgestorbene Hautzellen und löst verhornte Hautschüppchen ab. Kosmetik auf Papayabasis importiert und verschickt die Firma „Papaya Vera" (siehe Internetadressen und Bezugsquellen). In den USA gibt es eine Seife auf Papayabasis sowie Gesichtscremes, -masken, Lotionen und Gesichtsreiniger (siehe Kapitel *Papaya in der Kosmetik).*

Krampfadern, Venenentzündungen

Papain wird zusammen mit anderen Enzymen zur Behandlung von Krampfadern und anderen Venenerkrankungen erfolgreich eingesetzt. Enzympräparate und das regelmäßige Essen von Papaya tragen dazu bei, das gestaute Blut in den Krampfadern wieder dünnflüssiger zu machen. Auch äußerlich sollten Enzymsalben angewendet werden. Bei Venenentzündungen klingen die Beschwerden wesentlich schneller ab, und das Risiko der gefährlichen Komplikationen wie Thrombosen und Embolien (vgl. Stichwort Thrombosen) wird stark reduziert.

Gleichzeitig empfiehlt sich ein Bewegungsprogramm und das Erlernen des „authentischen Reiki" zur besseren Durchblutung der Beine sowie eine basen- und rohkostreiche Ernährung (siehe Kapitel *Hilfe bei Azidose* und Stichwort *Azidose).*

Krebs

Schon vor Jahrhunderten benutzten die südamerikanischen Indianer Blätter und unreife, grüne Früchte der Papayapflanze auch bei

Krebsgeschwülsten und wurden damit instinktiv zu den Begründern der Enzymtherapie bei Krebs. Auch die Kahunas von Hawaii und die Aborigines in Australien benutzen die Papaya als Krebsheilpflanze (siehe entsprechende Kapitel über *Papaya in der Ethnomedizin der Naturvölker).*

Enzympräparate werden heute erfolgreich zur Krebsprophylaxe und -therapie eingesetzt. In der Krebsvorsorge sind Enzyme zusammen mit vernünftiger, gesunder Lebensweise unschlagbar.

Weitere Informationen finden Sie in den Kapiteln *Krebs – Ursachen und Auswege* und *Papain in der Enzymtherapie bei Krebs.*

Krupp

In den USA werden papainhaltige Mittel bei Krupp verabreicht.

Leber

Viele Leberkranke vertragen keine Früchte. Papaya macht da eine Ausnahme. Sie ist „eine wunderbare Heilnahrung bei Leberstörungen und selbst bei größter Empfindlichkeit eine wertvolle Hilfe" (A. Vogel). Das reife Fruchtfleisch wird daher bei träger Lebertätigkeit empfohlen.

Man kann die Früchte frisch essen oder papainhaltige Mittel wie *Papayaforce* einnehmen. Walker empfiehlt den Saft der grünen und reifen Papaya zur Stärkung der Leberfunktion (siehe Ende des Kapitels *Papayasäfte – Ein Gesundheitscocktail).*

Die Inder kochen die jungen Blätter der Papaya als Gemüse zur Leberreinigung. Bei Leberentzündungen sollte man unterstützend Enzympräparate einnehmen.

Libido, Potenz

Nach Oberbeil stärkt das Essen von Papaya die Libido von Mann und Frau. Die Enzymfülle der Papaya sorgt für eine optimale Stimulierung der Geschlechtsdrüsen. Alle inneren Organe und Drüsen werden durch eine richtige, enzymreiche Ernährung besser durchblutet und bleiben bis ins hohe Alter aktiv.

Man könnte exotische Früchte wie Papayas, Mangos und Ananas als Naturarznei im Kampf gegen Impotenz und Frigidität ansehen. Auch hat man herausgefunden, dass Menschen, die bis ins hohe

Alter sexuell aktiv sind, gesünder bleiben, zufriedener sind und im Durchschnitt länger leben als Menschen, deren Sexualleben eingeschlafen ist.

Magen

Papain hilft Störungen der Magen-Darm-Sekretion auszugleichen, was besonders bei älteren Menschen vorteilhaft ist, die mit zunehmendem Alter weniger Magensäure und Verdauungsenzyme produzieren. In Verbindung mit Pflanzenstoffen wird Papaya als „Papayasanit-Mixtur" bei Verdauungs- und Magenstörungen eingesetzt.

Die Inder empfehlen die reifen Früchte bei Magenerkrankungen und Verdauungsbeschwerden allgemein.

Magengeschwüre

Grüne Papayas oder papainhaltige Mittel helfen das Entstehen von Magengeschwüren zu verhindern. In Indien isst man seit langer Zeit die Kerne, die antibakterielle Stoffe enthalten, bei Magenschleimhautentzündung.

Bei uns bieten sich Enzympräparate an, zum Ersatz von Pepsin und Heilung der Entzündung, die zur krebsartigen Entartung neigt.

Magensäuremangel

Viele, vor allem ältere Menschen, leiden unter Magensäure- und Enzymmangel und können daher besonders Eiweiß schlecht verdauen. Das verdauungsaktive Magenenzym Pepsin benötigt aber ein saures Milieu zum Arbeiten. Durch diese Verdauungsschwäche kann es zu Magendrücken, chronischer Blutarmut und im schlimmsten Fall zu krebsartiger Entartung kommen. Das Essen von Papaya zu eiweißreichen Mahlzeiten oder die Einnahme papainhaltiger Enzymmittel (nach dem Essen) kann dieses Defizit ausgleichen.

Malaria

In der indischen Volksmedizin werden die jungen Blätter, als Gemüse gekocht, bei Malaria gegessen.

Massagen

In Indien wird ein Öl auf Papayabasis, das man leicht selbst herstellen kann, als beliebtes Massageöl verwendet (Rezept siehe *Papaya in der Volksmedizin Indiens).*

Menstruationsbeschwerden

Frauen in den Herkunftsländern der Papaya nehmen die Kerne bei Menstruationsbeschwerden ein.

Müdigkeit, chronische

Chronische Müdigkeit hängt oft mit einem Befall von Pilzen und Parasiten zusammen, die durch die Absonderung von Giften den Organismus belasten. Auch hier hilft Papaya als Wurm- und Antipilzmittel (vgl. auch entsprechende Kapitel). Wer keine Enzymmittel nehmen möchte, kann morgens auf nüchternen Magen Papayasamen kauen, Granulat mit Wasser anrühren, grüne Papaya essen oder sich zur Angewohnheit machen, Papayapfeffer (siehe Rezeptteil) übers Essen zu streuen.

Papaya bietet sich vom Wirkungsspektrum als Alternative zu Grapefruitkernextrakt an, der sehr bitter schmeckt und daher von Kindern meist abgelehnt wird.

Mundgeruch

Mundgeruch rührt sehr oft von Verdauungsstörungen her. Als exzellentes Heilmittel werden Papayaenzymtabletten für bessere Verdauung empfohlen, bei Milchunverträglichkeit zusätzlich Laktosetabletten.

Multiple Sklerose (MS)

An MS Erkrankte sollten regelmäßig papainhaltige Präparate einnehmen, weil dadurch die toxische Wirkung des Weizenglutens aufgehoben wird. Kombinierte Enzympräparate haben eine gute Wirkung (siehe Kapitel *Enzympräparate),* und können in manchen Fällen sogar zu Heilungen führen, was von der schulmäßigen MS-Therapie nur selten erwartet werden kann. Die Zusammenhänge zwischen Viren und Multipler Sklerose werden diskutiert und erklären die guten Erfolge der Enzymtherapie.

Besonders gute Ergebnisse werden mit einer speziellen Ernährung, der „Dr. Evers-Diät", erzielt (siehe Internetadressen und Bezugsquellen). Auch das „authentische Reiki" hilft vielen MS-Patienten und wird zum Beispiel in der Paracelsus-Klinik auf Helgoland durchgeführt.

Muskelverspannungen

In der indischen Volksmedizin wird ein Öl auf Papayabasis hergestellt (Rezept siehe *Papaya in der Volksmedizin Indiens),* das bei Gelenk- und Muskelschmerzen in die Haut eingerieben wird. Es wird auch bei Muskelverspannungen von Wöchnerinnen eingesetzt; außerdem bei Muskellähmung infolge eines Schlaganfalls.

Nebennieren

Die Nebennieren sind nicht nur entscheidend an Erregungszuständen und unseren Emotionen beteiligt, sondern sie stimulieren die Muskeln und das Nervensystem und sorgen für die Reparatur und die Erneuerung von Zell- und Gewebestrukturen. Außerdem sind die Nebennieren „ein wahres Füllhorn von Hormonen": Sie erzeugen fast vier Dutzend verschiedene Hormonarten und -typen. Unser Drüsensystem und die Nebennieren brauchen daher nicht irgendwelche, sondern gehaltvolle Nahrung wie frische, rohe Obst- und Gemüsesäfte. Das Essen reifer Papayas ist von größtem Nutzen für die Gewährleistung einer ausgewogenen Nebennierentätigkeit.

Ohrprobleme

Wenn Menschen schlecht hören, handelt es sich oft um eine Blockade der Eustachischen Röhre, die das Mittelohr mit der Nase verbindet. Wenn diese Blockade anhält, füllt sich das Mittelohr mit Flüssigkeit. Es wird empfohlen, große Mengen von heißem Kräutertee zu trinken und viermal am Tag eine Papayaenzymtablette langsam im Mund zergehen zu lassen.

Viele amerikanische Piloten und Stewardessen nehmen Enzymtabletten ein, um ihre Ohren durchlässig zu halten. Als Flugpassagier sollte man dieses Mittel dabeihaben und täglich viermal eine Tablette lutschen.

Operationen

Es hat sich bewährt, Enzympräparate einige Tage vor und nach Operationen zu verabreichen. Die Wundheilung wird gefördert, und es kommt weniger oft zu Ödemen (Wasseransammlungen), Thrombosen (Blutgerinnseln) und Entzündungen (siehe entsprechendes Stichwort und Kapitel *Papaya bei Entzündungen).*

Papayaprodukte

Eine aktuelle Liste mit Produkten, die aus Papaya hergestellt sind, bekommen Sie auf der Webseite des Windpferd Verlags (siehe auch Kapitel *Papayaprodukte bei uns).* Es gibt zur Zeit mehr als 40 Enzympräparate in der Apotheke zu kaufen, in denen Papain enthalten ist. Eine Übersicht einiger Produkte finden Sie im Kapitel *Enzyme.*

Parasiten

Die in der grünen Papaya und Kernen der reifen Frucht vorhandenen Wirkstoffe Carpain und Papain inaktivieren Darmparasiten (siehe auch Stichwort *Wurmmittel).*

Pilze (Candida albicans und andere)

Eine zehnprozentige Lösung des Papayasaftes zeigt eine gute Wirkung bei Hefepilzen (Candida albicans), dem wohl bekanntesten und schädlichsten Pilz. Ähnliche Ergebnisse werden auch bei anderen Arten erzielt: Candida guillierinondii und Candida tropicalis (vgl. Kapitel *Papaya – Hilfe bei Pilzbefall).* Neben Candida albicans gibt es noch zahlreiche weitere Hefe- und Schimmelpilze, die sich im menschlichen Organismus ansiedeln und vielfältige Beschwerden verursachen können.

Durch die Stärkung einer gesunden Darmflora, Abbau von Schlacken im Darm und Wiederherstellung eines Säure-Basen-Gleichgewichtes durch Papain wird Pilzen der Nährboden entzogen.

Prellungen

Siehe Stichwort *Verstauchungen.*

Reiseapotheke

Vogel empfiehlt in seinem Buch „Der kleine Doktor“, auf allen Reisen in Tropen und Subtropen ein Verdauungsmittel auf Papainbasis (*Papayasan* oder *Papayaforce*) dabeizuhaben und zwei Tabletten nach jeder Mahlzeit einzunehmen, um sich vor Verdauungsbeschwerden und Wurmbefall zu schützen.

Viele Indianer kauen zur Vorbeugung von Infektionen und Parasitenbefall ein fünfmarkstückgroßes Papayablatt vor jeder Mahlzeit.

Ich habe auf meinen Reisen ein kombiniertes Enzymmittel (*Wobenzym N*) dabei, um bei etwaigen Entzündungen oder Verletzungen den Heilungsprozess fördern und beschleunigen zu können, und für die äußere Anwendung eine papainhaltige Salbe (*Lucas*(R) *Papaya Ointment*, „Australien Shop" Frankfurt).

Die Firmen La Vita und „Papaya Vera" bieten Gesundheitsreisen in Papayaländer wie Sri Lanka und Spanien an (siehe Internetadressen und Bezugsquellen). Wenn Sie an „Papayareisen" Interesse haben, lesen Sie bitte auch das Kapitel *Verjüngungsferien auf La Palma.*

Rheuma

Kombinationen von Papain mit anderen Enzymen pflanzlichen und tierischen Ursprungs werden mit großem Erfolg zur Behandlung von rheumatischen Beschwerden (innerlich und äußerlich als Salbe) eingesetzt. Der Vorteil ist, dass sie Entzündungsherde physiologisch abbauen, verstreute Immunkomplexe auflösen, die dann nicht mehr zu neuen Infektionsherden werden können, und dabei das körpereigene Immunsystem nicht wie die meisten Rheumamittel unterdrücken, sondern unterstützen. Außerdem sind sie langfristig und auch in hohen Dosen nebenwirkungsfrei.

Dr. Klaus Hoffmann empfiehlt Rheumapatienten in seinem Buch „Rheuma heilt man anders. Teil 1" ausdrücklich Papaya, weil sie mangels Fruchtsäure sehr magenfreundlich und leichtverträglich ist und kaum Allergien auslöst.

Ich möchte ergänzen: Der besonders Basen bildende Effekt der Papaya ist für Rheumakranke, die durchweg übersäuert sind, sehr wichtig!

Rückenbeschwerden

Nach Dr. Hoffmann kann durch eine basische Ernährung Wirbelsäulenverschleiß Einhalt geboten werden. Papaya hilft uns, wieder ins Säure-Basen-Gleichgewicht zurückzufinden.

Halima Neumann geht davon aus, dass sich durch Papain Knorpel regenerieren können (vgl. Stichwort *Verjüngung)*. Hinzukommen sollte sicherlich Bewegung, um die Durchblutung und Nährstoffversorgung der Knorpel und Gelenke zu verbessern.

Leibold empfiehlt kombinierte Enzympräparate, äußerlich und innerlich, bei Beschwerden der Wirbelsäule, Gelenkentzündungen und Abnutzungserscheinungen.

Ruhr

In den Tropen wird die Papaya vorbeugend gegen Ruhr gegessen. Die Kerne und Blätter der Frucht werden auch erfolgreich bei Amöbenruhr eingesetzt.

Sonnenbrand

In Australien und Neuseeland gibt es eine Salbe auf Papayabasis, die sehr wirksam bei Sonnenbrand hilft. Die Firma „Papaya Vera“ bemüht sich um den Vertrieb auch in deutschsprachigen Ländern (siehe Internetadressen und Bezugsquellen).

Sonnenflecken

Sommersprossen, dunkle Flecken und Hautverletzungen, die durch intensive Sonneneinstrahlung entstanden sind, verschwinden durch eine Salbe auf Papayabasis, eine Papaya-Gesichtsmaske (siehe Kapitel über *Papaya in der Kosmetik)* oder das Auftragen bzw. Einreiben des Fruchtfleisches der reifen Papayafrucht.

Sportverletzungen

In Kombination mit anderen Enzymen wird Papain prophylaktisch von Sportlern eingesetzt, aber auch zur Therapie von Sportverletzungen, siehe auch Kapitel über Enzympräparate (z. B. *Mulsal*, *Wobenzym*).

Stoffwechsel

Die Papaya, vorzugsweise die grüne, aber auch die reife, sowie die Samen der reifen Frucht und die Blätter (bei „Papaya Vera“) regen den Stoffwechsel an, entschlacken vor allem den Darm und helfen der Leber in ihrer Entgiftungsfunktion.

Thrombosen, Embolien

Allgemein hält das Essen von Papaya oder papainhaltigen Enzympräparaten das Blut dünnflüssig und beugt so dem Entstehen von Thrombosen vor. Arteriosklerose ist ein wichtiger Risikofaktor für Thrombosen, weil die Veränderung der Gefäßwände und die Dickflüssigkeit des Blutes deren Entstehung begünstigen (siehe auch Stichwort *Herz)*. Lebensgefährlich wird eine Thrombose, wenn sich der Blutpfropf löst und eine Arterie verstopft. Als Präparat kommen zum Beispiel die Dragees *Wiedemann* in Frage.

Enzyme sind in der Lage, Blutklümpchen aufzulösen und zu verhindern, dass sich solche „Mikrothromben" mit einem Fibrinnetz überziehen und so für die körpereigene Abwehr unangreifbar werden.

Tiere

In der Tiermedizin sind Enzyme zur Bekämpfung von Viren unentbehrlich geworden. Dr. R. Dunkel mischte im Tschad (Afrika) Hühnern, die an einer verheerenden Hühnerleukose erkrankt waren, Enzyme unter das Trockenfutter. Im Gegensatz zu den unbehandelten Tieren, die alle der Krankheit erlagen, erholten sich seine „Enzym-Hühner" fast restlos. Einen ähnlichen Erfolg hatte Dunkel bei Kamelpocken.

In „Hagers Handbuch der Pharmazeutischen Praxis" wird ein Papaya-Kaltauszug als Verdauungsmittel für Pferde empfohlen.

Es gibt Länder wie Indien und Jamaica, wo Papaya als Viehfutter genutzt wird. In Deutschland verhalf der Tierarzt Dr. Heinz Glock in Landshut der Enzymtherapie zum Durchbruch. Er konnte nachweisen, dass Enzyme bei dem gefährlichen Pferde- und Ferkelhusten und selbst bei der oft tödlich verlaufenden Rinderpneumonie verblüffend helfen. Dr. Glock machte in einem Fall 240 Rinder innerhalb von zwei bis fünf Tagen gesund.

Zur Zeit wird an der Universität Leipzig eine Untersuchung über die Wirkung von Papain auf Euterentzündungen bei Kühen durchgeführt. Ich werde die „Patienteninformation für Naturheilkunde" (siehe Internetadressen und Bezugsquellen) darüber auf dem Laufenden halten.

Tuberkulose

Carpain, das in der grünen Papaya und in den Blättern vorkommt, hat eine antibakterielle Wirkung und wird mit Erfolg bei Tuberkulose eingesetzt.

Verdauung

In allen Papayaanbauländern wird die Papaya oft schon zum Frühstück als Verdauungshilfe eingesetzt, um Verstopfung vorzubeugen oder zu heilen und Schwerverdauliches zu verdauen. In allen Teilen der Pflanze finden sich kraftvolle Stoffe, um die Verdauung anzuregen. Die Wirkung von Papain wird nicht vom unterschiedlichen Säure- oder Basengehalt im Verdauungstrakt beeinträchtigt, wie das bei Pepsin oder Trypsin der Fall ist. Papain hilft auch bei Störungen der Fettverdauung. (Weitere Informationen siehe auch Kapitel *Papaya als Verdauungshilfe.)*

Verdauungsprobleme

Papainhaltige Mittel werden eingesetzt, um die Eiweiß-, Stärke- und Fettverdauung zu fördern. Besonders ältere Menschen, die immer weniger Magensäure und Enzyme produzieren, können von papainhaltigen Verdauungsmitteln profitieren. Papain verdaut das 200- bis 300fache seines Eigengewichtes an Eiweiß!

Auch der Saft der grünen Papaya, Tee aus den Blättern oder das Kauen der Kerne hilft in sehr kurzer Zeit bei allen Verdauungsstörungen wie Blähungen und Verstopfung. Auch bei Tieren! Der Hund einer Freundin wurde durch das tägliche Fressen einer halben reifen Papaya von seiner hartnäckigen Verstopfung befreit (siehe auch Kapitel *Darmgesundheit und Papaya als Verdauungshilfe).* Sehr wirksam ist die Papayazubereitung *Caricol,* siehe Kapitel *Verdauungshilfe aus der hawaiianischen Klostermedizin).*

Verhütungsmittel

In Indien, Papua-Neuguinea und anderen Ländern nimmt man die Samen als Verhütungsmittel. Für diesen Zweck sollen 25 Samen pro Tag, gut gekaut, ausreichen (ohne Gewähr!). Das Essen von Samen oder dem Fruchtfleisch der unreifen Frucht während der Schwangerschaft soll zu Fehlgeburten bzw., wenn gewollt, zu Abtreibungen führen können. Während der Schwangerschaft sollten Frauen also keine unreifen Früchte oder Samen der reifen Frucht essen!

Einige Autoren sprechen davon, dass bei übermäßigem Verzehr der Samen die Gefahr von Unfruchtbarkeit besteht.

Die Applikation von einem Samenkorn in die Gebärmutter bzw. gemahlenen Kernen in die Scheide soll eine vorzeitige Menstruation auslösen (Angaben ohne Gewähr!).

Verjüngungsmittel

Der Papaya wird eine verjüngende Wirkung zugeschrieben. Es gibt keinen kraftvolleren „Darmputzer" für unseren Körper! Dr. B. Lytton Benard hat ein Gesundheitszentrum in Guadalajara, Mexiko. Er sagt, dass die Reinigungswirkung der Papaya nicht nur auf den Verdauungskanal beschränkt ist, sondern sämtliches Gewebe erreicht (siehe auch Kapitel *Darmgesundheit und Hilfe bei Azidose)*.

Schon Vasco da Gama soll die Papaya als „goldenen Baum der ewigen Jugend" bezeichnet haben, und die Chinesen nennen sie seit alters her „die Frucht des langen Lebens".

Auch Dr. Norman W. Walker geht davon aus, dass Papayas eine verjüngende Wirkung auf unsere Organe ausüben, indem sie harmonisierend und stimulierend auf fast alle unsere Drüsen wirken (Näheres im Kapitel *Papayasäfte – Ein Gesundheitscocktail)*.

Dr. Luc Montagnier entdeckte, dass fermentierte Papayaprodukte durch ihr hohes antioxidatives Potenzial verjüngen und Alterungserscheinungen abbremsen. Halima Neumann (siehe Kapitel *Verjüngungskuren mit Halima Neumann auf La Palma*) bietet Papaya-Verjüngungskuren auf La Palma an.

Verletzungen

Besonders die grüne Papaya hilft bei Verletzungen. Das zerdrückte Fruchtfleisch einschließlich der Haut einer grünen Papaya oder Papayablätter können als Umschlag auf Verletzungen gelegt werden. Walker berichtet von einem seiner Finger, der in einer Maschine ernstlich gequetscht worden war, und den er nach Anwendung eines Papayaumschlages nach drei Tagen wieder normal gebrauchen konnte (siehe auch Stichwort *Brandwunden)*.

Bei schlechtheilenden Wunden haben sich Enzympräparate sehr gut bewährt. Enzyme reinigen das Wundbett, fördern die Wundheilung und problemlose Vernarbung. Außerdem werden die Schmerzen gemildert.

Verstauchungen

Bei Verstauchungen und Prellungen verwenden die Indianer Mexikos eine Breiauflage: Sie mischen einen Esslöffel getrocknete Papaya- und Kürbiskerne mit einer Tasse Wasser, trocknen die Mischung an der Sonne an (Alternative: im Backrohr bei schwacher Hitze) und tragen den Brei auf die betroffenen Stellen auf (siehe auch Stichwort *Muskelverspannungen).*

Verstopfung

In größeren Mengen gegessen wirken die Papayafrüchte als mildes, nebenwirkungsfreies Abführmittel bei Verstopfung. Wer seine Verdauung zusätzlich in Schwung bringen will, isst die Kerne mit. Sehr effektiv: *Caricol* (Reformhaus) aus der hawaiianischen Klostermedizin (siehe Kapitel *Verdauungshilfe aus der hawaiianischen Klostermedizin).*

Warzen

Die Eingeborenen der „Papayaländer" nutzen den Saft seit Jahrhunderten zum Einreiben von Warzen. Auch heute noch wird Papain äußerlich bei Warzen appliziert, um totes Gewebe zu entfernen.

Man kann eine noch bissfeste Papaya anschneiden oder schälen und den weißen, klebrigen Saft unverdünnt auf die Warzen auftragen. Nicht unverdünnt auf gesunde Haut oder Schleimhäute bringen oder in die Augen reiben! Wenn es versehentlich passiert ist, mit viel kaltem Wasser nachspülen.

Falls das Bestreichen der Warzen mit Milchsaft nicht ausreicht, bindet man in der indischen Volksmedizin ein Stück Rinde 24 Stunden lang auf die Warze, um sie zum Verschwinden zu bringen.

Das Auftragen einer Enzymsalbe sollte jedoch meist ausreichen, in hartnäckigen Fällen kann auch ein Enzympräparat eingenommen werden.

Würmer

Der weiße Saft der grünen Papaya und die Kerne der reifen Frucht werden von den Bewohnern tropischer Inseln gegen Würmer eingesetzt: als Therapie und Prophylaxe bei Mensch und Tier. Als Alternative zum Latexsaft (zur Hälfte mit Wasser verdünnt) wird in der indischen Volksmedizin ein weiteres Rezept angewendet: Man kocht die Wurzeln mit Knoblauch in 250 Gramm Wasser, lässt das Ganze zur Hälfte eindicken und nimmt zweimal am Tag jeweils die halbe Menge mit Milch zu sich.

Bei 1,50 Milliliter Papayasaft pro Kilo Körpergewicht wurde eine spulwurmtötende Wirkung bei Hunden mit Befall von „Ascaris lumbricoides" festgestellt.

Bei Wurmbefall von Mensch und Tier empfiehlt sich das Mahlen der schwarzen Papayasamen, getrocknet gibt es sie bei „Papaya Vera" oder im Biovital-Shop. Alle drei Stunden wird ein Teelöffel in warmem Wasser aufgelöst und getrunken. Man kann auch Papayasamengranulat einnehmen. Alternative: Papayatee aus Blättern, Vertrieb über „Papaya Vera" (siehe Internetadressen und Bezugsquellen).

Weitere Informationen siehe Kapitel *Papaya als Wurmmittel.*

Wundheilung

Papainhaltige Mittel werden eingesetzt, um „falsches Fleisch" aufzulösen. Schon immer nutzten die Indianer Papayas, um faulende Wunden zu bedecken.

In den USA gibt es mehrere Salben auf Papainbasis zur Heilung brandiger Wunden. Papainhaltige Medikamente helfen, ohne das gesunde Gewebe anzugreifen (siehe auch Stichwort *Brandwunden).*

Eiternde und schlechtheilende Wunden kann man mit frisch gepressten Papayablättern erfolgreich behandeln. Vogel berichtet, dass selbst Tropengeschwüre, „Ulcera tropica", auf diese Behandlung ansprechen. Alternative: papainhaltige Enzymsalben.

Zähne

In den USA gibt es ein Zahnpuder auf Papayabasis, *Papaya Tooth Powder.* Dieses Puder reinigt nicht nur hervorragend die Zähne, sondern hilft auch bei Problemen wie Zahnfleischentzündung oder Zahnfleischbluten.

Durch den sehr hohen Anteil an Vitamin C nimmt man vor allem die reife Papaya (Fruchtfleisch und Kerne), um Zahnfleischblutungen und Parodontose vorzubeugen und zu heilen (siehe Kapitel *Die Inhaltsstoffe der Papaya).* In den USA werden papainhaltige Mittel zudem als Reinigungsmittel für Gebisse eingesetzt.

Bei Zahnextraktionen hat sich die vorbeugende und nachträgliche Verabreichung von Enzymkombinationspräparaten wie *Wobenzym* bewährt. Die Schmerzen werden gemildert und die Wundheilung verbessert, wobei auch der Ödembildung vorgebeugt wird.

Zirbeldrüse

Dr. Norman W. Walker schreibt in seinem Buch „Strahlende Gesundheit", dass reife Papayas eines der wertvollsten Nahrungsmittel für die Zirbeldrüse seien, wenn man sie zusammen mit frischem, rohem Karottensaft verzehrt. Diese Mischung sei eine der gesündesten für den menschlichen Körper. Die Zirbeldrüse gilt als Empfangsorgan für kosmische Energie und steht mit den Nebennieren und den Fortpflanzungsorganen in Verbindung. Die Schilddrüse transformiert diese Energie, so dass sie für den menschlichen Körper zur Verfügung steht. Eigenschaften wie Stehvermögen, Energie und Kraft sollen von der guten Funktion der Zirbeldrüse abhängen (Informationen über Papaya im Hinblick auf weitere Drüsen am Ende des Kapitels *Papayasäfte – Ein Gesundheitscocktail).*

Die Aborigines benutzen Papayablüten, um in Kontakt mit ihrem Höheren Selbst zu kommen (siehe auch Kapitel *Eine Papaya-Meditation).*

Zöliakie

Bei einer Zöliakie wird das Gluten im Weizen und anderen Getreidearten nicht vertragen. Es kommt zu einer Mangelernährung, zu Durchfall oder Wachstumsstörungen. Mit Papain sind Erfolge bei dieser Krankheit erzielt worden. Patienten, die schon seit sechs Monaten eine glutenfreie Ernährung durchführten, aber immer noch Symptome aufwiesen, wurden papainhaltige Enzymmittel zu jeder Mahlzeit gegeben. Nach vier Wochen waren die Symptome verschwunden und traten auch nicht wieder auf, als zu einer normalen Ernährung übergegangen wurde.

Weitere Verwendungszwecke

Bier

Papain wird zum Klären von Bier verwendet, allerdings nicht in Deutschland, da hier nach wie vor nach dem Reinheitsgebot gebraut wird, das Zusatzstoffe verbietet.

Fleischzartmacher („Meat Tenderizer")

Auf den Westindischen und anderen tropischen Inseln wickelte man seit Jahrhunderten Fleisch in Papayablätter, um es weich zu machen, oder rieb zähes Fleisch mit Scheiben grüner Papayas ein und kochte sie zusammen mit fleischhaltigen Mahlzeiten. Heute wird Papain besonders in den USA im großen Umfang als „Fleischzartmacher" eingesetzt.

In Deutschland ist es verboten, Papain als Fleischzartmacher einzusetzen, um den Kunden nicht zu täuschen. Nach einer Papainbehandlung wird nämlich auch Fleisch, das hart wie Leder war, zart wie von einem jungen Tier. Wenn das Papain zu lange einwirkt, zerfällt das Fleisch. In den USA spritzt man sogar Tieren kurz vor der Schlachtung Papain, um das Fleisch zarter zu machen.

Gerberei

Papain wird in der Gerberei zum Weichmachen von Leder und Pelzen eingesetzt, außerdem zur Herstellung schrumpfungsfreier Wolle und Seide.

Korallen

Reizungen und Rötungen, die durch Feuerkorallen hervorgerufen wurden, werden gelindert, wenn die betroffene Stelle mit der sehr reifen, gerne auch faulenden Frucht eingerieben wird.

Pflanzen

Kurt Allgeier berichtet in seinem Buch „Die Enzymtherapie" (Econ Verlag, Düsseldorf, 1978), dass eiweißspaltende Enzyme auch erfolgreich bei Virusinfektionen von Pflanzen eingesetzt werden können. Man besprühte Tabak- und Bohnenpflanzen oder spritzte ihnen Enzyme in den Stamm, und die Infektion kam augenblicklich zum Stop, die noch nicht befallenen Blätter blieben gesund. Bei vorbeugender Enzymgabe blieben 60 Prozent der Pflanzen völlig gesund, und die restlichen 40 Prozent hatten deutlich geringere Schäden als die unbehandelten Pflanzen.

Ich habe gute Erfahrungen bei Milben gemacht: Dem Sprühwasser habe ich einen Teelöffel Mehl aus getrockneten Papayakernen zugesetzt; nach drei Spritzungen innerhalb einer Woche waren die Pflanzen milbenfrei und hatten sich gut erholt.

Die Enzymtherapie hat sich bei Pflanzen bewährt und wird heute vor allem bei der Zucht wertvoller Blumen wie etwa Orchideen und auf Tabakplantagen angewendet.

Anhang

A Papaya A Day

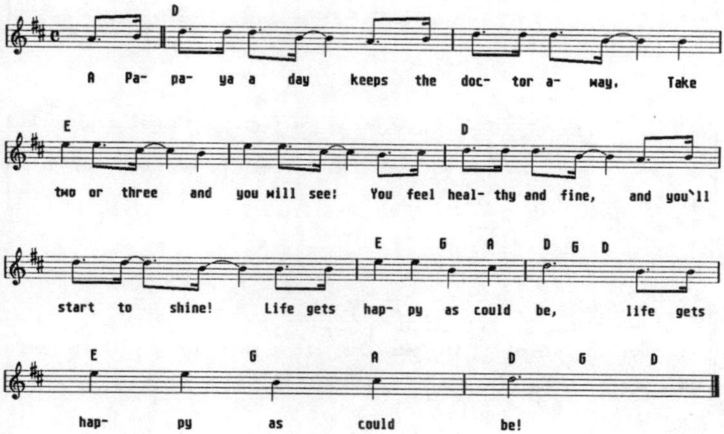
D
A Pa- pa- ya a day keeps the doc- tor a- way. Take
E D
two or three and you will see! You feel heal- thy and fine, and you`ll
E G A D G D
start to shine! Life gets hap- py as could be, life gets
E G A D G D
hap- py as could be!

Eine Papaya am Tag

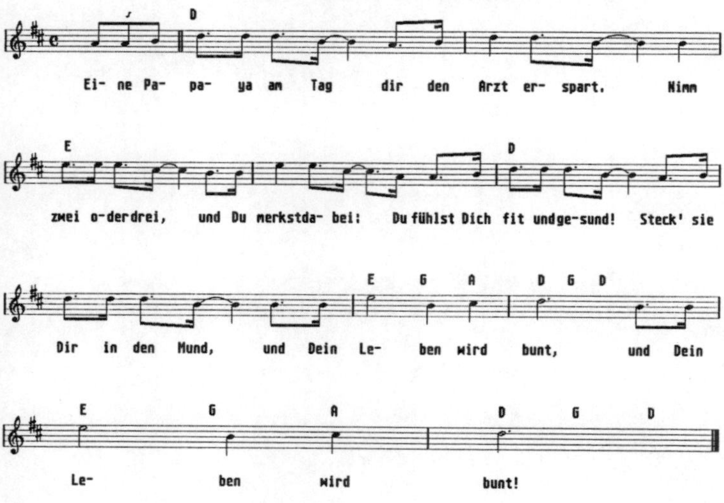
D
Ei- ne Pa- pa- ya am Tag dir den Arzt er- spart. Nimm
E D
zwei o-derdrei, und Du merkstda- bei: Du fühlst Dich fit undge-sund! Steck' sie
E G A D G D
Dir in den Mund, und Dein Le- ben wird bunt, und Dein
E G A D G D
Le- ben wird bunt!

A Papaya A Day

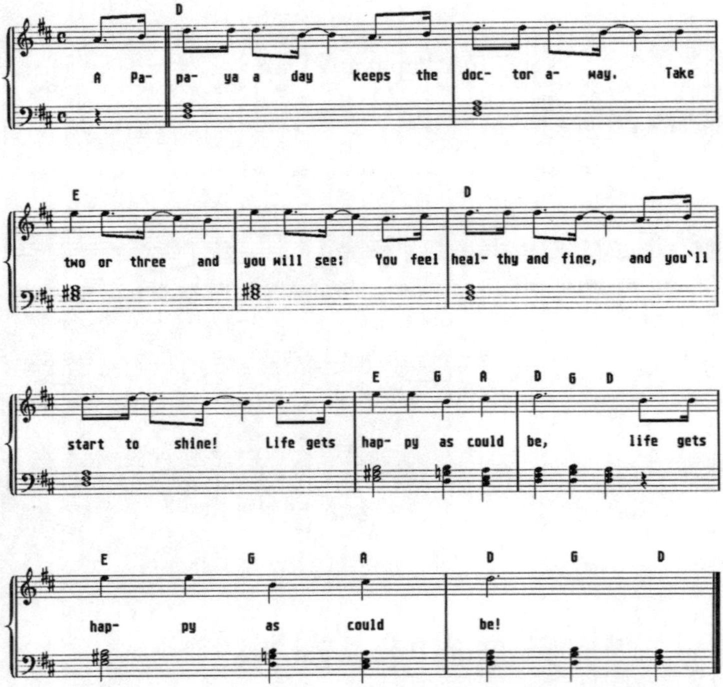
D
A Pa- pa- ya a day keeps the doc- tor a- way. Take
E D
two or three and you will see: You feel heal- thy and fine, and you`ll
E G A D G D
start to shine! Life gets hap- py as could be, life gets
E G A D G D
hap- py as could be!

Eine Papaya am Tag

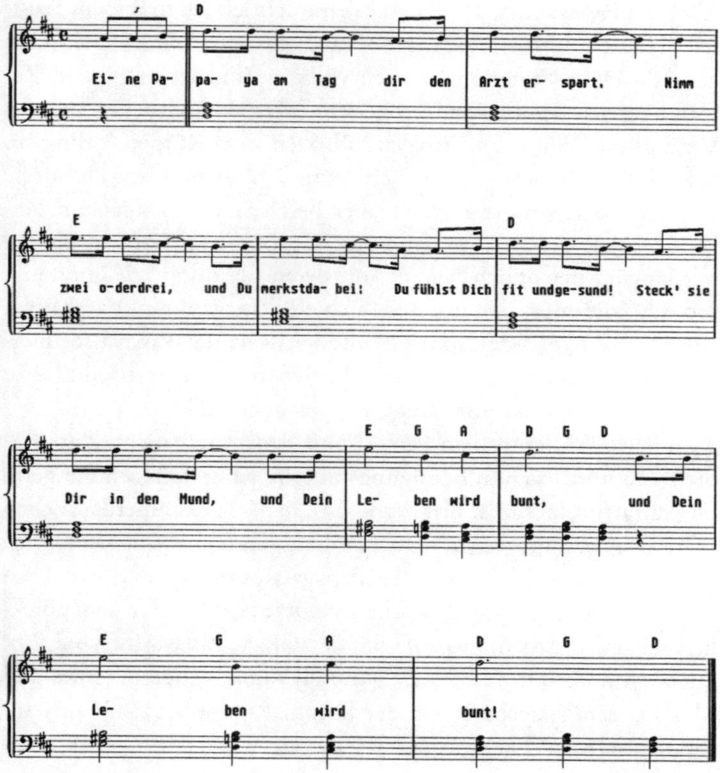
D
Ei- ne Pa- pa- ya am Tag dir den Arzt er- spart. Nimm
E D
zwei o-derdrei, und Du merkstda- bei: Du fühlst Dich fit undge-sund! Steck' sie
E G A D G D
Dir in den Mund, und Dein Le- ben wird bunt, und Dein
E G A D G D
Le- ben wird bunt!

Papayaprodukte bei uns

Als mein Papayabuch 1998 herauskam, schrieb ich in diesem Kapitel: „Hier bei uns ist das Angebot an Papayaprodukten noch recht gering." Diese Situation hat sich völlig verändert. Es gibt in Reformhäusern, Apotheken, Drogerien, Internet-Apotheken und im Versand eine Fülle von Papayaprodukten, von Körper-Peeling bis Schlankheits-Dragees. Natürlich kann ich nicht über Hunderte von Produkten informieren. Daher beschränke ich mich im Folgenden über die Beschreibung des Angebots von Firmen, die ich seit langem persönlich kenne, von deren Seriosität ich überzeugt bin, und die entweder ausschließlich ein Papayaprodukt verkaufen wie z. B. *Caricol*, oder vom Gesundheitswert der Papaya so überzeugt sind, dass sie effektive und hochwertige Papayaprodukte zu einem Schwerpunkt ihres Angebots gemacht haben.

In den USA kann man Papaya und Papain fast nicht „entkommen". Es findet sich in Reinigungsmitteln, Kontaktlinsenreinigern, Fleischzartmachern (ist hier verboten), in 80 % der amerikanischen Biere (was bei uns wegen dem Reinheitsgebot auch nicht möglich wäre) und sogar in Coca-Cola. Papaya-Kosmetik ist in den USA weit verbreitet, und die deutschen Verbraucher können sich glücklich schätzen, dass die Kosmetiklinie „Green Papaya Enzyme Products" von der Firma „beauty naturally" und weitere Cremes und Masken auf Papayabasis von der Firma „Papaya Vera" bei uns angeboten werden. Nicht jeder hat Zeit oder Lust, sich Naturkosmetik selbst anzurühren. Mit diesen Produkten mache ich die besten Erfahrungen.

Es gibt eine Reihe von Enzymprodukten in Apotheken und Reformhäusern, die Papain, das Papaya-Enzym, enthalten. Sie werden zum Beispiel zum Abnehmen angeboten und helfen auch bei Entzündungen und schlecht heilenden Wunden. Da Pflanzen-Enzyme wie Papain alle körperlichen Prozesse optimieren, den Stoffwechsel anfeuern, den Darm reinigen und vor Arteriosklerose schützen, kann man sie ohne Bedenken auf täglicher Basis einnehmen. Obwohl sie wirken, wie viele wissenschaftliche Studien zeigen, gibt es Enzympräparate nur noch ausnahmsweise auf Rezept. Leider ist die hervorragende Wobenzym-Salbe nicht mehr erhältlich, eine All-round-Salbe für Allergien, Sonnenbrand, Insektenstiche und Wunden. Eine australische Heilsalbe auf Papayabasis gibt es im Internet zu bestellen, die ebenfalls sehr effektiv ist (siehe Internetadressen und Bezugsquellen).

Die bereits erwähnte Firma „Papaya Vera“ hat sich seit 1998 auf den Import und Vertrieb von Papayaprodukten aus Bio-Anbau spezialisiert. Sie bietet u. a. das Präparat *Papaya 35 Multiply Plus* an, aus fermentierten Früchten und Samen der grünen Papaya, aus Papayablättern und Granatapfel-Extrakt. Es basiert auf dem Original-Rezept der Aborigenes, das von dem Ostaustralier Frank Sheldon wiederentdeckt wurde und vom australischen Naturheilkundlichen José Perko mehrfach optimiert wurde. Durch die Fermentation wird die Molekülstruktur der Papayas aufgeschlossen und dadurch die Bioverfügbarkeit enorm gesteigert. Weil es sich um ein Konzentrat handelt, reichen 15 Milliliter täglich. Weiter bietet „Papaya Vera“ *Papaya-Früchte-Granulat* an, aus grünen und damit besonders enzymreichen Papayas. Die Papayas werden bei Körpertemperatur getrocknet. Zur Herstellung von 100 Gramm Granulat werden 1600 Gramm Bio-Papayas benötigt. Auch getrocknete Papaya-Blätter – Papayablätter-Tee – aus Australien und Indien sind im Sortiment vertreten. Sie enthalten etwa 15mal so viel Protein wie die reife Frucht und sind sehr enzymreich. Tee aus Papayablättern ist bei den Aborigenes ein altes Rezept für Krebs und andere Krankheiten. Die Blätter sind fein vermahlen, so dass man sie auch als Gewürz für Salatsaucen, in Kräuterquark oder auf ein Butterbrot streuen kann. Auch getrocknete Papayakerne finden sich im Programm. Man kann sie als Papaya-Pfeffer in der Pfeffermühle verwenden und einmal jährlich eine Darmreinigungs- und Entwurmungskur mit ihnen machen. „Papaya Vera“ bietet auch getrocknete reife und grüne Papaya an, chemiefrei in Vietnam gewachsen. Die grünen Papayaschnitzel schmecken für sich etwas „dröge“, sind aber zusammen mit einem Schnitzel reifer Papaya ein gesunder Genuss. Leckere Papaya-Enzym-Kautabletten und hoch dosiertes Bromelain (500 mg) runden das Angebot für Gesundheit und Schönheit von innen ab. Für knapp 40 Euro verschickt „Papaya Vera“ eine „Testsendung“ mit Papayaprodukten. Die Firma bietet auch hervorragendes Gerstengrassaft-Pulver an, von Dr. Hagiwara selbst entwickelt und sprühgetrocknet, auf Vulkanböden gewachsen, und viel preiswerter als viele vergleichbare Produkte.

Eine reiche Auswahl an Gesundheitsprodukten, darunter auch Papaya-Granulat, bietet die Firma „Spira-Verde“ an. Sie wurde von der Gesundheits-Autorin Halima Neumann begründet, die sich durch grüne Papaya und Spirulina von Krebs heilte. Alle Produkte sind aus Bio-Anbau und haben Rohkost-Qualität. Beispiele: Topinambur-Saftpulver, Noni-Saft, Aloe-Saft, Chufas-Erdmandelflocken, Maronenmehl und Flohsamenschalen. Zu allen Produkten gibt es ausführliche Informationsblätter. Halima Neumann bietet Papaya-Verjüngungskuren auf La Palma an, Informationen darüber bekommt man auch über „Spira Verde“.

Die Firma Rüdiger O. Schlegel bietet neben *Papaya 35 Papaya 35 Multiply Plus* aus Bio-Anbau in Australien an. Schlegel: „Von Anfang an war uns klar, dass flüssige Papayaprodukte wesentlich besser im menschlichen Organismus umsetzbar und damit wirksamer sind als Papaya-Produkte z. B. in Tablettenform. Einer der Gründe, weshalb wir uns ausschließlich auf den Vertrieb von Papaya-Konzentraten konzentriert haben.“ Mir liegen zahlreiche überzeugende Erfahrungsberichte von Anwendern dieser Produkte vor, die von einer Verbesserung des Allgemeinbefindens, aber auch von der Remission und Heilung von Krebs sprechen. Zur Stärkung des Immunsystems und zum Schutz vor Alterungserscheinungen bietet die Firma *Immun-Prolong 500 ml* an, vom gleichen Hersteller „Rochway“ (früher: Kombucha-House) hergestellt, „das ca. ein Drittel mehr Aminosäuren aufweist als *Papaya 35 Multiply Plus* und zudem den höchsten Gehalt an Papain mit 20 mg auf 5 ml hat.“ Einsatzgebiete sind u. a. Burnout-Schwächezustände, Asthma, Allergien, Leukämie, Diabetes und eine Verbesserung der Blutwerte und der Leberfunktion. Ebenfalls wird ein „Papaya-Blatt-Konzentrat“, das sich als gutes Lungenmittel bewährt hat. Schlegel: „Der gewaltigen Pionierarbeit von José und Veronika Perko, Gründer von ‚The Kombucha House‘, sowie der äußerst innovativen Tätigkeit von Brian und Esti Siebert, aktuell ‚Rochway‘, haben wir es zu verdanken, dass heute nunmehr eine ganze Reihe hochqualitativer Papaya-Produkte zur Auswahl stehen.“ Die Perkos entdeckten, dass durch Kombucha-Tee und die Bildung rechtsdrehender Milchsäuren die Gesundheitswirkung von Papayaprodukten enorm gesteigert werden kann.

Die renommierte Firma „Pharmos" bietet eine ganze Reihe von Papayaprodukte im Internet unter „Megavitalshop" an. Darunter Papayakraut aus grünen Tropen-Papayas, getrocknete Papaya-Kerne, reines Fruchtpulver aus grünen Papayas, und Papaya-Literatur. Die Firma mit Firmensitz in Bayern hat Papayas zum „Lebensgesundmittel" erklärt. Die Produkte werden in Chile von Kleinbauern biologisch angebaut.

Papayapflanzen und -samen bietet an „Südflora Baumschulen", Peter Klock in Hamburg. Empfehlenswert: die kälteresistente, aber nicht frostresistente „Andenpapaya". Eine Alternative ist die *Babaco*, die aber etwas anders schmeckt als die übliche Papaya. Peter Klock ist Buchautor und gibt Tipps zu Anbau, Pflege, Düngung und Überwinterung. „Südflora Baumschulen" verschickt Kübelpflanzen bis ca. 1,5 m Höhe.

Getrocknete reife Papayas haben auch viele andere Firmen im Programm, wie z. B. „Keimling Naturkost" in Buxtehude. Bei getrockneten Papayas ist darauf zu achten, dass sie von biologisch angebauten Früchten stammen, nicht gezuckert und geschwefelt sind, und bei Körpertemperatur getrocknet sind, damit sie noch Rohkostqualität haben und damit ihre Vitalstoffe optimal erhalten sind.

Die Papaya-Kosmetiklinie von „Papaya Vera" ist in Deutschland bisher einzigartig und von hoher Qualität. Ich habe damit die besten Erfahrungen gemacht. Die Hautcreme *Papaya Ointment* pflegt und schützt die Haut morgens und abends. Sie bleibt elastisch und straff, auch bei Neigung zu trockener Haut, die leicht spannt, und Faltenbildung. Es gibt die Creme auch völlig ohne Duftstoffe. Die *Papaya Skin Mask*, eine Papaya-Gesichtsmaske mit natürlichen Duftölen, löst trockene Hautschuppen und beseitigt Unreinheiten. Sogar ein „Papaya-Fuß-Peeling" ist im Programm, eine Wohltat für strapazierte Füße. Mit dieser Kosmetikserie ist man buchstäblich „von Kopf bis Fuß" gut mit Papaya-Enzymen versorgt.

Eine Papaya-Heilsalbe bietet der „Australien Shop" in Frankfurt an. Es gibt ja leider die Heilsalbe *Wobe-Mugos E* seit einigen Jahren nicht mehr in Apotheken zu kaufen, wie mir viele enttäuschte Leser berichteten. Die Papaya-Salbe *Lucas® Papaya Ointment* ist ein

„würdiger Ersatz“. Die Salbe hat antiseptische Eigenschaften und fördert die Wundheilung. Außerdem hilft sie bei Abzessen, Furunkeln, Verbrennungen, Verletzungen, Zysten, trockener Haut, Risse an Händen und Füßen, Hitze-Ausschlag (Mallorca-Akne), Sonnenbrand, Windeldermatitis und wunden Brustwarzen. Sie sollten in meinen Augen in keiner Haus- und Reiseapotheke fehlen!

Natürlich kann man auch Bio-Papayas im Bioladen oder auf dem Markt kaufen. Noch besser ist es, sie als Flugware zu beziehen bei „Orkos“, „Tropenkost.de“ oder „Passion4Fruit“. Diese Früchte sind vor Ort gereift und damit besonders vitalstoffreich und lecker. „Passion4Fruit“ ist die einzige mir bekannte Firma, die biologisch angebaute grüne, unreife Papayas im Programm hat, die therapeutisch besonders wertvoll sind. Rezepte für die Zubereitung finden Sie im Rezeptteil dieses Buches. In Bischofswiesen im Berchtesgadener Land bietet ein „Biohotel“ Kuren mit diesen grünen Papayas an, in denen man auch leckere Zubereitungen lernt, und schon viele Gäste sind dort gesund geworden. Ingelore Harke hat hier ihren Darmkrebs besiegt, Christel Thomson heilte sich mit dieser Kur von einem Mammakarzinom, und Erich Werfer konnte seinen Bauchspeicheldrüsenkrebs damit kurieren. Der zwei Zentimeter große Tumor am Kopf der Bauchspeicheldrüse hat sich verkapselt und ist geschrumpft. Die bekannte Buchautorin Halima Neumann, die ihren Magen- und Gebärmutterkrebs vor mehr als zwanzig Jahren mit der Kraft der grünen Papaya heilte, bietet Gesundheitskuren mit grüner Papaya auf ihrem Domizil auf La Palma an. Darüber finden Sie ein eigenes Kapitel in diesem Buch.

Unter www.fermentedpapayaaustralia.com.au oder www.Rochway.com.au finden Sie eine Übersicht über fermentierte Papayaprodukte, die es im Papaya-Pionierland Australien gibt. Die australische Regierung gibt ein Info über Papain heraus, auf dem über die Gesundheitsvorzüge der Papaya informiert wird. Zitat: „Papain kann die Funktion des Immunsystems verbessern und kann auch die Bildung körpereigener Substanzen fördern, die Tumor-Zellen attackieren. Außerdem kann Papain Entzündungen reduzieren. Daneben hilft Papain, Komplikationen bei Diabetes zu verhüten, indem es möglicherweise Eiweißrückstände in den Nieren reduziert, Schmerzen und Entzündungen lindert, die mit rheumatoider

Arthritis assoziiert werden, sowie die Wundheilung verbessert und nach Operationen Schwellungen abbaut." Ich bin gespannt, ob und wann auch die deutsche Regierung auf ähnlicher Weise Papaya als Gesundheits- und Heilmittel propagiert.

Aufruf zu internationaler Mitarbeit

Viele Leser dieses Buches werden wahrscheinlich in den nächsten Wochen oder Monaten Supermärkte, Obstläden und Wochenmärkte nach Papayas absuchen, um ihren Speisezettel zu bereichern, vielleicht auch selbst Früchte zu trocknen oder den enzymreichen Papaya-Pfeffer herzustellen (siehe Rezeptteil). Sicherlich sind Sie schon jetzt inspiriert von den vielen Möglichkeiten, die die Papaya für die Verbesserung unserer Gesundheit bietet, und es gibt sicher noch viel mehr zu entdecken! Vielleicht entscheiden Sie sich auch, eine papainhaltige Enzymsalbe zu kaufen oder ein Enzympräparat.

Ein Hinweis: Es gibt auch Papainpulver in der Apotheke zu kaufen. Achten Sie bitte darauf, dass Sie es nicht in die Augen bekommen, und wenn es einmal passiert, waschen Sie die Augen sofort mit kaltem Wasser aus. Das Gleiche gilt für das flüssiggemachte Papain oder für den Milchsaft aus der unreifen Frucht.

Vielleicht haben Sie Haustiere und probieren aus, wie Sie deren Gesundheit verbessern können. Vielleicht fühlen sich durch dieses Buch auch Viehzüchter, Landwirte, Tierpfleger, Tierärzte und Tierheilpraktiker angesprochen, es einmal bei Tieren mit unschädlichen Enzymen zu versuchen.

Auch im Hinblick auf Pflanzen sind sicherlich viele Möglichkeiten noch nicht ausgeschöpft. Die Firma Merck, die Papain extrahiert und daraus Produkte auf Papainbasis herstellt, berichtet zwar von Erfolgen im Pflanzenschutz und bei der Schädlingsbekämpfung, hat aber aus Kostengründen die Forschungen in dieser Richtung eingestellt. Schon Wolf, der Begründer der Enzymtherapie, hatte erfolgreiche Experimente mit Enzymen im Gartenbau durchgeführt. Wer Papayas isst und die Samen trocknet und mahlt, kann daraus eine papainhaltige Flüssigkeit herstellen und es bei Läusen und Milben auf Zimmer- und Balkonpflanzen einmal damit versuchen (siehe auch Stichwort *Pflanzen* im A-Z-Teil).

Wenn Sie auf interessante neue Anwendungsbereiche beim Einsatz von Papaya stoßen und einen Schatz eigener Erfahrungen sammeln, bitte ich Sie, ihn nicht für sich zu behalten – ich möchte Sie an dieser Stelle dazu anregen, Ihre Erfahrungen auch anderen Menschen zugänglich zu machen. Zu diesem Zweck habe ich ein „Papaya-Forum" ins Leben gerufen, das Informationen und Anwendungsgebiete sammelt. Wenn diese Erkenntnisse durch ähnliche Erfahrungen bestätigt oder durch wissenschaftliche Untersuchungen oder Berichte aus der Ethnomedizin untermauert sind, möchte ich sie gerne zum Wohle aller veröffentlichen und ins Internet einspeisen.

Bitte schicken Sie interessante Erfahrungen, Beobachtungen und Erkenntnisse, Hinweise auf den Gebrauch der Papaya in anderen Völkern und Ländern sowie Fotos und Rezepte an:

Papaya-Forum, c/o Theo Hodapp, Holbeinstraße 26, 22607 Hamburg, mit einer schriftlichen Genehmigung zur Veröffentlichung in einem Folgeband und in Artikeln für Gesundheitszeitschriften. Vielen Dank! Senden Sie die Zuschriften möglichst in deutsch, englisch, holländisch oder französisch ein.

Eine große Bitte: Stellen Sie keine Fragen an mich wie „Hat Papaya oder ein bestimmtes Enzymprodukt bei dieser Art von Beschwerde eine Wirkung?" Wenden Sie sich bitte an Ihren Heilpraktiker oder Arzt oder auch direkt an den Hersteller des Produktes. Bei chronischen Beschwerden sollte immer ein Fachmann zu Rate gezogen werden und keine Selbstmedikation mit Enzympräparaten, Papaya oder Papayaprodukten an die Stelle einer persönlichen Beratung treten. Vielleicht haben die Beschwerden eine ernsthafte organische Ursache, und Enzyme sind im Einzelfall eventuell nicht ausreichend wirksam.

Ernährungs- und Lebensberatung durch die Autorin: Bitte schicken Sie mir einen Brief mit Ihrer Telefonnummer und 55,– Euro für eine Stunde Beratung vor Ort (Hamburg) oder telefonisch. Ich rufe Sie dann zurück, damit wir einen Termin absprechen können. Vielen Dank! Meine Adresse: Barbara Simonsohn, Holbeinstr. 26, 22607 Hamburg.

Auskunft über Reiki-Seminare und Behandlungen sowie 5-Tibeter-Einzelsitzungen: E-Mail basim@barbara-simonsohn.de oder Fax 040-893497 oder Tel. 040-895338.

Danksagung

An dieser Stelle möchte ich besonders dem Vater meiner Tochter danken, der für mich im Internet surfte, Bibliotheken durchsuchte und sich liebevoll um unsere beiden Kinder kümmerte, die auf ihre Mama und ihre Arbeit viel Rücksicht genommen haben.

Dank also auch an Freya, die Besucher mit „Psst, Mama arbeiten!“ von mir abschirmte, und Michael, der mich immer wieder durch seine Neugier und seinen trockenen Humor inspirierte.

Dank an Dr. Katharina Boeddecker, die sich die Zeit nahm, auch noch in der hektischen Endphase dieses Buches mein Manuskript zu korrigieren, und mich durch ihr Lob und ihre Begeisterung sehr motiviert hat!

Dank auch an meine Eltern, die mich dazu erzogen haben, alles in Frage zu stellen, vor allem Autoritäten, und mich mit ihrer Liebe zu Pflanzen „angesteckt“ haben.

Dank auch an meinen Großvater, der im September 2002 mit 105 Jahren starb und mir durch sein Beispiel zeigte, dass wir auch in hohem Alter noch im Besitz unserer geistigen und körperlichen Kräfte sein können.

Dank an Helmut Wandmaker, der die Literatur der „Natürlichen Gesundheitslehre“ nach Deutschland brachte, durch seine Bücher und sein konsequentes Vorleben so vielen Menschen ein Beispiel geworden ist und ihnen wieder zu Gesundheit und Lebensfreude verholfen hat.

Dank auch an Franz Konz für seinen Mut und seine Konsequenz als lebender Beweis, dass Krebs kein Siechtum bedeuten muss, wenn wir unserem Leben eine radikale Wendung geben und uns in die Arme der Natur fallenlassen.

Dank an Baldur Springmann, unermüdlicher Kämpfer für den biologischen Land- und Gartenbau, für seine Unterstützung und für die Möglichkeit, mit ihm und durch ihn ein Jahr lang auf Hof Springe lernen zu dürfen.

Dank an Halima Neumann, die mich in ihrer Begeisterung für die Heilkraft der Papaya immer wieder inspirierte und ein weiteres Beispiel darstellt, dass Krebs überwunden werden kann. Sie gibt damit vielen Menschen Hoffnung auf Heilung auch bei dieser Krankheit.

Dank an Winfried Veldung, der für mich Informationen über ethnomedizinische Anwendungen der Papaya in der Voodoo-Kultur, in China und in Vietnam sammelte.

Dank auch an Astara Kim Hill vom „Kuhina Hawaiian Healing Institute“ für ihre ausführliche Recherche über die Papaya als Heilpflanze der Kahunas Hawaiis.

Dank all meinen Freunden auf Hawaii, den Kanaren, in Australien und Deutschland, die mir halfen, die in diesem Buch veröffentlichten Informationen zusammenzutragen.

Dank an Bodo J. Baginski, der mich dazu inspirierte, aus dem Thema „Papaya“ ein Buch zu machen, und Dank an Monika Jünemann, meine Verlegerin, die einmal mehr zu einer mutigen publizistischen Pioniertat bereit ist.

Dank auch von ganzem Herzen an all meine Freunde, Leserinnen und Leser, die sich für die Papaya und natürliche Methoden der Gesundwerdung begeistern, das Wissen darüber anwenden und weitertragen und einen Beitrag leisten für eine gesündere und natürlichere Lebensweise und somit auch zur Heilung der Erde und für unsere Kinder und Kindeskinder.

Die Autorin

Die Autorin wurde am 29.11.1954 geboren. Nach ihrem Abitur studierte sie Sozialwissenschaften und schloss ihr Studium als Politologin ab. Einige Jahre arbeitete sie als Public-Relations-Managerin in einer Jugendaustauschorganisation, bevor sie sich entschloss, etwas über biologischen Land- und Gartenbau zu lernen. Anderthalb Jahre lernte sie erst auf dem bio-dynamischen Hof Springe, dann im Schulungszentrum für naturgemäßen Land- und Gartenbau. Danach gab sie an der Volkshochschule Hamburg die ersten Umweltkurse über Umweltthemen, Hügelbeetbau und biologisches Gärtnern.

Mit Mitte zwanzig lernte Barbara Simonsohn Dr. Renate Collier kennen, eine Mayr- und Naturheilärztin. Sie machte eine Darmreinigungskur bei ihr, organisierte die ersten Seminare mit ihr und ließ sich als Azidoseseminarleiterin ausbilden.

1984 schloss Barbara Simonsohn ihre Ausbildung als Lehrerin für das „authentische Reiki“ bei Dr. Barbara Ray in den USA ab. Seither gibt sie Seminare im deutschsprachigen Raum, den USA und auf den Kanarischen Inseln zum Erlernen dieser einfachen Technik für Stressabbau, Tiefenentspannung, Aktivierung der Selbstheilungskräfte und Persönlichkeitsentwicklung. Sie hat auch mehrere Bücher darüber geschrieben.

1988 kam Barbara Simonsohns erstes Kind, Michael, und 1994 ihr zweites Kind, Freya, zur Welt. Mit ihren Kindern lebt sie in Hamburg, in einer Wohnung mit großem Garten, in dem sie nicht nur Blumen hat, sondern auch Gemüse und Obst biologisch anbaut.

1995 erschien Barbara Simonsohns erstes Buch, „Die Fünf Tibeter mit Kindern. Gesundsein darf Spaß machen!“ im Integral Verlag. Weitere Bücher von ihr finden Sie auch auf der nächsten Seite. Barbara Simonsohn gibt Seminare über das „authentische Reiki“, „Azidose“ und „Die Fünf Tibeter“ im deutschsprachigen Raum.

Kontakt

Barbara Simonsohn
Holbeinstr. 26, 22607 Hamburg, Tel. 040-8953338
info@barbara-simonsohn.de
www.barbara-simonsohn.de

Weitere Bücher von Barbara Simonsohn im Windpferd Verlag

Gerstengrassaft
Verjüngungselixier und naturgesunder Power-Drink
Endlich gibt es das urgesunde «Fast-Food» – wie Gerstengrassaft von Dr. Hagiwara, dem japanischen Gerstengrassaft-Papst, bezeichnet wird. Schnell zubereitet, ist es ein optimales Ergänzungsmittel unserer täglichen Nahrung. Gerstengras hat ein hervorragendes Nährstoffprofil und viele Pluspunkte gegenüber Weizengrassaft. Es ist ein perfektes Lebensmittel mit einem vollkommenen Vitalstoff-Komplex. Von Erfahrungen der Gerstengras-Pioniere bis hin zu einer großen Palette an Rezepten offenbart uns die Expertin Barbara Simonsohn dieses wirkungsvolle grüne Elixier. 160 Seiten, ISBN 978-3-89385-298-7

Stevia – sündhaft süß und urgesund
Eine Alternative zu Zucker und Süßstoffen
Hatten Sie bisher bei der Verwendung von Zucker ein schlechtes Gewissen? Dann können Sie nun aufatmen: endlich ist es möglich, Süße unbeschwert zu genießen. Sie sparen Kalorien und tun etwas für Ihre Gesundheit. Mit Stevia, dem Honigblatt aus den Hochebenen Paraguays können Diabetiker, Menschen mit Unterzuckerproblemen, Übergewichtige und alle, die auf ihre Gesundheit achten, auf natürliche und sogar gesundheitsförderliche Art süßen. Mit Erfahrungsberichten und vielen Rezepten. 160 Seiten, ISBN 978-3-89385-611-4

Die sagenhafte Heilkraft der Ananas
Ein ganzheitliches Gesundheits-Handbuch. Gesund und fit mit der Königin der Früchte.
In dem Buch werden die positiven gesundheitlichen Auswirkungen der Ananas beschrieben. Schon die Indianer haben sie als Heilfrucht geschätzt. Unter Heilsames von A – Z staunen wir über ihr verblüffend breites Anwendungsspektrum. In der modernen Naturmedizin ist heute längst bekannt, dass das Ananas-Enzym Bromelain selbst Krebszellen auflösen und Metastasenbildung verhindern kann. Und da diese phantastische Frucht nicht nur Blut, Zellen und Darm reinigt, sondern auch die Haut klärt und verjüngt, versorgt uns Barbara Simonsohn auch mit Rezepten für Masken und Cremes. 192 Seiten, ISBN 978-3-89385-268-0

Anmerkungen

[1] Franz Konz, „Der große Gesundheits-Konz", 1995, S. 565 und 613

[2] zitiert nach Chester French, a. a. O., S. 11. French bezieht sich dabei auf einen handgeschriebenen Text aus der Bibliothek des Vatikans, von dem Amerikaner Charles Upson Clark entdeckt und übersetzt, veröffentlicht von der „Smithsonian Institution" in Washington, D. C., am 1. 9.1942

[3] Rusch, „Bodenfruchtbarkeit", Karl F. Haug Verlag, 1968, S. 221

[4] Gerson, a. a. O., S. 196

[5] ebd., S. 206

[6] ebd., S. 207

[7] Rusch, a. a. O., S. 129

[8] ebd., S. 235

[9] Alwin Seifert, „Gärtnern, Ackern ohne Gift", C. H. Beck Verlag, München, 1991, S. 210

[10] Ingeborg Münzing-Rulf, „Kursbuch gesunde Ernährung. Die Küche als Apotheke der Natur", Zabert und Sandert, München 1996, S. 192

[11] Dr. Edward Howell, „Enzyme Nutrition, The Food Enzyme Concept", Avery Publishing Group Inc., Wayne, New Jersey, USA, 1985, S. IX

[12] ebd., S. 2

[13] Klaus Oberbeil und Dr. med. Christiane Lentz, „Obst und Gemüse als Medizin. Die Heilkräfte in unseren Nahrungsmitteln wirksam nutzen", Südwest Verlag, S. 56

[14] zitiert nach C. und M. Raschka, „Über die Ursprünge der Krankenheilung unter dem Aspekt naturheilkundlicher und schulmedizinischer Methodik im Alten Testament", Ärztezeitschrift für Naturheilverfahren 12/92, 33. Jahrg., S. 948

[15] Heinrich Wrba und Otto Pecher, „Wirkstoffe der Zukunft. Mit der Enzymtherapie das Immunsystem stärken", Orac Verlag, Wien – München – Zürich, 2. Aufl. 1975, S. 15

[16] zitiert nach Dittmar, a. a. O., S. 100

[17] Wandmaker, a. a. O., S. 177

[18] Walker, „Frische Frucht- und Gemüsesäfte", Waldthausen Verlag, Ritterhude, 1996, S. 27

[19] Walker, a. a. O., S. 146

[20] Walker, „Auch Sie können wieder jünger werden", Waldthausen Verlag, 1994, S. 12

[21] Walker, „Frische Frucht- und Gemüsesäfte", S. 86

[22] Walker, „Auch Sie …", S. 12

[23] Walker, „Strahlende Gesundheit", a. a. O., S. 151

[24] Oberbeil, a. a. O., S. 15

[25] Leibold, Enzyme, a. a. O., S. 72

[26] Walker, „Täglich frische Salate", a. a. O., S. 85
[27] Geryl, „Richtige Ernährung für Sportler", Waldthausen Verlag, Ritterhude, 1995, S. 168 – 170
[28] zitiert nach Wandmaker, „Willst du …", S. 172
[29] ebd., S. 171
[30] Dr. Flatto, Edwin, „Aktiv l(i)eben in jedem Alter. Lebenslange sexuelle Spannkraft", Waldthausen Verlag, 1994, S. 78
[31] Geryl, a. a. O., S. 172
[32] ebd., S. 177
[33] ebd., S. 177
[34] ebd., S. 178
[35] Dr. med. Christiane May-Ropers, Professor Dr. David Schweitzer, „Nie wieder sauer. Leben im Gleichgewicht. Die Säure-Basen-Balance", F. A. Herbig Verlagsbuchhandlung GmbH, München, 1997, S. 24
[36] May-Ropers, a. a. O., S. 109
[37] ebd., S. 96
[38] Glaesel, a. a. O., S. 170
[39] Karl O. Glaesel, „Heilung ohne Wunder und Nebenwirkungen", Labor Glaesel Verlag, Konstanz, 1993/94, S. 101 und S. 166
[40] Aihara, Hermann, „Säuren und Basen", Verlag Mahajiva, Holthausen, S. 81
[41] Halima Neumann, „Stop Krebs, MS, Aids. Eine neue Ganzheitsmethode", Fürhoff Verlag, 1997, S. 159
[42] Spiller, a. a. O., S. 32
[43] Edward Bach, ca. 1920, zitiert nach Spiller, a. a. O., S. 33
[44] Wolfgang Spiller, „Dein Darm, Wurzel der Lebenskraft", Waldthausen Verlag, 2. Aufl., 1994, S. 16
[45] Dr. Norman Walker, „Darmgesundheit ohne Verstopfung", a. a. O., S. 62
[46] Dr. John Harry Kellog, in: „Physical Culture", Juli 1940
[47] Dr. David Chowry Muther, London, in: „Natures Path", November 1935. Dr. Muther war Leibarzt von Mahatma Gandhi.
[48] Dr. K. R. Krogmann, a. a. O.
[49] Dr. Hans Nieper, a. a. O., S. 95
[50] Prof. Dr. med. K. Renner, Prof. Dr. med. H. Canzler, „Ernährung und Krebs", Karl F. Haug Verlag, Heidelberg, 3. Aufl., 1990
[51] ebd., S. 95
[52] John H. Tilden, „Mit Toxämie fangen alle Krankheiten an", Waldthausen Verlag, Ritterhude, 7. Aufl., 1966, S. 163
[53] Hereward Carrington, „Vitality, Fasting and Nutrition", New York, Rebman Company, 1963, S. 5
[54] Louis Kuhne, „The new Science of Healing", S. 32 – 33, zitiert nach Carrington, a. a. O., S. 15
[55] Ross Horne, „Improving on Pritikin. You can do better!", Happy Landings Pty Ltd., Avalon Beach, Australien, 1988, S. 77

[56] H. Wandmaker, „Willst du gesund sein, …“, a. a. O., S. 171
[57] ebd., S. 323
[58] Horne, a. a. O., S. 103
[59] zitiert nach Wandmaker, a. a. O., S. 22
[60] A. T. Hovannessian, „Rohkost“, Waldthausen Verlag, leider vergriffen, S. 11
[61] Hans Nieper, a. a. O., S. 151
[62] Diamond, a. a. O., S. 205
[63] Max Gerson, a. a. O., S. 517
[64] Norman Walker, „Frische Frucht- und Gemüsesäfte“, a. a. O., S. 15
[65] Allgeier, „Die Enzymtherapie“, a. a. O., S. 85
[66] Leibold, „Enzyme“, a. a. O., S. 80
[67] Allgeier, a. a. O., S. 109
[68] Hermann Geesing, „Die beste Waffe des Körpers: Enzyme“, F. A. Herbig Verlagsbuchhandlung, München, 9. Aufl., 1990, S. 116
[69] Halima Neumann, „Stop Krebs, MS, …“, Vorwort
[70] ebd., Vorwort
[71] Wandmaker, „Willst du …“, a. a. O., S. 255
[72] Wolfgang Spiller, „Neurodermitis“, in: Baumgardt, a. a. O., S. 79
[73] Leibold, a. a. O., S. 47
[74] Wandmaker, „Willst du …“, a. a. O., S. 139
[75] Leibold, a. a. O., S. 68
[76] ebd., S. 61
[77] Vollmer, a. a. O., S. 125
[78] Spiller, a. a. O., S. 55
[79] Ulla Kinon, a. a. O., S. 150
[80] A. Vogel, „Die Leber als Regulator der Gesundheit“, Teufen, 1985, S. 100
[81] Roy, a. a. O., S. 19
[82] zitiert nach Christian Rätsch, „Indianische Heilkräuter“, a. a. O., S. 197
[83] ebd., S. 197f
[84] Lad, „Das Ayurveda-Heilbuch“, Windpferd Verlag, Aitrang, 9. Aufl., 1995, S. 29
[85] Dittmar, a. a. O., S. 138
[86] Gerhard Madaus, a. a. O., S. 845

Literaturverzeichnis

„Die Hollywood Star Diät“, AC Verlagsgesellschaft, Ottobrunn, 1996.

„Enzymkombinationspräparate“, Mucos Pharma, Geretsried, 2. Aufl., 1996.

Ahrendt, Susanne, „Heilkraft aus den Tropen – Papaya“, Urania, Berlin, 2000.

Aihara, Hermann, „Säuren & Basen“, Verlag Mahajiva, Holthausen, 1988.

Aivanhov, Omraam Mikhael, „Yoga der Ernährung“, Prosveta Verlag, Fréjus, Cedex, Frankreich, 1995.

Bänziger, Erica und Hailer, Manfred, „Mango“, Fona, Lenzburg, 2006.

Balick, Michael und Arvigo, Rosita, „Die Medizin des Regenwaldes“, Windpferd Verlag, Aitrang, 1994.

Besson, Dr. Philippe-Gaston, „Dynamisch leben durch Säure-Basen-Gleichgewicht“, Waldthausen Verlag, Ritterhude, 2. Aufl., 1995.

Beyersdorff, Dietrich, „Biologische Wege zur Krebsabwehr“, Karl F. Haug Verlag, Heidelberg, 9. Aufl., 1996.

Biesalski, Prof. Dr. med. Hans-K., „Vitamine“, Georg Thieme Verlag, Stuttgart, 1996.

Boutenko, Victoria, „Grüne Smoothies lecker, gesund und schnell zubereitet“, Hans-Nietsch-Verlag, Emmendingen, 2010.

Bräckle, Isolde, „Der exotische Früchtekorb“, Heimeran Verlag, München, 1968.

Braun, H. und Frohne, D., „Heilpflanzenlexikon – Wirkung – Verordnung – Selbstmedikation“, Gustav Fischer Verlag, Stuttgart – Jena – New York, 6. Aufl., 1994.

Burger, Guy-Claude, „Die Rohkosttherapie“, Wilhelm Heyne Verlag, München, o. J.

Burgerstein, Dr. Lothar, „Heilwirkung von Nährstoffen“, Karl F. Haug Verlag, Heidelberg, 7. Aufl., 1994.

Cichoke, Anthony J., „Enzymes & Enzyme Therapy“, Keats Publishing Inc., Connecticut, USA, 1994.

Cinque, Dr. Ralph C., „Nie mehr krank durch neue Lebensgewohnheiten“, Waldthausen Verlag, Ritterhude, 1994.

Clark-Regehr, Hulda, „Heilverfahren aller Krebsarten“, ProMotion Publishing, San Diego, USA, 1993.

Clark-Regehr, Hulda, „The Cure for all Diseases“, ProMotion Publishing, San Diego, USA, 1988.

Claus, Edward P. und Tyler, Varro E., „Pharmacognosy“, Lea & Febiger Verlag, Philadelphia, 5. Aufl., 1965.

Collier, Dr. med. Renate, „Wie neugeboren durch Darmreinigung“, Verlag Gräfe und Unzer, München, 1995.

Cooper, Dr. Kenneth H., „Die neuen Gesundmacher –Antioxidantien“, BLV Verlagsgesellschaft, München – Wien – Zürich, 2. Aufl., 1994.

Diamond, Harvey und Marilyn, „Fit fürs Leben“, Wilhelm Goldmann Verlag, München, 1986.

Dittmar, Prof. Dr. Friedrich-W., „Enzyme, Aktivstoffe für Frauen“, Verlag Gräfe und Unzer, München, 1996.

Dittrich, K. und Leitzmann, Prof. Dr. C., „Bioaktive Substanzen“, Georg Thieme Verlag, Stuttgart, 1996.

Ehrlich, Andrea, „Papaya – das Krebsheilmittel der Aborigenes“, Regina Verlagshaus, Cottbus, 2010.

Elmadfa, Prof. Dr. I. und Aign, Dipl. oec. troph. W., „GU Kompaß der Nährwerte“, Verlag Gräfe und Unzer, München, 1996.

Flatto, Dr. Edwin, „Aktiv l(i)eben in jedem Alter“, Waldthausen Verlag, Ritterhude, 1994.

French, Chester, „Papaya, the Melon of Health“, Arco Publishing Company, New York, USA, 1972.

Frey, Anne, „Pflanzen, Wiege der Medikamente“, Ciba-Geigy, Basel, Schweiz, 1989.

Frohn, Birgit, Uber, Heiner und Xokonoschtletl, „Medizin der Mutter Erde, die alten Heilweisen der Indianer“, Mosaik Verlag, München, 1996.

Fry, T. C., „Dynamische Gesundheit“, Waldthausen Verlag, Ritterhude, 3. Aufl., 1992.

Geesing, Dr. med. Hermann, „Die beste Waffe des Körpers: Enzyme“, F. A. Herbig Verlagsbuchhandlung, München, 9. Aufl., 1990.

Geesing, Dr. med. Hermann, „Immuntraining“, Ullstein Verlag, 9. Aufl., 1995.

Geesing, Dr. med. Hermann, „Allergie“, F. A. Herbig Verlagsbuchhandlung, München, 1989.

Gerhard, Dr. rer. nat. Hermann, und Weilhofen, Dr. troph. Jürgen, „Saftfasten, vital und fit mit Obst-, Gemüse- und Kräutersäften“, Georg Thieme Verlag, Stuttgart, 1993.

Gerson, Dr. Max, „Eine Krebs-Therapie“, Waldthausen Verlag, Ritterhude, 1996.

Geryl, Patrick, „Topfit mit Sonnenkost“, Waldthausen Verlag, Ritterhude, 1995.

Glaesel, Karl O., „Heilung ohne Wunder und Nebenwirkungen. Gesundheit biologisch gesteuert“, Labor Glaesel Verlag, Konstanz, 4. Aufl., 1994.

Hager, E. D., „Komplementäre Onkologie“, Forum Medizin Verlagsgesellschaft, Stockdorf, 1996.

Heideklang, Christine, „Mykosen“, Droemersche Verlagsanstalt, München, 1995.

Hochenegg, Leonhard, und Hochenegg, Fatima, „Morus Indica“ (Noni), Eigenverlag (versand@hochenegg.com, Mils, o. J.)

Höhne, Anita und Hochenegg, Leonhard, „Zauberkraft Saft“, Heyne, München, 2005.

Hoffmann, Dr. Klaus-Ulrich, „Rette Dein Immunsystem. Teil 3 –Krebs“, Vier Flamingos Verlag, Rheine, 1995.

Holland, Katy und Jarvis, Sarah, „Kindergesundheit für Dummies“, Wiley-Verlag, Weinheim, 2007.

Hosch, Harald, „Gesund durch Entsäuerung“, Dr. Werner Jopp Verlag, Wiesbaden, 1994.

Hovannessian, A. T., „Rohkost“, Arshavir, Teheran, Iran, 1977.

Howell, Dr. Edward, „Food Enzymes for Health & Longevity“, Omangold Press, Woodstock Valley, USA, 1980.

Ivkovic, Slavko und Müller-Schubert, Antje, „Oxidativer Stress“, Astra, Schlanstedt, 2004.

Johari, Harish, „Grundlagen der ayurvedischen Kochkunst“, Windpferd Verlag, Aitrang, 3. Aufl., 1993.

Juchheim, Dr. med. Jürgen K. und Poschet, Jutta, „Immun“, BLV Verlagsgesellschaft, München – Wien – Zürich, 7. Aufl., 1996.

Klaschka, F., „Neue Perspektiven in der Tumortherapie“, Forum Medizin Verlagsgesellschaft, Gräfelfing, 1996.

Klock, Peter, „Früchte, Gemüse und Gewürze aus dem Süden“, BLV Verlagsgesellschaft, München, 1990.

Köhler, Anna und Ullmann, Sylvia, „Obst und Früchte von A-Z“, Engel Verlag, München, 1985.

Konz, Franz, „Der große Gesundheits-Konz“, Bund für Gesundheit e.V., Heinsberg, 1995.

Kuklinski, Dr. med. Bodo und Van Lunteren, Dr. med. Ina, „Neue Chancen“, LebensBaum Verlag, Bielefeld, 2. Aufl., 1996.

Lad, Vasant, „Das Ayurveda-Heilbuch“, Windpferd Verlag, Aitrang, 9. Aufl., 1995.

Last, Walter, „Krebs natürlich heilen. Wie Sie sofort beginnen können, Ihre Gesundheit zu retten“, Mobiwell-Verlag, Immenstadt, 2010.

Leeger, Otto, „Lehrbuch der Homöopathie“, spezieller Teil: Arzneimittellehre, B/II: Pflanzliche Arzneistoffe, Karl F. Haug Verlag, Heidelberg, 1971.

Leibold, Gerhard, „Enzyme“, Falken Verlag, Niedernhausen, 1994.

Leitzmann, Prof. Dr. Claus und Weiger, Dr. med. Marika, „Ernährung bei Krebs“, Verlag Gräfe und Unzer, München, 1996.

Lötschert, Prof. Dr. Wilhelm und Beese, Dr. Gerhard, „Pflanzen der Tropen“, BLV Verlagsgesellschaft, München, 4. Aufl., 1992.

Lucas, Dr. Thomas, „The Papaw“, The Carter-Watson Co., Brisbane, Australien, o. J.

Mayr, Dr. Franz X., „Schönheit und Verdauung“, Verlag Neues Leben, Alberschwende, Österreich, 7. Aufl., 1991.

May-Ropers, Dr. med. Christiane und Schweitzer, Prof. Dr. David, „Nie wieder sauer“, F. A. Herbig Verlagsbuchhandlung, München, 1997.

Münstedt, Karsten, „Ratgeber unkonventioneller Krebstherapien“, ecomed-Verlag, Landsberg, 2005.

Münzing-Rulf, Ingeborg, „Kursbuch gesunde Ernährung, die Küche als Apotheke der Natur“, Zabert und Sandert, München, 2. Aufl., 1996.

Murray, Dr. Michael T., „Das neue Saftbuch. Ihr Leitfaden, um gesund zu leben“, Waldthausen Verlag, Ritterhude, 2. Aufl., 1996.

Neumann, Halima, „Stop dem Krebs und MS-Erkrankungen“, Fürhoff Verlag, Starnberg, 2. Aufl., 1992.

Neumann, Halima, „Stop der Azidose, Allergien und Haarausfall“, Fürhoff Verlag, Starnberg, 4. Aufl., 1994.

Neumann, Halima, „Stop Krebs, MS, Aids. Eine neue Ganzheitsmethode“, Fürhoff Verlag, Starnberg,1997.

Neumann, Halima, „Lebenselixiere – Heilkraft aus dem Schoß der Erde“, Allmit, Hammersbach, 2009.

Nieper, Dr. Hans, „Revolution in Medizin und Gesundheit“, MiT Verlag, Oldenburg, 1994.

Oberbeil, Klaus und Lentz, Dr. med. Christiane, „Obst und Gemüse als Medizin“, Südwest Verlag, München, 2. Aufl., 1997.

Oberbeil, Klaus, „Fit durch Vitamine“, Südwest Verlag, München, 11. Aufl., 1993.

Ohrendorf, M. und Sonntag, D., „Krebs und Abwehrschwäche – Selbstbehandlung durch Ernährung“, Jungjohann Verlagsgesellschaft, Neckarsulm, München, 1988.

Pies, Josef, „Die Acai-Frucht. Das Vitalstoffpaket aus dem Tropenwald“, VAK vital, Kirchzarten, 2008.

Randolph, Teron G. und Moss, Ralph W., „Allergien: Folgen von Umwelt und Ernährung“, Stiftung Ökologie & Landbau, Bad Dürkheim, 7. Aufl., 1995.

Rath, Dr. med. Matthias, „Nie wieder Herzinfarkt“, F. A. Herbig Verlagsbuchhandlung, München, 10. Aufl., 1997.

Robbins, John, „Ernährung für ein neues Jahrtausend“, Hans Nietsch Verlag, Waldfeucht, 1995.

Rochlitz, Steven, „Die fehlende Dimension: Energiebalance“, Droemersche Verlagsanstalt, München, 1989.

Roy, Ravi und Lage-Roy, Carola, „Homöopathischer Ratgeber Reisen“, Lage & Roy Verlag, Murnau, 8. Aufl., 1997.

Schmiedel, Volker, „Burnout. Wenn Arbeit, Alltag & Familie erschöpfen“, Trias, Stuttgart, 2010.

Schoenenberger, Walther, „Gesund durch natürliche Säfte“, Goldmann Verlag, Düsseldorf, 1980.

Scholz, Heinz, „Mineralstoffe und Spurenelemente“, Georg Thieme Verlag, Stuttgart, 1996.

Seifert, Alwin, „Gärtnern, Ackern ohne Gift“, Verlag C. H. Beck, München, 1991.

Sharamon, Shalila und Baginski, Bodo J., “Goji – die ultimative Superfrucht mit einem unübertroffenen Nährstoffprofil”, Windpferd, Aitrang, 2007.

Sharamon, Shalila und Baginski, Bodo J., „Die Schisandra Beere. Wu Wei Zi – die Frucht der fünf ‚Elemente‘ “, Windpferd-Verlag, Aitrang, 2009.

Shelton, Dr. Herbert M., „Richtige Ernährung mit natürlicher Nahrung“, Waldthausen Verlag, Ritterhude, 2. Aufl., 1990.

Shioya, Nobuo, „Der Jungbrunnen des Dr. Shioya“, Koha, Burgrain, 2009.

Simonsohn, Barbara, „Das authentische Reiki“, Scherz Verlag, Bern – München – Wien, 1996.

Simonsohn, Barbara, „Die Fünf Tibeter mit Kindern“, Integral Verlag, Wessobrunn, 1995.

Simonsohn, Barbara, „Die Heilkraft der Afa-Alge“, Goldmann Verlag, München, 2000.

Simonsohn, Barbara, „Die sagenhafte Heilkraft der Ananas“, Windpferd Verlag, Aitrang 2000.

Simonsohn, Barbara, „Gerstengrassaft, Verjüngungselixier und naturgesunder Power-Drink“, Windpferd Verlag, Aitrang, 2003.

Simonsohn, Barbara, „Hyperaktivität – Warum Ritalin keine Lösung ist“, Goldmann Verlag, München, 2001.

Simonsohn, Barbara, „Reiki für Fortgeschrittene“, Goldmann Verlag, München, 2005.

Simonsohn, Barbara, „Stevia – sündhaft süß und urgesund“, Windpferd Verlag, Aitrang, 2000.

Simonsohn, Barbara, „Warum Bio? Gesunde Pflanze – gesunder Mensch“, Goldmann Verlag, München, 2002.

Simonsohn, Barbara, „Heilkraft aus den Tropen – die süße Medizin exotischer Früchte“, Integral, München, 1998.

Simonsohn, Barbara, „Reiki – die sieben Grade. Mit Reiki im Licht der Fülle leben“, Hans-Nietsch-Verlag, Emmendingen, 2010.

Simonsohn, Barbara, „Reiki – sich selbst und andere behandeln leicht gemacht“, Wilhelm Heyne Verlag, München, 2010.

Soleil, Docteur, „Apprendre à se nourrir“, Editions Vivez Soleil, Chène-Bourg, Schweiz, 1993.

Spiller, Wolfgang, „Dein Darm, Wurzel der Lebenskraft“, Waldthausen Verlag, Ritterhude, 2. Aufl., 1994.

Storl, Wolf-Dieter, „Pflanzendevas – Die Göttin und ihre Pflanzenengel“, AT-Verlag, Aarau, Schweiz, 1997.

Tietze, Harald, „Die sagenhafte Heilkraft der Papaya“, Falken Verlag, Niedernhausen, 1997.

Tilden, Dr. John H., „Mit Toxämie fangen alle Krankheiten an“, Waldthausen Verlag, Ritterhude, 7. Aufl., 1996.

Ullrich, Manfred A., „Colon-Hydro-Therapie", Dr. Werner Jopp Verlag, Wiesbaden, 4. Aufl., 1996.

Ulmer, G.A. „Papaya – das Enzymwunder der Natur", Ulmer, Tuningen o.J.

Unger-Göbel, Dipl. oec. troph. Ulla, „GU Kompaß Vitamine", Verlag Gräfe und Unzer, München, 1996.

Vasey, Christopher, „Das Säure-Basen-Gleichgewicht", Midena Verlag, Küttingen, Schweiz, 2. Aufl., 1996.

Vogel, A., „A. Vogels Gesundheitsratgeber", Verlag A. Vogel, Teufen, Schweiz, 7. Aufl., 1997.

Vogel, A., „Der kleine Doktor", Wilhelm Heyne Verlag, München, 16. Aufl., 1997.

Vogel, A., „Krebs – Schicksal oder Zivilisationskrankheit?", Verlag A. Vogel, Teufen, Schweiz, 1987.

Walker, Dr. Norman W., „Auch Sie können wieder jünger werden", Waldthausen Verlag, Ritterhude, 4. Aufl., 1994.

Walker, Dr. Norman W., „Darmgesundheit ohne Verstopfung", Waldthausen Verlag, Ritterhude, 6. Aufl., 1996.

Walker, Dr. Norman W., „Frische Frucht- und Gemüsesäfte", Waldthausen Verlag, Ritterhude, 7. Aufl., 1996.

Walker, Dr. Norman W., „Täglich frische Salate erhalten Ihre Gesundheit", Waldthausen Verlag, Ritterhude, 4. Aufl., 1994.

Wandmaker, Helmut, „Willst du gesund sein, vergiss den Kochtopf!", Wilhelm Goldmann Verlag, München, 6. Aufl., 1992.

Westendorf, Johannes und Mettlich, Cornelia, „Noni – Morinda citrifolia. Altes Wissen und neue Erkenntnisse", Eigenverlag, o.J., westendorf@uke.uni-hamburg.de, Fax 040-48037194.

Wolfe, David, „Die Sonnen-Diät", Goldmann Verlag, München, 2000.

Wrba, H., „Systemische Enzymtherapie", MMV Medizin Verlag, München, 1996.

Wrba, H., „Krebstherapie mit proteolytischen Enzymen", Sammelband: „Kombinierte Tumortherapie", Hippokrates Verlag, Stuttgart, 1995.

Wrba, H. und Pecher, O., „Wirkstoffe der Zukunft. Mit der Enzymtherapie das Immunsystem stärken. Entzündungen, Rheuma, Viruserkrankungen, Krebs", Orac Verlag, Wien – Zürich – München, 2. Aufl., 1995.

Wüstel, Dr. med. Jens-Michael, „Krebs natürlich behandeln", Verlag Gräfe und Unzer, München, 1997.

Zeitungs- und Zeitschriftenartikel

„Allergie Alarm", in: „Focus", München, Ausgabe 17/97, S. 154-164.

„Anbau und Nutzungsmöglichkeiten von Papaya (Carica Papaya L.)", von Gerhard Küthe und Jajo Spoerhase, in: „Der Tropenlandwirt", Zeitschrift für die Landwirtschaft in den Tropen und Subtropen, 75. Jahrg., Oktober 1974, S. 129-139.

„Biologie der Erholung“, in: „Focus“, München, Ausgabe 24/97, S. 131- 136.
„Das Leid rheumakranker Kinder“, in: „Hamburger Abendblatt“ vom 30. April 1997, Springer Verlag.
„Giftkur ohne Nutzen“ über die Wirkungslosigkeit von Chemotherapie bei vielen Krebsarten. „Allen Fortschritten zum Trotz leben die Kranken keinen Tag länger“ und büßen einen Großteil ihrer Lebensqualität ein. In: „Der Spiegel“ 41/2004.
„Länger und gesünder leben“, Spezialreport „Ganzheitliche Krebstherapie“, 2006 (darin wird auch die Enzymtherapie beschrieben: „Tumorzellen werden leichter angreifbar“.)
„Mädchenmörder“ von Gerd Schuster, in: „Stern“, Verlag Gruner & Jahr, Ausgabe 19/79, S. 32.
„Im Zeichen des Regenbogens“, in: „Esotera“, Bauer Verlag, Freiburg, Ausgabe 1/96, S. 28-33.
„WHO warnt – Immer mehr Krebstote“, in: „Hamburger Abendblatt“ vom 8. Mai 1997, Springer Verlag.
Broja, Josef, „Milchsäuretherapie erfolgreich, weil von der Natur abgeschaut“, in: „Comed“ 12/2005.
Esser, Margot, „Ganzheitlich gesunde Nahrungsergänzungen. Wirkstoffreiche Lebensmittel als Alternative zu zweifelhaften Nahrungsergänzungen“, in: „BioPress“ Nr. 29/2001.
Heier, Magnus, „Wenn der Körper Amok läuft“, in: „Stern“, Verlag Gruner & Jahr, Ausgabe 27/97.
Krogmann, Dr. K. R., „Was ist Papaya?“, in: „Volksgesundheit“, Heller Verlag, Bad Homburg von der Höhe, Heft 8, 1971.
Last, Walter, „Ein ganzheitlicher Ansatz zur Krebsheilung“, in: „Nexus-Magazin“ vom Februar/März 2009, 21:47-54.
Last, Walter, „Die verborgenen Risiken von Krebstherapien“, in: „Nexus-Magazin“ Oktober/November 2010, S. 50-58.
Lindner, M., Dr., „Die Papayafrucht“, erschien am 22.7.1971 in der „Deutschen Apothekerzeitung“.
Miller, John J., „Papaya“ im „Northwest Technocrat“, Vol. IX, No. 105, 1945
Vonarburg, Bruno, „Der Melonenbaum produziert Enzyme“, in: „Natürlich“, AZ Fachverlage, Aarau, Schweiz, Ausgabe 4/97, S. 76-81.
Wagner, Luise, „Lernen durch Gefühle“, in: „Stern“, Verlag Gruner & Jahr, Ausgabe 10/97, S. 34-42.
„Entzündungen. Papaya – eine Pflanze als Enzymquelle“, in: „Gesund leben“, Forum Medizin Verlagsgesellschaft, Okt. 1993.

Forschungsberichte

Aspinall R., “Age-related changes in the function of T cells”, Microsc Res Tech, 62(6):508-13, 2003.

Biscoping, Müller, Bachmann und Hempelmann, „Anästhesieverfahren und perioperative Patientenüberwachung bei der Chemonukleolyse", Neurochirurgia 29, S. 138-140, Georg Thieme Verlag, Stuttgart – New York, 1986.

Chan, Harvey T. Jun. und Tang, Chung-Shih, „The Chemistry and Biochemistry of Papaya", Inglett, Caratambus, Tropical Foods, Vol. I, S. 33ff, Academic Press, USA, 1979.

Collier, Renate, „Die Azidose-Therapie nach Collier. Entstehungsgeschichte und moderne Interpretation", Vortrag vom 17.3.1996 im Rahmen einer Fortbildung für Ärzte in Naturheilverfahren, erhältlich über den LVH-Gesundheitskreis, www.Lvh-gesundheitskreis.de.

Cupta, Wambebe und Parsons, „Central and Cardiovascular Effects of the Alcoholic Extract of the Leaves of Carica Papaya", Nr. 4, S. 257-266, Swets & Zeitlinger, int. J. Crude Drug Res., 28, 1990.

Danese, C., Esposito, D., D 'Alfonso, V., Cirene, M. Colotto, M., Department of Clinical Science, University "La Sapeinza", Rom, Italien, "Plasma glucose level decreases as collateral effect of fermented papaya preparation use", Clin Ter. 2006 May-June; 157(3):195-8 (Ergebnis: FPP = fermentierte Papaya senkt den Blutzuckerspiegel von Diabetes II-Patienten und wird daher als antidiabetische Therapie empfohlen).

Gelfand, M., Mavi, S., Drummond, R. B. und Ndemera, B., „The Traditional Medical Practicioner in Zimbabwe. His Principles of Practice and Pharmacopoeia", Mambo Press, Zimbabwe, 1986.

Hartwell, H. L., „Plants used against Cancer", Lloydia 31 (71), S. 108/9, 1968.

Hedtmann, Krämer und Steffen, „Erfahrungen mit der intradiskalen Injektionsbehandlung mit Chymopapain und Kollagenase", Neurochirurgia 29, S. 161-166, Georg Thieme Verlag, Stuttgart – New York, 1986.

Herrmann, Professor Dr. Karl, „Über die Aromastoffe exotischer Obstarten – III. Papaya und andere Caricaceen, Annonaceen, Kiwi, Litschee, Solanum-Arten", in: „Flüssiges Obst", Jahrg. 62, Heft 1-2/95.

Herrmann, Professor Dr. Karl, „Produkte aus exotischen Obstarten: Mango, Papaya, Guave und Avovado", in: „Gordian" 11/94, S. 174-176.

Herrmann, Professor Dr. Karl, „Über die Inhaltsstoffe und die Verwendung wichtiger exotischer Obstarten", in: „Industrielle Obst- und Gemüseverwertung", 80, 1995, S. 7-9.

Herrmann, Professor Dr. Karl, „Über die Inhaltsstoffe und die Verwendung wichtiger exotischer Obstarten, II. Papaya", in: „Industrielle Obst- und Gemüseverwertung", 2/94, S. 34-46.

Herzog, Petra, „Wirkung der Enzymkombination Trypsin-Chymotrypsin-Papain auf enterohämolysierende E. coli und Salmonellen", Doktorarbeit, Universität Leipzig, veterinärmedizinische Fakultät, Leipzig 2005 (Ergebnis: diese Enzymkombination reduziert die Vermehrung von Koli-Bakterien und Salmonellen-Stämmen).

Hewitt, B. E., „Sensitivity testing with the Chymo-FAST Test“, Neurochirurgia 29, S. 154-155, Georg Thieme Verlag, Stuttgart – New York, 1986.

Imao, K., Wang, H., Komatsu, M., Hiramatsu, M., „Free radical scavenging activity of fermented papaya preparation and its effect on lipid peroxide level and superoxide dismutase activity in iron-induced epileptic foci of rats”, Biochem Mol Bio Int., 1998, Juni, 45(1):11-23 (Ergebnis: fermentierte Papaya hat ein kraftvolles antioxidatives Potenzial).

Inglett, George E. und Charatambus, George, „Tropical Foods“, Vol. I, Academic Press Inc., USA, 1979.

Kiecolt-Glaser J.K., Preacher K.J., MacCallum R.C., “Chronic stress and age related increases in proinflammatory cytokine Il-6. Proc. Natl Acad Sci USA, 2003; 100(159:9090-5.

Lindner, Dr. M. Willy, „Die Papayafrucht“, Deutsche Apotheker Zeitung, 111. Jahrg., Nr. 29, 1971.

MacKenzie, R. A. und Strachan, G., „Possibilities for processing Mountain Papayas in New Zealand“, Food Technology in New Zealand, August 1980, Nr. 8, S. 13 u. 19.

Maier-Dobersberger, Theresia und Peter M.Bernecker, „Wirksamkeit von ‚Caricol®‘ bei geriatrischen Patienten mit chronischer Obstipation“, Geriatriezentrum Baumgarten, Wien, 2003 (Ergebnis: bei fast allen Patienten konnte auf „escape medication“ verzichtet werden, bis auf eine Ausnahme).

Mayer, H.-M., „Inzidenz und Verhütung allergischer Reaktionen nach Chemonukleolyse mit Chymopapain“, Neurochirurgia 29, S. 149-153, Georg Thieme Verlag, Stuttgart – New York, 1986.

Mengel, Gabriele, „Die Papaya“, Botanischer Garten und Botanisches Museum Berlin Dahlem, 1982.

Moneret-Vautrin, Felmann, Kanny, Baumann, Roland and Pere, „Incidence and Risk Factors for latent Sensitization to Chymopapain: Predictive skin-prick Tests in 700 Candidates for Chemonucleolysis“, Clinical and Experimental Allergy, Volume 24, S. 471-476, 1994.

Müller, Harald, Institute of Nutritional Physiology, „Determination of the carotenoid Content in selected Vegetables and Fruits by HPLC and Photodiode Array Detection“, S. 88-94, Springer Verlag, 1997.

Nitzschke, Wahn und Schleberger, „Immunologische Untersuchungsmethoden zur Risikoabschätzung einer anaphylaktischen Reaktion bei der intradiskalen Chymopapain-Injektion“, Neurochirurgia 29, S. 156-160, Georg Thieme Verlag, Stuttgart – New York, 1986.

Osata, J.A., Santiago, L.A. Mori, A., “Protective action of Immunge against oxidative stress and brain disorders”, in: Oxidative Stress&Aging, Cutler RG, Pacer L, Bertram J., Mori A., Hrsg. Birkhauser Verlag, 1995; 6:306-308.

Osata J.A., Afanasev, I., Korkina, L., et al., “Free radical regulatory and immunomodulatory effects of FPP. Lipids, Health and Disease.“ Ong ASH, Niki E, Packer L, Hrsg. 1995; 4:45-58.

Pon, Seifert, Schlegel, „Bedeutung der Diskographie und Kontrastmittel-Enzym-Interaktionen“, Neurochirurgia 29, S. 134-137, Georg Thieme Verlag, Stuttgart – New York, 1986.

Raschka, C. und Raschka, M., „Über die Ursprünge der Krankheiten unter dem Aspekt naturheilkundlicher und schulmedizinischer Methodik im Alten Testament“, Ärztezeitschrift für Naturheilverfahren, 12/92, 33. Jahrg.

Sagona, Bruszer, Lin, Pearson, Serkes and Mascoli, „Evaluation of Papain/Chymopapain cross Allergenicity“.

Santiago, L.A., Osato, J.A., Hiramatsu, M., et al., “Free radical scavenging action of FPP and its byproduct”, Free Radic Bio Med 1991; 11 (4):379-383.

Seppele, Heide Maria u. Herta Bayer „Wirksamkeit von Caricol® bei geriatrischen Patienten mit chronischer Diarrhoe“, eine Anwendungsbeobachtung, Pflegestation des Wohnheims Mariahilf des Kuratoriums Wiener Pensionisten-Wohnhäuser, Wien, 2003 (Ergebnis: signifikante Verbesserung der Stuhlgewohnheiten u. Besserung des chronischen Ulcus cruris bei einem Patienten).

Tang, Chung-Shih, „Macracylic Piperdine and Piperideine Alaloid in Carica Papaya“, Inglett, Charatambus, Tropical Foods, Vol. I., S. 55ff, Acadamic Press Inc., USA, 1979.

Vogelsang, H., „Anwendungsbeobachtung: Caricol zur Besserung der Beschwerden bei Reizdarmsyndrom“, durchgeführt zwischen April 2005 und Februar 2006, Wien (Ergebnisse: Optimierung der Stuhlfrequenz bei allen Teilnehmern, Veränderung der Stuhlkonsistenz, weniger Blähungen, Rückgang von Bauchschmerzen, Änderung der Stuhlform bei 87 %, viele Patienten konnten wieder arbeiten).

Waldvogel, Dr. med. Hermann Hans, Spezialarzt FMH Anästhesiologie, „Antiemetische Prophylaxe und Therapie“, Georg Thieme Verlag, Stuttgart, 1995.

Webb, Edwin C., „Enzyme Nomenclature“, Academic Press, San Diego – New York – Boston – London – Sydney – Tokio – Toronto, 1992.

Wutschitz, Christa und Georg Wense, „Wirksamkeit von ‚Caricol®‘ bei geriatrischen Patienten mit Obstipation“, Wien, 2003 (Ergebnis: signifikanter Effekt auf die Verbesserung der Stuhlgewohnheiten ohne Intervention mit Laxanzien).

Wutschitz, Christa, „Vergleich der Wirksamkeit von ‚Caricol®‘ zu einem handelsüblichen Papaya-Fruchtmark auf die Stuhlgewohnheiten bei geriatrischen Patienten mit Obstipation“, II.medizinische Abteilung des Geriatriezentrums Wienerwald, Wien, 2004 (Ergebnis: signifikanter Unterschied in Bezug auf die Stuhlgewohnheiten ohne Intervention mit Laxanzien zugunsten von Caricol®).

Zierski, J., „Technik der Chemonukleolyse“, Neurochirurgia 29, S. 130-133, Georg Thieme Verlag, Stuttgart – New York, 1986.

Internetadressen und Bezugsquellen

Eine Liste mit Internet-Adressen und Bezugsquellen rund um Papaya finden Sie auf der Webseite des Windpferd-Verlages: www.windpferd.de. Indem Sie den Titel des Buches in die **Suche** eingeben, gelangen Sie direkt zu einer Seite mit dem Download **Leserservice.**

Die Adressen sind auf dem Stand von März 2011, werden aber mit der Zeit selbstverständlich nicht mehr alle zur Verfügung stehen. Bei Neuauflagen werden diese Adressen von der Autorin aktualisiert. Verlag und Autorin geben hinsichtlich der in der **Leserservice-Liste** aufgeführten Links und Adressen keine Garantien und übernehmen keine Verantwortung, weder für das Funktionieren, noch für die Inhalte dieser Seiten. Von diesbezüglichen Hinweisen bitten wir deshalb abzusehen. Vielen Dank.

Index